中村伸一+「精神療法」編集部【編】

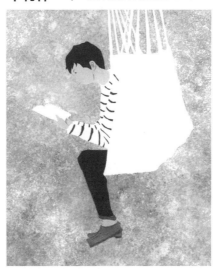

精神療法 増刊第3号

精神療法を教え伝える、そして学び生かす

2016
Japanese
Journal of
Psychotherapy

金剛出版

精神療法を教え伝える，そして学び生かす 目次

特集　精神療法を教え伝える，そして学び生かす　　　　　　　　　　　中村伸一・4

I　精神療法を教え伝える

精神療法を教わり伝え，そして学び生かす——私の場合　　　　　　　相田信男・10
精神療法を教え伝える　　　　　　　　　　　　　　　　　　　　　　上別府圭子・16
森田療法を学ぶこと，教えること　　　　　　　　　　　　　　　　　北西憲二・22
精神療法を教え伝える：子どもの精神療法　　　　　　　　　　　　　齊藤万比古・29
認知行動療法のIDEA　　　　　　　　　　　　　　　　　　　　　　坂野雄二・36
私の精神療法の修行　　　　　　　　　　　　　　　　　　　　　　　鈴木純一・42
古典的精神分析と現代の精神分析，(力動的)精神療法　　　　　　　中久喜雅文・48
精神療法を教え伝える　　　　　　　　　　　　　　　　　　　　　　中村紀子・53
精神療法を学ぶこと，教え伝えること　　　　　　　　　　　　　　　成田善弘・59
精神療法をいかに学び教えるか——わたくしの経験　　　　　　　　西園昌久・64
うらおもて勉強録——スタビンズ君，精神療法ワールドを逍遥する　原田誠一・71
私の臨床と教育——学生達に伝えたいこと　　　　　　　　　　　　東　豊・79
精神療法を教え伝える——個人の特性と方法論の統合　　　　　　　平木典子・84
心理臨床のベースを形成することと伝えること　　　　　　　　　　弘中正美・89
「学ぶこと」と「教えること」の様相——ソーシャルワーク・スーパービジョンを通して　福山和女・95
こころの仕事のいろは　　　　　　　　　　　　　　　　　　　　　堀越　勝・101
精神療法（心理療法）psychotherapy の教育と伝達　　　　　　　　山中康裕・107
システムズアプローチに必要な〈ものの見方〉の獲得　　　　　　　吉川　悟・113
精神療法を教え伝える，そして学び生かす　　　　　　　　　　　　渡辺俊之・120

Japanese Journal of Psychotherapy 2016　**Contents**

II 精神療法を学び生かす

クライエントに影響を与える存在としてのセラピスト	野末武義	128
精神療法を学び生かす	岸本寛史	134
認知行動療法の指導者から学んだこと	金井嘉宏	140
完全でないことと，プロフェッションであること	白波瀬丈一郎	146
「私と師匠」知恵を受け継ぐ	牧久美子	152
精神療法を学び生かす	篠原京子	158
精神療法を学び生かす——私の経験から	平島奈津子	164
先生	髙林健示	169
精神療法を学び生かす	村上貢	175
立場の異なる複数の指導者から教わること——主観的感覚を重視した指導者探し	細越寛樹	180
面接についての指導と学びを生かす——私の経験	池田真理	186
スーパービジョンに学ぶ	木村宏之	190
私の学びという一事例研究——師匠との関係性に注目して	赤津玲子	195
精神療法を学び生かす——森田療法	松浦隆信	201
境界を越えゆく対話と精神療法	小堀修	207
今，風を切って成長する子どもと共に，立ち続ける	黒江美穂子	213
「人と共に在る在り方」，そして繋がりながら自由で居られるということ	津島豊美	218
精神療法を学び活かす——スーパーバイジー体験を振り返る中で考えること	宇治雅代	224
精神療法を学び生かす	太田智佐子	229
精神療法の学び方——精神療法の指導を受ける楽しみとその困難	高橋純平	234
ソーシャルワークの学びと自己育成の旅路	萬蔵芙美子, 荻野ひろみ	240

座談会 精神療法を教え伝える，そして学び生かす

精神療法を教え伝える，そして学び生かす
中村伸一，相田信男，北西憲二，齊藤万比古，平木典子 ● 248

精神療法 増刊第3号

特集 精神療法を教え伝える，
そして学び生かす

中村　伸一
（中村心理療法研究室）

はじめに

　増刊号の企画を依頼され，あれやこれやと考えた末，精神療法がどのように伝授され，生かされているのかというテーマに落ち着いた。とりわけ精神療法を学びたての初学者からのレポートではなく，ある程度臨床を重ね実践している治療者たちからその背景にある受けてきた教育・訓練について語ってもらうことにした。おなじく，こうした治療者たちを育てた指導者たちからも自分たちが現在のような指導的立場になった背景を語ってもらうことにした。以下は原稿依頼の文章をそのまま載せたものである。

I　原稿依頼

　（前半部の「ですます調」を「である調」に変更したが，全体はほぼ依頼文のままである）

　このたびの増刊号は，精神療法（心理療法）をベテランがどのように教育し伝えるか，そしてそれを受け止める側が，そこからどのような学びを得，実践に生かしてゆくかという内容である。

　これは必ずしも年上から年下へということになるとは限らない。ある学派は，先輩から後輩へ，師弟関係のような上下関係を基盤にその方法を伝えようとするものもある。また，教育分析などの方法をもって免許皆伝の最低条件とする学派もあるだろう。また，以心伝心という日本人的な伝え方や，理論の共有を前提とする学派もあるが，こうした伝承につきものなのは「○○先生の弟

子である」とった徒弟関係であるように思う。

　しかし，最近では，伝える側にも伝えられる側にも，複数の指導者から臨床指導を受け，実践に生かしているものもあろう。しかし，わが国ではいまだに「忠誠心」を柱とする徒弟制度が，あちらこちらに見られるように思うのは私だけであろうか。

　はたして精神療法は，どのように伝えられ受け継がれているのだろうか。そしてどのような伝承が理想なのだろうか。これが，今回の問いとなるテーマである。人から人へという側面と，その中で，いかに理論的背景を伝承しているのかも重要な側面でもある。

　ベテランの面接を直に見たり，同席したりするような伝承方法もあるだろうし，面接の逐語録や録音から指導することもあるだろう。一対一の伝承や，グループへの伝承もあるだろう。また，指導者と被指導者の個性や相性といった問題は，伝承の過程でどのように扱われているのだろうか。

　現在も指導を仰ぎつつ臨床に従事している治療者の方たちにおいては，こうした伝承をどのように受け止め，それをどのように日々の実践に生かし効果を得ているかを，できればその指導者名（複数あるかもしれない）をあえて伏せることで，現在臨床に従事している人々に忌憚なく述べていただきたいと思っている。その中には自身の臨床をしながら，指導者から受けた訓練のプラス面だけではなくマイナス面や混乱

した経験などについての考察も含めてほしいという願いがある。また，複数の指導者から受けた指導がどのように現在の臨床に統合あるいは折衷されて生かされているのかも語っていただければありがたい。

　この増刊号が，初学者ではなく，日々臨床を実践している執筆者たちによって書かれていることによって，これから臨床の場に臨む多くの人々や指導を求めている実践家の指針となることを願うとともに，「治療哲学の違い」と言い換えることができるかもしれない指導者間でのその治療法の伝承の違いについても間接的ではあるが誌上での意見交換ができることを楽しみにしている。最後に誌上ではなく，実際に座談会というかたちで，ある程度自身の治療スタイルと指導法が確立しているとみられる治療者が集い，同じテーマで語り合っていただきたい。

第1部　精神療法家を教え伝える

　①先生方の精神療法はほぼ確立されていることと想像しますが，確立されるまでのプロセスについて体験談をお聞かせいただきたく思います。具体的な指導者名などを開示していただいても構いません。

　②現在指導者となって後進を指導するにあたって留意している点についてお聞かせください。またそれはご自身の受けた教育から影響を受けている部分がおありでしょうか？

　③ご自身は，理論や技術を超えた「何か」が，後進に伝わるものとお考えですか？　あるいは，その「何か」を自覚的に伝承してもらいたいと望んでいますか？

第2部　精神療法を学び生かす

　①現在，あるいはかつて精神療法の指導を受け活躍されている臨床家である先生が，日々の実践において，それらの指導が役立っていると思われる点についてご自由に述べてください。

　②具体的には，どのような指導（複数だったり，重複もあるでしょう）を受けてきましたか？（ただし指導者が特定されないようにご留意ください）

　③指導者（複数の場合もあります）から受けた影響についてのプラス面とマイナス面との両面について述べて頂ければ幸いです。

　④指導者の「人間的もしくは思想的な部分」も影響していると感じることがあればそれらも記述してください。

Ⅱ　寄稿原稿を読ませていただいて

　たくさんの先生方から寄稿していただき感謝している。はじめ特定の一人の指導者から学んだ方が大勢いると想像していたが，みごとにこの想像は否定された。多くの実践家が，複数の指導者から指導を受け実践していた。ある指導者の指導を柱に，臨床をしていても，その後，必要に応じて他の流派の指導者からの指導を受けこれらを自らの実践に組み込んでいる方が多く見られた。

また指導的な立場にある方たちにおいては，まさにわが国の精神療法のパイオニアとしての苦労は並々ならぬものがあったと想像される。海外で訓練を受けて帰国しても，それらをわが国に定着させるには多くの難題があったのではないだろうか。国内での教育訓練を受けてきた指導者たちも，彼らの指導者が系統的な教育訓練を受けていなかったことなどから相互指導のような暗中模索の時期があっただろうと思われる。それでも果敢に精神療法を実践し，その実践の後ろ盾になる理論を探し，それらを彼らなりに咀嚼吸収し，後進の指導にあたってこられたのだろうと推測する。

この企画をした筆者自身も今や指導的立場にあるが，主に家族療法家の育成のために実施している具体的な指導枠を末尾に参考までに載せさせていただいた。ただ個人療法家の育成もこの指導枠に依拠している。私自身が，いかにして現在の立場に至ったかについて興味をお持ちの方は，拙著（中村，2011）の中の最初の章をお読みいただければおわかりいただけると思う。

ともかく本特集が，これから指導を受けつつ精神療法の臨床経験を積み重ねていこうとする治療者たちにとって参考となるチャートになるとうれしい。さらに現在の指導者たちが，各々がどのようにして指導的立場となり，現在どのような指導実践を行っているかを具体的に知ることができるという意味でも今後の指導の参考になるかもしれない。

執筆をお引き受けいただけたほとんどすべて方たちが，このような企画ははじめてではないかという驚きと戸惑いを示しておられた。逆に，こうした反応が返ってきたことに，企画者である私が一番驚き，もしかしてこの企画はおもしろいものになるのではないかと期待していたりもしている。座談会はこの企画に対する率直な感想を四名の指導者たちに伺うことから対話が始まっている。こちらも楽しんでいただければばと思う。

Ⅲ　私の指導枠

A．レポートを読み上げるのを聞いてのスーパービジョン（以下SV）

1．個人とのSV

a．対面でのSV

ビギナーの場合はできるだけ逐語記録をもとに行う。細かなやり取りの検討が重要となる。経験者とは家族システムのアセスメントとその変化をねらった介入方法を指導する。

b．スカイプを通してのSV

バイジーと事前に「直に」面談し，臨床経験年数，主な臨床の場，今までのSV，私のSVを選んだ理由などを聞き，遠距離などの理由からスカイプでのSVを契約する。実際のSVの前にあらかじめレポートを送付してもらい，それに目を落としながら行う。双方が表情を見ながらSVできるので，音声だけよりもライブ感がある。しかし，face-to-faceでのSVと同等のものではなく，十分なコミュニケーションではないことを前提として認識しておく必要がある。

2．グループでのSV（10人以内の固定メンバー）

バイジーのレポートを聞きながら，随時バイザーが先にアドバイスし，バイジーからのレスポンスをもらう。次に参加者からの質疑応答を行う。

家族面接の細やかな逐語録があれば，場合によっては，それをもとに参加者にそれぞれの家族メンバーを割り当て，シナリオ・ロールプレイを行う。その後のロールプレイヤーからの感想やフィードバックは，バイジーのその面接での自身の戸惑いや介入を深く内省できる機会となる。

バイジーが，自身の介入について再検討する方法として，参加者の中からクライアント家族員のイメージに近い人を選び，クライアント家族の関係性を造形法（Family Sculpture）で制作してもらい，そこに治療者であるバイジーも

入って，自分の介入を造形法で表してもらう。その後，造形法を行ってくれたメンバーからのフィードバックをバイザーが引き出す。こうすることでバイジーのクライアント家族理解の幅が拡がり，自身の介入についての内省が増す。

B．録音記録を聞いてのSV
1．個人とのSV
クライアント家族にSVを受ける旨を説明し，許可を得て，面接を録音し，持参して共に聞く。ビギナーには必須の訓練方法と思っている。録音記録をバイザーが，止めながらこまかにやり取りを聞いて指導する。とりわけ紙面では落ちてしまう「間」について「何を思い感じていたか」をたずねていくことで，バイザーの困り具合に耳を貸すことができる。
2．グループでのSV（10人以内の固定メンバー）
レポートでの報告よりも「勇気」がいる報告であり，サポーティブに扱う。グループの凝集性が高まり，親密感も増し，バイジーに対して皆が共感的になれる。

C．録画記録を聴視しながらのSV
1．個人とのSV
面接技法を最も有効に指導できる。ビギナーにとって，家族療法家になるための「通過儀礼」のようなものであり，しかも指導が容易である。家族の様子ばかりではなく，バイジーの姿勢・表情が観察できるようにカメラに収めるように指導することで，バイザーの心境を知り，アドバイスすることができる。
ベテランで馴染みのバイジーの場合は，おおまかな経過をレポートし，困難を感じたセッションだけを見せてもらい指導する。
2．グループでのSV（10人以内の固定メンバー）
参加者のコミットメントは非常に高くなる。

バイジーは，皆から尊重されることが多い。

D．ライブでのSV
1．ロールプレイヤーとの面接を録画してそれをもとにSVを行う。
2．クライアント家族との面接を録画しつつ，ワンレイ・ミラー越しに観察し，インターフォンで介入指導。
3．ウィタカー（Carl Whitaker）方式：訓練生としてバイザーの面接に同席し，「直に面接の空気に触れる」。これはミラー越しの観察とまったく別次元の臨場感を体験できる。バイザーはバイジーを訓練生と紹介する場合もあるし，協働治療者と紹介する場合もある。家族もバイジーに慣れてきたところでバイザーが途中からワンウェイー・ミラーの裏へ退き観察し，インターフォンで介入の指導をする。

E．Family-of-Origin Supervision
1．バイジーがクライアント家族との面接において自身の原家族との関係がどのように影響を及ぼしているのかを理解するためのSV。
2．バイジーとのGenogram Interviewに始まり，合計で10〜12セッションを行う。
3．バイジーの原家族や配偶者を招いての合同面接（4〜6時間）が含まれる。
4．バイジーとのフォローアップ・セッションを持つこともある。
5．その後の個人SVでは，Family-of-Originで得られた洞察が，現在の面接中にどのように生かされているかを見出し，バイジーと共に確認する。

文　献
中村伸一（2011）家族・夫婦臨床の実践．Ⅰ　私と家族療法．pp.11-53．金剛出版．

新刊案内

Ψ 金剛出版　〒112-0005　東京都文京区水道1-5-16　Tel. 03-3815-6661　Fax. 03-3818-6848
e-mail eigyo@kongoshuppan.co.jp　URL http://kongoshuppan.co.jp/

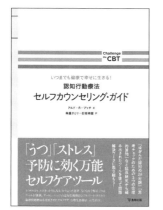

いつまでも健康で幸せに生きる!
認知行動療法セルフカウンセリング・ガイド

[著]アルド・R・ブッチ　[訳]森重さとり　石垣琢麿

アーロン・ベックの認知行動療法とアルバート・エリスの論理情動療法を発展させたセルフカウンセリング「合理生活療法」入門ガイド。認知行動療法の発展形である合理生活療法は，かたよった思考が招く「うつ」や「ストレス」などメンタル不調の修正方法をわかりやすく提供するとともに，思考の修正だけでなくバランスのとれた食生活やスポーツなどを含む総合的なアプローチを目指していく。　　　　　　　　　　　　　　　　　　本体2,800円＋税

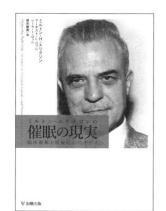

ミルトン・エリクソンの催眠の現実

[著]ミルトン・H・エリクソン　アーネスト・L・ロッシ　シーラ・I・ロッシ
[訳]横井勝美

「ミスター・ヒプノシス」と呼ばれた偉大な心理療法家ミルトン・エリクソン。その仕事における卓越した臨床能力を身につけたいと願うセラピストは少なくないだろう。「ユーティライゼーション」，「自明の理」，「リカピテュレーション」，「イエスセット」などの重要なキーワードを手がかりに，7回のセッションと2年後のフォローアップを逐語で記載し，エリクソンの催眠ワークの全貌を余すところなく描き出した本書は，間接形式の催眠暗示テクニックを使った催眠誘導を学習するための最も優れた手引きとなるに違いない。　　　　　　　　　　　　　　　　　　　　　　　　　　本体5,400円＋税

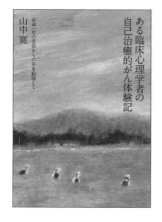

ある臨床心理学者の
自己治癒的がん体験記
余命一年の宣告から六年を経過して

[著]山中寛

「ステージⅣの告知から6年，私は「がん」とともに生きている」。
本書は，スポーツカウンセラーとしてオリンピックにまで帯同した経験を持つ著者（臨床心理学者）が，みずからの壮絶ながん体験を告白。自己治癒のためのがんとのつき合い方を公開したものである。こころとからだの調和を図ることによって，がんに対する不安や恐怖を取り除き，新しい自分を見いだすための希望の書。　　　　　　　　　　　　　　　　　　　　　本体1,800円＋税

I

精神療法を教え伝える

精神療法を教わり伝え，そして学び生かす
▶私の場合

Nobuo Aida

相田　信男*

はじめに——最初の授業

　その教授は背は幾分低いけれども大きな耳の人で，精神科の最初の授業ではっきりした声でお話しになった。「人間には精神がある。諸君はこれまで身体の病について勉強してきたが，」——その後の話を正確にはもう覚えてはいない。が，「精神の病はもしかしたらより大切なものかもしれない」というような趣旨だった。「人間には精神がある」という最初の一言にある衝撃を受けて，それまでよくサボる医学部生だった私が精神科の授業には全出席するように変わった。この教授は三浦岱栄先生とおっしゃる。昨今，精神分析家になりたくて医学部に進んだという方々を知るようになったが，私自身は明確な意思のある学生ではなかった。母方祖父が田舎町の開業医で，しかも周辺の人々から一定の尊敬を受けているらしい雰囲気を幼少期に体験しており，自分では少し恐れながらも祖父を慕って育った。だから医師を目指すところに誇りは抱いてもいたろうが，それ以上のはっきりしたアイデンティティを自覚していたわけではない。ただ三浦教授の恰好は祖父に似ていた。
　私が医学部を卒業して（今日とは異なり）途端に精神科の医局員になった1971年とは，こ

の年土居健郎著『「甘え」の構造』が出版されているが，こんな時代だった。1966年頃ないしはそれ以前からインターン制度廃止運動，医師国試ボイコット運動という前史があり，これに続いて私たちの卒業2年前，1969年の日本精神神経学会金沢大会を皮切りに精神科領域の各学会が「学会闘争」ないし「学会改革」の季節を通った。つまり私が精神科医になった頃はそれまでの大学の講座制また「見習い・徒弟制度」的な卒後研修状況が見直される一方，研修制度それ自体に一種の空白を生んでいる時代だった（松本，2015）。私たちがいた慶大精神神経科学教室の場合も，それまで医局長として多忙だった小此木啓吾先生には医局各研究室の休業状態とも相俟って多少自由な時間が増えておられた時期でもある。小此木啓吾著『モラトリアム人間の時代』のヒットが1978年，その後小此木先生は年々多忙になっていかれたと記憶している。さらに彼がオーガナイズした大学間の壁を除いた「超大学」の思想を元に「（東京の）精神分析セミナー」が開講されたのが金沢学会10年後の1979年だった。次いで1983年以後「メニンガー＝ワークショップ」が盛んにもたれていた時代から10年たった後に「小寺記念精神分析研究財団設立」（1993年），「慶応心理臨床セミナー開講」（1998年），「日本精神分析学会認定制度発足」（1999年）と続いていく。

＊特定医療法人群馬会　群馬病院
　〒370-3516　高崎市稲荷台町136

つまり元に戻ると，私たちの世代というのは大学精神科における一種空白時代に誕生した産物であった面がある。そして私が精神療法を学び始めた，またその後育ててもらった時代背景は，私（たち）に大きな意味を持っていると思うのである（相田，2016）。

I　気がついたら精神療法のスーパービジョンを受けていた

「空白の時期」とはいえ私たちフレッシュマンには脳波，薬理などの各専門家から初期研修の知識は講義されたし，主任教授にご一緒していただき教科書を英語で輪読する時間もあった。しかしなんといっても精神療法についてのクルズス＝小講義の時間が週に二単位という，後に振り返れば大変恵まれた状況だった。私（たち）は小此木先生による精神療法についてのクルズスに出るうち，気がついたら新人なりに受け持っているケースへのスーパービジョンを受けていた。しかも当初私（たち）はそれをスーパービジョンと呼ぶものだとも知らずに，である。何とも恵まれた環境であった。

ついで私（たち）はそれなりに精神療法ケースを持ち続けると共に，下の学年の精神科医も加わった３人のスーパーバイジーそれぞれに50分が用意されたグループ・スーパービジョンを受けるようになり，この構造はかなり長期に渡った。それを母体とした「火曜グループ（狩野力八郎，渡辺明子，相田）」は，その後複数の内地留学の人々が出入りもしたし，さらには論文抄読，学会発表，論文執筆などの勉強を続けていく場になり，育てていただいた。無論，他の曜日の他の構成員による研究会にもよく出させてもらったし，それらが複数の優れた臨床家たちによりいくつかの理論が生み出されていく場ともなったと，振り返って思う。つまり初期から，そして長いこと，小此木先生が私たちのスーパーバイザーでありあらゆる面での先生だった。この間，研究会運営の実費分程度の徴収はあったかもしれないが，それ以外，スーパ

ービジョン・フィーも無料のままだった。やがて慶応の教室に所属する若手の精神科医，臨床心理士には先輩の精神療法家によるスーパービジョンを保障するという研修システムができ上がってからも，関係を規定する諸要素は明確だったし，相互の合理的関係構築を目指してスーパーバイザー・ミーティングが構造化されたりもしていたが，料金は取らなかった。

やがて私は自分がフィーを受け取ってスーパーバイズするようになって，あるスーパーバイジーが終結近くに「料金を支払うことで（大学——ちなみに慶応以外——での無料の場合と比べ）スーパービジョンにおいてどれほど自由になれたか」という感想をくれた際に，自分のスーパーバイジー体験を振り返る機会をもてた。考えてみると，「火曜グループ」はケース・スーパービジョンに限らずいろいろな機能が混在していたのは確かだし，それらは必ずしもカリキュラム化されていたわけではないし，どだいすべての提供が無料だったところからして，幾分「徒弟制度」文化に近い側面が含まれていたのかもしれない。

しかし私が思い出す限り，小此木先生は旧来の徒弟関係に陥らず合理的な指導—被指導者関係が保てるように，ずいぶんな気配りをし続けておられたのだと思う。具体的に描き難いが確かにそうした面がおありだった。もっとも私たちの方も，いうなれば「徒弟関係に呑み込まれまい」とする態度をとる工夫をしていたように思う。たとえばこんなエピソードを思い出す。指導を受けてしばらくたってからだが小此木先生から「たまには忘年会でもやろうか」とお誘いを受けた。スーパーバイジーの３人は相談の末「割り勘にしましょう」とご返事したのだった。先生は恐らく驚かれたろう。当時の私たちはそう言い出すに際して何か必死の覚悟を抱いた感じだった。こうしたやりとりには前述したあの頃の時代の影響が多分に表れていたのだと思う。

II　相補的な「仲間」の存在

先に述べたスーパーバイジー3人というのが一つの好例だが，私には，共に学ぶ，なにかといえば互いに疑問を語り，答を探し，ときに相談に乗ってもらう「仲間」がいた。精神分析，精神療法に限らないと思うが，ことにこの領域では仲間をもつことが学ぶ上できわめて幸いしたし，また必要であったのだと思う。私の場合，精神科医になりたての早い頃から，臨床心理士の先輩あるいは同年代に近い方々が身近にいたのも特徴的で，この人たちも仲間だった。やがて研究室に出入りした人々に，学会で知り合った人々に，同じ職場での同僚たちの中に，こうした意味での仲間たちが増えていった。これも恵まれたことだった。これは直接にそう教育されたわけではないのだけれども，優れた指導者の下に学んだという事実が影響したのだろうと理解したものだ。そして仲間の関係は相補的だった。狩野はこう語る。「（古澤賞受賞）講演の中で，相田先生は，病棟でのスタッフ間の関係を相補的とよんでおられました（相田，2014）。この関係はどこにでもあります。相田先生と私との間にもあります。さきほどもいいましたが，この関係，ある種の役割関係が，阿吽の呼吸というか，まるで天の配合のように調合されていることに，相田先生も私も気付いています。なぜかはわかりませんが，それを教えてくれる人がいて，そこの基本的な信頼感が関与してきたのは確かのようです。」（狩野，2014）。

III　書くこと・書いたもの

私は，こうして，精神療法家になるうえでの教育，すなわち精神療法セッションを持ち，スーパービジョンを受け，論文を読み，さらに現在のようには系統講義の構造化されたセミナーは未だなかったがその時々の単発セミナーに出席する機会といった，精神療法教育を気がついたら受けていた。否，それらに留まらず，気がついたら，学会活動，精神分析運動の主要な部分に参画したり，講師側に回らざるを得ないという，いうならば「早熟の世代」を担う運命でもあった。ある種の不幸だったがある意味幸運でもあったと，振り返ってみてそう思う。

早くから「書き手」役を負わされたのも不幸であり幸運であった。最初に近い仕事がFairbirn WRDの論文の抄訳紹介だった（相田，1979）。次が「依存と自立」をめぐる特集の一つの記事だったのは以上の文脈からすると象徴的だ（相田，1980）。さらに先述した「火曜グループ」で輪読したKlein Mの翻訳の仕事にも参加できた（狩野，渡辺，相田，1985）。

やがてはその都度書き溜めたものを単行本にする機会を得た（相田，2006）が，その本の書評で狩野はこう記している。「『私は，今はこんなにグループの力を信じられるようになった』という思考が形成されていく。このことこそ本書によって著者（相田）が今現在もっとも読者に伝えたいことのように思われるが，それだけにこの思考が形作られる過程が面白い。全18の論文と三つのエッセイのうち，四つの論文と一つのエッセイを除く大部分が1994年以降のものである。そして，まさにその1994年に行われたのが小此木啓吾氏との対談であり，『集団は信じられるか：フロイトの集団論をめぐって』と題して掲載されている。ここには，個人と集団という興味深いテーマをめぐる知識がふんだんに盛り込まれていて，それだけでも参考になる。しかし，それ以上に『グループ（の力）は信じられる』といういささか楽観的ともいえる著者の思考が，それは当然対談以前から着想として著者の心のなかにあったのであるが，それがこの対談を通してひとつの明瞭な形をもった概念として著者の思考のなかに析出してくる様子は圧巻であり，まことに一種の受肉（incarnation）とでもいえるものである。小此木氏の鋭くも慈愛にみちた傾聴，著者の内省的かつ率直な応答がこの刺激的対話を生み出している。この対談を契機として，著者はグループに関する一連のユニークな論文を公にするのである。ひょっと

して，この創造的対話は，成長した弟子に対する先生の最後のスーパービジョンであったのかもしれない。しかし，かつて先生と弟子であったものの関係が，このような理想的な姿をとって現われるなどということを誰が信じられようか。これは見事な実例である。この対談を掲載した著者に感謝したい。」（狩野，2007）

　自著への書評という点からすると少々面映いが勇気を奮って以上を引用した。というのも狩野が述べたところには，小此木先生と私（彼の念頭には「私たち」があったろう）との関係，より敷衍して精神療法家たちにおける師弟関係の，一人の精神療法家の変り方の，一つのモデルを描き出そうという試みがあったろうと私は考えるのである。

Ⅳ　複数の指導者・複数の場面

　既述の通り，私が最初に広く受けた指導は「気がついたらそうなっていた」，いうならば受け身的な体験である。しかしその後の私は自ら選んでお願いした方々（幾人かの方は私よりも年下だった）からスーパービジョンを受け，複数の治療構造場面におよんだ。個人療法，カップル療法，家族療法についての経験だが，そのスーパービジョンをお願いする過程で私はかなり積極的，能動的だったと思う。やがてグループ療法のスーパービジョン関係をもつ鈴木純一先生は，そもそも体験グループのトレーナー（治療者に近い）として出会った方だったが，私は押しかけていき，かなり強引にスーパーバイジーになった。

　複数の異なった人物から指導を受ける場合に抱いた葛藤についても触れては如何かと本特集編集に際して示唆されているが，私にはそうした葛藤に悩んだ覚えがほとんどない。それは，私の学び方（教わり方／つまりは教え方）は，精神療法家としての基本的態度や構え，観点についてであって，ある学派，一つの理論に固定したものとしてではなかったというのが一因かもしれない。つまり私の指導者たちはそういう固定したものとしては教えなかったといえよう。

否「理論に当て嵌めるだけにならないよう」に教わったと思う。一つの例を挙げよう。私（たち）が最初に学びその後の臨床活動の最も根幹に置くのは小此木の「治療構造論」だが，これこそ臨床における「観点」として教わったものだ。しかも「かつては精神療法中にも先輩がやってきて部屋を空けろと言われたら従わざるを得なかった。そんな状況からまず外来にたくさんの面接用のスペースを確保した」歴史があったと聞いていた。すなわち私は，精神療法的であることや自らの観点の実践には「運動性を内包した筋肉活動が必要だ」と，精神療法家教育の最初から教えていただいたのだと認識している。

　あるグループ・トレーナーは私から見る限り構造的に緩過ぎた。私はその点でトレーナーと衝突し，反発し続けたが，彼は私の攻撃に耐え抜いてくれたし，他にもたくさんのことを学んで，今日私は大いに感謝している。私はその過程で自分がこのトレーナーと鈴木先生という二人の指導者をもつ「葛藤」を体験しているように感じたこともあるが，それは目の前の対象と自分との戦いを外在化した体験だろうという理解を持つに至った。

　私は機会があって訓練分析というパーソナル・アナリシスを受けた。この分析の終結間際に私は自分がどんなに「ましになったか」を涙と共に語った。ほんの少しに過ぎないにしても「ましになった」，もしそうでなければとてつもなく問題のある医者のままだったという自己理解を得ていた。これは私の，かけがいのない良い体験である。

　また私は，ある時期からグループにおけるトレーニングを受ける機会を得た。体験グループであり，グループ療法へのスーパービジョンであり，自分以外の臨床グループについて学びつつ，またグループ・ダイナミクスも体験するグループ・スーパービジョンといった体験である。こうしたグループを通して学習したところは実に大きい。病棟，病院でのスタッフとの関係でもグループという観点が優れていた。私のグル

ープ体験についてはこれまでにいくつかの論文にする幸運を得てきた（相田，2006，2008a，2008b，2009a，2009b，2012，2014）。殊に，メンバーのＡ氏からＢ氏への語りかけに，Ｂ氏の反応の仕方に，あるいはコンダクター（トレーナー）のグループへの，もしくは個人への働きかけに，まさにライヴのやりとりを観察し，そこに居合わせた体験は，グループの場面でなければ得られないものであった。

Ⅴ　次の世代への期待

すでに私たちの世代を「ある種の不幸だったがある意味幸運でもあった，と振り返る」と記したが，各種学会がそれぞれの認定制度を明確化していく時代へと移り行く中で，私たちは相変わらずある種の不幸と幸運とをもち続けたかもしれない。複数の制度の中で「移行措置」の対象世代となった。だから私が現代の若い人たちに妙な批判をしてはいけないと臆病になりつつ，しかし申し述べておきたい気持ちも強いので以下のように言ってみる。

学会「認定制度」は各学会がそれぞれ工夫された内容でルールを拝見して今さらのように感心させられるところが多い。だがルールを定める作業に携わった人々にはよくわかっていることなのだが，ルールに書かれた条件は最低限必要なもの（minimum requirement）に過ぎない。他方このことはしばしば（もしかすると「年寄りたちから」）話題にされる現象だけれども，現在の診断学の基調にマニュアル化された合理主義があり，それを時代背景としての人々の思考，感情傾向があるに違いない。つまり「認定」される「資格」についても，それが「最低限必要なもの」としてよりはマニュアルに沿って埋めていけば済むチェックリストの項目としてのみ受け取られがちな現状があるように感じ，一種の危惧を抱いている。明文化された制度として explicit な資格とは別に，implicit な資格があり，それが大切だと主張したことがある（相田，2012）。これが次の世代に伝えたい一つ

であり，理解されるのを期待する。

おわりに

「人間には精神がある」というフレーズの衝撃が私が精神療法家への道を歩んだことに多大な影響を与えたのは確かだと思う。この授業を受けたのは三浦教授退任前の最後の学部生たちだった。私はわけあって同じ学年を二度やった（留年した）ので翌年保崎秀夫教授による最初の学年にもなった。ちなみにこの学年は同級生の精神分析家，精神療法家がたくさんいるという特殊な状況を生んだ。ただし先の三浦教授による同じ授業を 100 人近くの学生が聴いていたのだから，結局私が選んだ道は私自身の内面に動機があったと考えるのが妥当だろう。

生活史や家族史，あるいはそうした過程で形成される無意識に人の動機の因を探すような道に進んできた私たち精神療法家は，そうして普通なら手の届きにくい無意識などに触れようとする。そこには一種のパワーを持つ感覚が作られる落とし穴がある。他にもプロフェッショナルとしていくつかのパワーがあるように感じる場面に遭遇しがちだ。けれども，私たちの力がとてもではないがおよばない領域や事態が，自然界，人の世にはいくらでもある。私たちは万能ではないという，ごく当たり前の事実が，私たちの無意識から抜け落ちる瞬間（とき）がいくらでも起きる。否，無意識では，しばしば私たちは確かに万能的ですらあるのだ。この空想について深く洞察するように，忘れないようにと，このことはとてつもなく当たり前のように聞こえるだろうが実に大切なことだと，私は自分が有形無形にそう学んできたように，若い人々に伝えたい。

「精神療法を教わり伝える」という運動性を内包したテーマについて，師弟関係，共に学ぶ仲間，書く作業をめぐり述べてきた。この運動性にはそれゆえ「変わること」が伴い，したがって対象喪失を伴う過程でもある。この喪失に耐えること，そのワークスルーが「精神療法を学び生かす」ことに通じるのだろう。

文　献

相田信男（1979）乳幼児期における自我−対象−分裂の発生（抄訳）．現代のエスプリ No.148, pp.115-128．至文堂.

相田信男（1980）ひきこもりと抵抗．現代のエスプリ別冊『臨床社会心理学　統合と拡散』, pp.222-237．至文堂.

相田信男（2006）実践・精神分析的精神療法—個人療法そして集団療法．金剛出版.

相田信男（2008a）精神科リハビリテーションと集団的アプローチ．精神療法, 34；438-444.

相田信男（2008b）グループで, 感じる・思考する・語る・そして育まれる．集団精神療法, 24；96-104.

相田信男（2009a）精神科臨床グループ．臨床心理学, 9；740-745.

相田信男（2009b）グループのある病棟—精神科リハビリテーションと集団的アプローチ（日本赤十字看護大学精神保健看護学教室特別講義・講義記録 DVD）．東京集団精神療法研究所.

相田信男（2012）集団精神療法家の「資格」．精神療法, 38；31-37.

相田信男（2014）精神分析学会から学んだこと—特に「境界」．精神分析研究, 58；205-218.

相田信男（2016）精神分析からどう学んだか．精神分析研究, 60．（近刊予定）

土居健郎（1971）「甘え」の構造．弘文堂.

狩野力八郎（2007）書評「実践・精神分析的精神療法」．心理臨床学研究, 25；609-611.

狩野力八郎（2014）私信.

狩野力八郎・渡辺明子・相田信男（1985）分裂的機制についての覚書（小此木啓吾他監修）メラニー・クライン著作集 4　妄想的・分裂的世界, pp.3-32．誠信書房.

松本雅彦（2015）日本の精神医学この五〇年．みすず書房.

小此木啓吾（1978）モラトリアム人間の時代．中央公論社.

精神療法を教え伝える

Kiyoko Kamibeppu

上別府　圭子*

　本特集の執筆者として招待を受けたことは光栄ではあるが，臨床心理領域から看護領域の研究教育職に移って14年経過する筆者としては，精神療法家を教えるどころか，自分自身が精神療法家であるかさえ心もとない。編集者に，率直にそのように申し上げたところ，それでよいのだという。せっかくの機会なので，私が受けた教えが，今の私の仕事にどのように活きているのかを，振り返ってみようと思う。

I　精神療法を学ぶ

　私の大学時代は，本当に恵まれていた。私の精神療法の師は，まずは土居健郎先生と申し上げたい。当時の東京大学医学部保健学科の精神衛生教室には，土居先生だけでなく，吉松和哉先生，大橋秀夫先生，のちには熊倉伸宏先生などがいらっしゃって，普段の他愛ない会話でさえ，なんだか精神療法的会話だったような気がする。修士課程のカリキュラムとして，病院を3カ月か4カ月くらいのスパンでローテートする臨床実習が組まれていて，土居先生やソーシャルワーカーの深沢里子先生がいらっしゃった聖路加国際病院のほか，畑下一男先生のいらっしゃった関東労災病院，風祭元先生，広瀬徹也先生，内沼幸雄先生のほか，中野明徳先輩など

＊東京大学大学院医学系研究科家族看護学分野
　〒113-0033　文京区本郷7-3-1

のおられた帝京大学附属病院，鈴木純一先生が治療共同体を実践しておられた海上寮，そして未だ学生運動の爪痕を残していた東大病院などで，初診に陪席させていただいたり，初診をとらせていただいたり，ロールシャッハテストをさせていただいたり，ケースカンファレンスに参加させていただいたり，はたまた病棟で自由に過ごさせていただいたりしながら，先輩や先生方から手ほどきを受けたものだ。

　実習施設でお会いする土居先生は，大学にいらっしゃるときとはまた違った先生に見えた。海上寮では，月に1〜2回，先生のいらっしゃる日があったのだと思うが，その日には女性患者は化粧をし服装を整えて，回診を待つのであった。土居先生ご自身はそのようなつもりではなかったと思うが，患者にとってはやはり非常に権威があり，あるいは憧憬の対象であり，そのため，患者は土居先生の見える日には，緊張もし，高揚もし，そのことである意味，適応的なふるまいが促進されていたと思う。たしかこの実習のオリエンテーションのときに，患者との間で恐怖感を覚えるようなエピソードがあった場合どうすればよいかについて，「怖いなら『怖い』と感じたままを相手に伝えなさい」という指導があった。実際に夕暮れ時に渡り廊下のような場所で，男性患者から接近されて怖かったときに，「そんなに近いと怖い」というよ

うなことを伝えたところ，すっと離れてもらえたようなエピソードを経験した。ほとんどしばりのない自由な実習であったが，大事な点はオリエンテーションしていただけていたのだと今更ながら思う。聖路加国際病院の外来では，その日の外来が終了すると，向かいにある医療社会事業部に集まって，甘いものとお茶をいただきながら，今日の患者のレビューをしていた。このときの土居先生は，とてもリラックスしていて楽しそうだった。初診インテイク実習で，患者（の家族）から抵抗を招いたことがあった。子どものことを主訴に来院した母親であったが，母親の方に問題があると直感した私が，はじめから母親自身のことばかりを聞こうとしてしまったのである。そういう初歩的なミスについても，何がまずくてどうすればよかったのかを学生が理解できるように指導してくださった。深沢先生の助けも大きかった。

　当時，本郷の医学部3号館で開催されていた土居ゼミの日になると，外からも立派な先生がたくさん見えて，土居先生と先生を囲む先生方は，パイプの煙をくゆらせながら，楽しそうに患者さんの見立てについて，ああだろうこうだろうと意見を述べ合った。土居先生を古くから知っている先輩方によると，私が知っている土居先生はかなり温和になられたのちであったが，それでもときどき怖いことがあった。土居先生がもっともイライラされたのはおそらく，わかってもいないのに専門用語を多用してわかった気になっている医師に対してであって，ドイツ語でも使おうものなら，それはどういうことのだ，日本語の日常語で表現しなさいと厳しく追及するのであった。この土居ゼミは，土居先生の東大退官後も場所を変えて長く続き，私も関西に転居するまで，相当，長く参加させていただいた。お世話役をしていらっしゃった大橋秀夫先生は，皆勤であったというからそれも驚きであるが，小倉清先生はじめ，福島章先生，鈴木純一先生，吉松和哉先生など，多くの先生が参加されていた。今から思えば，大学院の教育

体制にしても，この土居ゼミのあり方にしても，土居先生は学生や学びたい者が，複数の指導者から学べるように，もっと言えば，学びたい先生から学べるような環境を整えてくださっていたのだと思う。私も，子どもの症例は，小倉先生から学ぶことが大きかった。

　土居ゼミに，何回か，症例呈示をさせていただいた。はじめて呈示させてもらったのは，大学院生時代に関わらせてもらっていた某企業のメンタルヘルス室でカウンセリングをしていた事例で，心気症的な中年男性の事例であった。詳細は憶えていないのだが，面接で同じようなことを繰り返し述べている事例であり，私の症例呈示もまとまりがないものだった。しかし土居先生はいやな顔をなさらず，むしろ初学者に教えるのを楽しんでいらっしゃるふしもあった。このとき私が学んだのは，人は「病気だと認められると安心する」ということだった。当時そのように考えたこともなかったので，思わず「不安になるのでなくて，安心するのですか」と聞き返した私に対して，土居先生は「そりゃあそうだよ」とおっしゃり，解説してくださった。この教えは，看護領域の今の仕事にも活きている。きちんとした診断を受けること，そしてちゃんとした説明を伝えられることは，自分はどうしたのか，自分は何なのかに対する回答の一つと言える。

　私は虎の門病院勤務時，常時20から30人の患者の精神療法を担当して忙しくしていたが，自分が妊娠すると精神療法過程にさまざまな反応が生起したことに着眼し，後にこのトピックスで学位を取得することになる。こどもの城小児保健部勤務時にもう一度妊娠し，当時都立精神医学総合研究所にいらした吉松先生に，複数症例について継続的にスーパーバイズをお願いした。ある少年とのプレイセラピーで，彼はこの部屋にもうひとり誰かいると言い，私のおなかをめがけてライフル銃を撃ち込んだりボールを投げたりし，明らかに激しいきょうだい葛藤を表し，セッション内での攻撃的な行動がエス

カレートしていた。このとき吉松先生は私に，産休でプレイセラピーを中断しなければならないことで，彼に申しわけなく思っていないかと問うた。この先生のひとことで，私は次のセッションから危なければ「危ない」，痛ければ「痛い」と伝えることができるようになり，彼は『遊び』の範囲内で攻撃性を表現できるように落ち着くという変化をみた。吉松先生はセラピストが無理をしてはいけない，もし空腹ならば患者に待ってもらっておなかを満たしてからセッションを開始しなさいと，大学院でも講義された。ご自身が，ものすごく厳格な方でいらっしゃることは，皆さまご存じのとおりである。

　その後私は2年弱の短期間ではあったが関西に暮らし，中井久夫先生の陪席もさせていただくような好機をいただいた後，土居先生のお口添えもあって東京慈恵会医科大学に勤務することとなり，牛島定信先生のお世話になることとなる。精神医学講座には伝統的に睡眠班，薬理班などのいくつかの研究班があり，私は精神病理班に入れていただいた。精神療法については，2人から4人くらいのグループで牛島先生に継続的にみていただき，精神分析学会の前には『分析合宿』と称して，泊まり込みで集中的なご指導をいただいた。さらに牛島先生の on-the-job-training には感謝している。当時，自己愛や境界例の激しい患者が多かったせいもあり，エピソードにことかかなかった。実習生の付き添いで牛島先生の外来診察の陪席をしていたときに患者が先生に銃を向けたこともあった（あとでおもちゃだったことが判明したが）。

　精神科の病棟回診だけでなく，兼科のリエゾン回診にも同行させていただいた。小児科病棟の症例で多彩なヒステリー転換症状で医療チームが苦慮している症例があった。腹痛のために夜間不眠不穏な状態であったが，若いリエゾン医は眠剤や鎮痛剤を入れる／入れないに終始していて，腹部の診察を怠っていた。牛島先生はすぐに触診をされて，「緊張で硬くなっているね，こんなに緊張していたら痛むでしょう」と

医療チームにも共有できるように本人に語りかけた。もう一つ，リエゾン回診で印象深かったエピソードがある。牛島先生がその病棟の看護師に，患者への対応の理由を尋ね，看護師側からの回答を待っている間に，私が早まって「無力感を覚えたのですね」というようなことを言ったときに，先生から厳しく注意された。初歩的なことだが，回答は待たなければいけないことと，特にコンサルテーションリエゾンの際に，先方の医療チームに対しては十分な配慮が必要であることを学んだ。また小児科，放射線科を中心とする多領域多職種が集う『死をめぐる臨床研究会』をご一緒させていただいたことも，ものすごく勉強になり，現在の仕事に直結している。メンバーのお一人であった小児科医で輸血部の星順隆先生には，今でも家族看護学の教育研究に関わっていただいている。マニックディフェンスは人生の終焉に近い本人や家族がときに用いる防衛であるが，本人や家族と幻想を共有することもあってよいのではないかという見解については，今でもそう思わざるを得ない。

　こうして振り返ると牛島先生の臨床教育は，multi-disciplinary を超えて trans-disciplinary であったことと，とことん evidence をクライエントに求めていた（いわば client-based であった）ことだ。牛島先生ご自身が，理論的にもご自身の考えを整理されていたことは外部の講演などの機会にうかがい知ることができたが，先生は内輪の会ではほとんど理論的なお話はなさらなかった。今思うと，私を含め先生の client-based なスタイルに魅了されて先生の周りに人が集まっていたため，先生は私たちの期待に応えてくださっていたのかもしれない。私が看護領域に転向することを決めたとき，土居先生も「看護は精神療法そのものだから」とおっしゃってくださったが，牛島先生の臨床がいちばん看護に近かったように思える。領域を超えて私が同一性を保持できたのは，牛島先生の臨床教育のおかげかもしれない。

Ⅱ　精神療法を教え伝える

　心理臨床学会や精神分析学会，そして日本家族看護学会での助言者のほか，数人の個人スーパービジョンも経験させていただいたが，ここでは，看護領域に移ってからの話題を提供したい。2002年に看護系教室に着任してすぐに症例研究会を提案したものの，慎重派のリーダー的院生から，まずは家族看護学の勉強会をしてからと諭されて，なるほどとまずは勉強会を開いた。看護領域ではこのような会はあまりポピュラーでないため，私以外の教室員は開催経験も参加経験もなかったことと，私自身が家族看護学領域での新人であったためである。そして翌2003年秋より，いよいよ『家族ケア症例研究会』を開始した。今ではかれこれ12年を超え，この5月の開催で57回を数える。

　形式は『土居ゼミ』あるいは慈恵医大の『死をめぐる臨床研究会』を踏襲した。つまり，症例呈示者には1症例についてA4，1～2枚程度のレジメを用意してもらい，約1時間相当のプレゼンをしてもらい，全体で約2時間の質疑討論を行っている。症例検討ではないのかと言われるむきもあるかもしれないが，主宰者の態度としては土居ゼミ同様，あくまで症例研究にこだわっている。つまり，研究会の最後には，『今日の症例は〇〇〇〇の症例であった』という落としどころを得られるように私自身は心がけている。

　毎回30人から40人の参加を見ているが，会の初めに，参加者全員および症例呈示者にひとことずつ自己紹介してもらう。お互いに安心して，その後に症例を呈示したり発言したりするためである。18時半からという空腹になる時間帯のため，お茶とお菓子を用意している。椅子のみを円陣型に置き，机は本当は1台も置きたくないのであるが，症例呈示者と司会者用に便宜上1台，置いている。症例呈示者が参加者の質問に応えながら，症例の家族を円陣の真ん中に，皆が見えるように（イメージできるよう

に）描写していくプロセスを重視している。「どんな容貌の方ですか」という質問は，土居先生もよくなさっていらしたと記憶しているが，私もよくしている。院生たちは，この問いかけを私ができるように，配慮してくれているらしい。ほかの人はどうなのかわからないが，私自身は，患者や家族の像を視覚化したい。症例呈示者と司会者は事前の打ち合わせで，看護経過（治療経過）を何期かに分けておいて，そのかたまりごとに質問を受けたり討議したりする。参加者からの質問に対して，呈示者がその場で当該の臨床場面を想い起こし，そのときの患者家族の様子や，自分自身の感覚，医療チームに何が起きていたかなどをアドリブで話せるような進行を心がけている。ときどき，症例呈示にパワーポイント使用を希望する者があるが，やんわりとお断りしている。一度だけ試しに許可したことあるが，やはりやりとりしながら像を浮かび上がらせていくプロセスが困難になる。絶対にダメというわけではないが，パワポなしが望ましい。

　参加者は6～7割，教室関係者で，1～2割が外部からの常連，残りの1～2割がその回のちらしを見て来てくださる方々である。だいたい，私やうちの教室員の質問やコメントの仕方を見て，サポーティブな場作りに加わってくださるのだが，ごく稀に，とんがったコメントをする参加者がいる。異なる見立てや知識に裏打ちされた別の解釈や意見は歓迎するが，症例呈示してくれている経験の浅い看護師を非難するような発言があった場合（12年間で2回くらい），症例呈示者を守るのが私の役割である。臨床経験1年目2年目の症例呈示者で，観察やアセスメントがあまりできていないような稚拙な症例呈示の場合でも，我々の症例研究会では温かく討議できる自信があるのだが，この12年間で1回のみ，私が失敗したと感じた回があった。その日の症例呈示者は，むしろ臨床経験は豊富な看護師であったのだが，司会兼呈示者の役割をとってちゃきちゃきと自らその場を仕

切り，ほとんど自己完結的に会が終わってしまった。情けないことに私は驚くばかりで，司会の役割を自分に取り戻すことができなかった。経験豊富な人の症例なので，参加者にはそれなりに勉強になったとは思うが，症例呈示してくれた彼女にとって，どのような体験になったのだろうか。症例呈示者にとって，得るものがあったかどうかが，研究会の評価の大事な要素だと考えている。そのためには，症例呈示者は護られなければならないし，安心して鎧を脱ぎ，イメージを開放して臨床の場と行ったり来たりできることが肝要である。

この『失敗』のあと，以前から行いたいと思っていたこと，すなわち研究会のあと症例呈示者と一緒に，研究会を振り返る時間を設けることを開始して，現在に至っている。研究会を開く教室と同じフロアに洒落たイタリアンレストランがあり，その店の個室が使えるので，軽食を取りながら，ときにはワインを傾けながら，症例の振り返りも気兼ねなくできる。症例呈示者に傷つきがあれば手当てし，学びがあれば確かなものにするのが目的で，この振り返りの会で，症例の理解がさらに進むこともある。実は，この形式も土居ゼミの模倣である。土居ゼミで発表するとそのあと，土居先生からお茶に招かれて，大橋先生やそのほか何人かの先生がたとご一緒にいただいたものである。目的はおそらく私と同じだったと思うが，あれは結構，緊張した。一方，牛島先生のスーパービジョンの場合は，時間帯も夜だったため，そのあとだいたい新橋辺りで飲むことになったが，大衆酒場では症例の話はできなかった。

私が学んだ時代以上に，倫理的な配慮をしている。症例をみていた施設の看護部長や当該部署の師長より症例呈示の承諾をいただき，必要な場合は，会の趣旨などを書いた説明書を提出している。稀に，倫理委員会への申請を求められる場合がある。広報は教室ホームページと，近隣の医療施設および看護系大学へのちらし配布で行っているが，このときのタイトルや発表者の所属をどう書くかということに気を遣っている。特に，医療者との関係性がトピックスである場合には，焦点をずらしたタイトルにせざるを得ない。当日のレジメには，あらかじめ番号を打っておき，会終了後には全数を回収して，即日にシュレッターで破砕することを徹底している。

Ⅲ　理論や技術を超えた「何か」の伝承

現在の私の仕事のエフォートというと，大学・専攻・分野の管理，研究指導・研究，基礎教育，現任教育，学会や団体の運営がおよそ，4対3対1対1対1であろうか。家族ケア症例研究会の仕事は，研究指導・研究と現任教育の両方にまたがった仕事ととらえる。院生たちは症例研究会の準備もよくしてくれ，積極的に関わってくれているように思えるが，英語論文のインパクトファクターや引用数ばかりが評価される学部にいると，『症例研究』の価値が過小評価されてしまうリスクがある。ビッグデータやランダム化比較試験やコホート研究で明らかにすること，それはもちろんエビデンスレベルが高くて素晴らしいけれども，『病い』を抱えたり究極の選択を迫られたときの人の心理や家族の力動関係，そのときの臨床的ニーズなど，『症例研究』でこそわかってくることがあるということ，患者や家族とともに紡ぎ出す臨床でのやりとりのプロセスの中にこそ『真実』があるのだということを忘れないでほしい。前者の研究もどんどんやってほしい，しかし後者の価値を見誤らないでほしい。

また，前者の研究であっても，臨床上の何かを解決するための研究であってほしい。ひとりひとりの臨床疑問を大切になどと言っているから，ちまちました小さな研究しかできないのだと批判する看護の研究者もいる。しかし私はやはり，臨床場面で遭遇した衝撃的なできごと，何とかこれを解決できないものだろうかという関心や熱意，取り組み苦しんだ体験が核にあってこそ，よい研究ができると考えている。

先日，教室内で研究ミーティングをしている
ときに，「私たちは研究者である前に臨床家だ
から」という言葉を口にして，我ながらはっと
した。たぶんこれは私の信念からあまり遠くな
いことばなのであるが，このようなことは教室
内で前提とされていただろうか。どんな脈絡だ
ったかというと，私たちの教室で取り組んでい
る周産期の女性を対象とした研究の中で，スク
リーニングテストなどを用いるために，
Intimate Partner Violence（IPV）を受けてい
る人や，産後うつ病と思われる人や，虐待のハ
イリスク者を発見してしまう場合がある，もし
発見した場合どうするかという話題でのことで
あった。

　精神療法から少し離れてしまったけれども，
看護の研究教育領域にいる自分が，後進に伝え
たい『何か』はそんなことであろうか。伝えた
いことはきちんと言葉にして伝えないと伝わら
ないようだ。これを，これから5年間の仕事に
しようと思っている。

森田療法を学ぶこと，教えること

Kenji Kitanishi

北西　憲二*

はじめに

　私自身が，どのようにして森田療法を学び，そしてどのようにして伝えていこうとしたのか，をこの企画を機会に考えてみたいと思う。私は特定の師匠について，その師弟関係の中で森田療法を学んだわけではない。そのような意味では，特異的な経験かもしれない。そのプロセスを振り返ることから，森田療法の抱えてきたこの領域の問題点を浮かび上がらせ，それをどのように乗り越えようとしてきたのか，を紹介したいと思う。そのことと私自身が森田療法を学び，森田療法家としてのアイデンティティを確立したこと，そして指導にあたっての留意点とも深く関係するからである。

　また若い人たちには，森田療法の理論や技術を超えて，しかし一方で森田療法の人間理解やそこから導き出される技法とも深く関係する「何か」を意識しながら，治療者としての人生を歩んでほしいと考えている。その「何か」についても私自身がもう一度意識化して述べてみたいと思う。

I　精神療法を確立するまでのプロセス

1．迷いの時期

　1970年に，慈恵医大を卒業し，精神科の医局に入局した。その当時から精神療法を学びたいと考えていたが，ぼお〜っとしている私は，特に何に興味を引かれるということはなかった。強いていうならば，その当時日本のそうそうたる論客がそろっていた精神分析には惹かれていた。そのときの主任教授は新福尚武先生で，先生は実践的な精神療法家というよりは論客であり，常に精神療法の本質とは何か，を問う人だった。そして森田療法の立場から，土居健郎先生の「甘え」の理論について，鋭い批判を放った人である。

　1960年代後半から1970年代にかけて，森田療法と精神分析の論争が盛んに行われ，精神療法の領域は活気に満ちていた。もうすこし有り体にいうと，精神分析から見ると森田療法はどのように見えるか，が中心で，森田学派は守勢一方であったことも否めない。

　外来での指導を受けながら，隣の診察スペース（当時はカーテンで仕切られている）で著名な森田療法家の診察なども耳に入ってきた。「なすべきことをしていない」と女性患者が怒られ，泣いていた。お説教だな，と感じたことを覚えている。精神分析を勉強してみようと，

＊森田療法研究所／北西クリニック
　〒150-0031　渋谷区桜丘町20-12-202

つてを頼って慶応の小此木先生の精神分析の講義にも出席させてもらった。何か魅力的な話が展開されているようだったが，私にはわからないことが多く，歯が立たなかった。

そうこうしているうちに，スイスバーゼル大学うつ病部門への留学の話が出てきて，スイスに行くことになった。それは特に精神療法関係でなく，新福先生が行っていたWHOの国際うつ病研究の一環として，共同研究のセンターのバーゼル大学精神科に派遣されたという形であった。そこで研究の見習い，手伝いなどをしていたが，聞かれるのは「森田療法は知っているか」ということであった。「もちろん知っている」というと，「一度話せ」といわれ，小さな研究会のようなところで話したことがある。そのようなことがあって，次第に森田療法に対する興味が出てきた。

2．森田療法の領域に踏み入れる

帰国後，臨床を学びながら，森田療法について勉強してみようと思っていた。そして新福先生に，慈恵医大第三病院森田療法室（当時）で森田療法を学びたい，と希望を出していた。新福先生が退官間近に，第三病院精神科の医長として赴任することになった。34歳のときである。そのときに，新福先生には，三つのことをしっかりやるように言われた。一つは神経質患者の治療，第二は教育研修，そして第三は研究である。漠然と森田療法をやろう，と思って赴任した私にとって，このことをはっきり伝えてくれたことが有り難かった。

森田療法をある程度かじったといっても，いきなりその部門長として赴任していったわけである。第三病院で一般外来と入院森田療法をしながら，どの方向に進んでよいのかわからない時期が続いた。当時の森田療法室（10床）は，表現は悪いがプレハブ作りで吹けば飛ぶような建物だった。実際台風が来たときには屋根が壊れて往生したことがある。

しばらくは患者と一緒に遊んだり，その作業ぶりを見たり，患者と面接したりしながら，ぶらぶらして時間を過ごしていた。そのようなモラトリアムが今になっては重要だったな，と思うが，やはり漠然とした不安，焦りは感じていた。当時の森田療法室のシステムは複数の医師，後に臨床心理士も加わり，が患者を担当し，個別に指導しながら，寮母役の女性と一緒に作業指導をしていった。

そこで新鮮な経験をする。臥褥期（1週間），軽作業期（ほぼ1週間），作業期と社会復帰期におよそ2カ月程度というシステムを運用し，臥褥期から軽作業期，作業期などの節目節目での患者の危機を一緒に考えて乗り越えさせ，あるいはそのまま見守っていけば，治療者としてたいしたことをしないで，よくなっていくという経験である。なるほどよくできているシステムだな，と感心した。これが逆に森田療法における教育研修を難しくした要因でもあった。

さてこの業界に身を置いてみると，少々私として反発するようなことがあることがわかってきた。

一つは，研究に関連することで，入院森田療法はすでに完成しており，これ以上付け加えるものはない，という見解である。「え～何もわかっていないのではないかな」とびっくりもし，「おかしいな」と思った。

教育研修に関してもある言説があり，それらに多くの森田療法家が縛られているように思われていた。森田療法家は，臨床的に神経質（神経症性障害）であるべきで，それを入院，あるいはみずから克服することが必要である，という話がささやかれていた。森田療法を学ぶには，入院森田療法を自ら経験することが望ましく，これが精神分析における教育分析にあたるという言説である。

生活の発見会（森田療法に基づく自助グループ）の会合などに出席すると，当然のように「先生はどのタイプの神経質」と聞かれることと多々あった。そのときには，「臨床的には神経症になったことはないが，対人恐怖的です」

と答えていた。

これには歴史的ないきさつがある。私が森田療法家になろうとしたこの時期は，森田自身の治療を受けた人たちが多くおり，Ex-patient Therapist が正当で伝統的な森田療法を知っており，優れて森田療法家である，という風潮があったことは否めない。

それでは研修ではないだろう，と思っていた頃に，三つの重要なことに出会うことになった。それが森田療法家として基礎を作ったと考えている。

3．森田療法研究会の発足――先達と出会う

森田療法の将来について，悶々しているときに，近藤喬一先生（町田市民病院精神科科長）*に呼びかけ，森田療法研究を作ろうということになった。森田正馬の後継者の高良武久先生の弟子筋にあたる先生方で，最も真摯に臨床を通して森田療法を実践していた慈恵の森田学派の先生方である。藤田千尋先生（常盤台神経科／自宅で入院森田療法を行う），阿部亨先生（高良興生院院長／入院森田療法），藍沢鎮雄先生（浜松医大／大学での入院森田療法を行う）に私も末席に加えてもらい，森田療法についてあれこれ議論をしながら，学んでいった。また森田療法カウンセリングや心理劇，地域のおける危機介入などを行っていた増野肇先生にも学ぶことが多かった。

そしてこの研究会に第三病院森田療法室の若手（当時）が加わり，これが森田療法の研修システム（森田療法セミナー）の母胎となった。

研究会もさることながら，後の飲み会で，さまざまな業界裏話や諸先生方の天衣無縫な治療者ぶりを聞くのが楽しかった。いわゆる禁欲原則に基づいた治療的関係とはまったく異なったそこでの人間的な交流のエピソードに腹を抱えて笑ったものだし，これも森田学派の治療的な関係のあり方かな，と考えた。このような人間

────────────────
＊肩書きはすべて当時のものである。

的な関係があってこそ，患者さんはある意味では厳しい森田療法に取り組めるのであろう，とも思った。

しかしまだ入院森田療法で何が起こっているのか，そこでの私たちの介入法，治療的関係の特徴などはブラックボックスだ，という感覚はぬぐえなかった。

この観点からは，入院森田療法のシステムが完成しているが，そこでの出来事が十分意識化されていないこと，そこに言葉を与える必要があるのではないか，という問題意識が次第に明確になった。今までの森田療法では，その人間理解が理念として先行しており，治療論が欠けていた。森田療法に基づく精神病理理解，それに見合った治療構造やそこでの治療的関係と介入法，そして変化のプロセスなどは十分検討されていなかった。

このような問題意識に取り組んで行こうとすること自体が私にとって森田療法を学ぶことそのものであった。

4．グループとの出会い――集団精神療法学会で学んだこと

上述の先生方は，グループの興味を持っており，近藤先生，増野先生は集団精神療法学会の重鎮であった。私もその領域に足を踏み入れ，そこで森田療のそれとまったく異なった治療文化に出会うことになる。先生方に誘われ，事務局を引き受け，そこで学会の研修会の裏方をしながら，体験グループを経験した。

ここでの経験は私の治療者としての見方をより重層的にしてくれた。最も大きな経験は，国際学会の開催にあたっての一部の人たちの独善的なやり方をめぐっての葛藤や，元理事長の不祥事を学会としてどう総括するのか，についてグループでの争いであった。基底的想定グループとはこのようなことなのか，が身をもって体験できた。このことは入院森田療法の治療の場が混乱したときに，集団力学（グループダイナミック）からその現象を理解し，どのような対

応が必要なのか，について検討することを可能とした。それと共に個人のグループへの関与の仕方から，その病理を理解することができるようになった。

　森田療法では自己のあり方を問う。それは決して抽象的で概念的なものでなく，自分の生活世界にどのように関わるか，という経験を通して自己の不安とあり方を考える治療法である。生活するとは，グループ（家族も含めて）と作業（活動，仕事，勉強など）の織りなす環境に身を置くということである。森田療法では伝統的に，作業の取り組み方への助言，介入はなされている。その作業の関わりがその人のあり方を映し出すことが次第にわかってきた。それに患者さんのグループへの関わり方について，私なりの理解を付け加えられたことは治療者として大いに意味のあることだった。

　フロイトはかつて，正常な人間がうまくやることができねばならぬ第一のこととは何だと思うか，ときかれ，「Lieben und Arbeiten（愛することと働くこと）」と答えたという（Erikson，1968）。それは人間の本質をついたものであろう。愛を対人関係，すなわちグループへの関わりとして，仕事を作業と理解するならば，森田療法家として患者さんの世界への関わり方を重層的にとらえることを学んだ，ということになる。

5．精神分析との出会い

　もう一つ，大きなことがあった。これも近藤喬一先生の仲介で当時の東京都精神医学総合研究所に所属していた皆川邦直氏たち（当時の慶応の分析グループ）と慈恵医大第三病院の森田療法グループとの共同研究が1985年から始まった。

　その成果については「森田療法と精神分析的精神療法」（北西・皆川他，2007）にまとめたので，参照してもらいたい。ここでは森田療法家としてどのような経験をして，何を学んだか，について述べてみる。

　研究会では，まずお互いの手の内を見せることから始めた。実際の事例提示を行い，それについてデスカッションすることである。森田グループは対人恐怖を，分析グループはヒステリー（解離性運動障害／ICD10）という最も得意とする病態を提示した。そしてお互いにであろうが，そこで何が起こっているのか，説明されてもさっぱりわからなかった。

　そこから研究会は，そのわからなさを共有しながら，その共通点と相違点を探していく作業に取り組んでいくことになった。

　この過程で，痛感したことの一つは，精神分析家は治療理論について豊富な，ときに過剰なぐらいに言葉を使って説明する。それに対して，森田療法では不問という言葉がシンボリックに示すように，それらを示す言葉が不十分であった。これでは森田療法は生き延びられないのではないか，と危機感を感じた。

　治療的関係について精神分析家はscreenとなり，そこでの転移，逆転移をめぐって治療が進んでいくことが理解できるようになった。森田療法では，逆に治療者はreal personとして機能し，そこでの非転移的関係に注目し，その治療的意味を考えようとした。そしてそのような視点から，森田正馬の治療場面における自己開示，介入方法を学びなおした。

　皆川氏は，ご存じの方も多いと思うが，青年期心性を持つ分析家で，その舌鋒は鋭い。たじたじとなりながら，一方ではそれを楽しみ，そして自分自身が鍛えられた，とも感じていた。そしてこの研究会を通して，私はより森田療法家らしくなり，そのアイデンティティをつかみ取ることができた。そして森田療法にさまざまな治療的側面について，言語化を試みようと考えるようにあった。これも森田療法家になるための大きな経験となった。

6．森田療法の言語化の試みと外来森田療法へ

　当時の第三病院には森田療法を学ぼう，という若手の人たちが集まってきた。若手にできるだけ森田療法だけに固まらず，ほかのものも学

び，それを森田療法に持ち帰り，次世代の森田療法を作る糧にしてほしい，と伝えていった。

この自由な雰囲気を受け入れ，支えてくれたのは当時の主任教授である森温理先生であった。人が育つには，このような器が必要で，これは精神療法においても同じであろう。

そしてこのように学んできたことを一冊の本にした。「森田療法の研究」（森・北西編，1989）である。そこでの問題意識は，森田療法の治療構造に言葉を与えよう，ということであった。この本の執筆者の多くが現在の森田療法の中心的役割を果たしている。

7. 外来森田療法へ──自費診療のクリニックの開設と森田療法セミナーのスタート

この本の出版から数年たって，主任教授も替わり，中村敬氏に後を託して，私は大学を離れることにした。私たちの延長した青年期が終わり，次のステップに進むことになった。その前後に，一緒に森田療法の研究と実践に取り組んでいった若き同僚たちが，開業したり，大学の教官になったりして，それぞれの世界に巣立っていった。

長らく籍を置いていた第三病院を去ることは，喪失の痛みを伴なった。一般精神医療に携わっていたが，その喪のプロセスが終わるにしたがい，漠然としていた私の生きる欲望がある形をとってくるようになった。

一つは，自費の外来森田療法の専門クリニックの開設である。最初は病院勤務のかたわら，友人が展開していた外来クリニックの場所を半日借りて，自費の外来森田療法をスタートさせた。1996年からは自分でオフィスを構えるようになった。その後しばらくして病院勤務を辞めて，本格的にこの形式の治療に取り組み，また幸い増野肇先生の後任で日本女子大福祉学科の教員として赴任することになり，二股かけた生活が始まった。その頃にやはり同じように大学教員と自費の精神分析のクリニックを開設していた皆川氏と何かの学会の帰りに一緒になり，

「今までの人生で一番働いているね」と笑い合ったことを覚えている。

ここでの自費診療の経験はさまざまなことを私に経験させてくれた。かなり高額の治療費を払う患者さんをクリニックに来てもらい，その治療的関係を維持し，そして患者さんによくなってもらい，満足できる治療を提供する試みである。これは私自身が緊張を強いられる仕事であったが，一方そこで得られる充実感は大きかった。そこで改めて私は，治療導入の重要性に気付き，対話（日記療法も含む）を通して精神療法を進めることの難しさと楽しさを生き生きと経験した。また患者さんの変化のプロセスやそこでの行き詰まったときの対応や治療的関係のあり方，さらには治療の終わり方など新鮮な思いで経験した。中断する患者への私自身の情緒的な反応もしっかりと味わうことができた。これらが外来森田療法を行う私自身を育ててくれた。

もう一つは，精神分析セミナーや集団精神療法学会での研究会に刺激を得て，森田療法でもそのような研修会が開けないか，という思いが強くなってきた。そして以前の第三病院のメンバーを中心に，森田療法研究会の先輩たちを巻き込み，1999年に第1回森田療法セミナーがスタートした。最初は参加者がいるのかどうか，不安だったが，思った以上に人を集めることができた。そしてそれは今でも続いており，これをモデルに，北海道，九州そして関西でも行うようになった。このセミナー受講生が日本森田療法学会に新風を吹き込み，長期低落傾向になった日本森田療法学会が勢いを取り戻しつつある原動力となった。

森田療法をどのように伝え，事例検討でどのようにスーパービジョンを行うか，という経験が，さらに治療者としての私を育ててくれたと思う。またセミナー受講生が提供する事例を通して今まで想像もしなかった領域（たとえば歯科，皮膚科，心療内科など）でも森田療法が有効であると実感できた。

指導するにあたっての留意点については，森田療法セミナーでの私のグループ・スーパービジョンと関係するので，それらについて述べてみる。

Ⅱ 指導するにあたっての留意している点

1．固定概念にとらわれないこと

森田療法は日本の精神療法として最も伝統のあるもので，それが今までは災いして「これは森田療法ではない」「森田はそのようなことはいっていない」「これは神経質（森田療法の対象）ではない」などと言われることが多々あった。それでは森田療法が持つ現代性，可能性が失われてしまう，と考えた。

スーパービジョンでは，提示された事例のどこに悪循環（とらわれ）が見いだせるのか，その事例の病理に対して，森田療法のどの部分を意識して介入していくのか，などを考えながら，行った。

2．オープンあること・お互いに学ぶこと

私自身は，よく聞くような師弟的な関係，あるいはスーパービジョンでバイジーが泣き出すような厳しい修行的なものは好まない。これは森田療法の治療のあり方とも関係するだろうし，私自身のパーソナリティも関係するだろう。まだすでに述べたように森田療法のスーパービジョンという概念はなく，試行錯誤で始まったこととも関係する。私自身は，集団精神療法学会の研修会のスタートのときに，鈴木純一先生が強調していた「これは相互研修だ」という精神に共鳴もしていたからでもあろう。

セミナーを続けていくうちに，受講生の間から，それぞれのスーパーバイザーの言うことが違って混乱する，との苦情が出てきた。それらについて，スーパーバイザー同士が学び合う会を作り，おおよそのスーパービジョン，あるいは森田療法の解説の枠組みを作るようにした。

このようにできるだけ問題をオープンにして，相互の森田療法に対する基本的な考え方を共有

し，そして学び合う姿勢が大切だと考えている。

3．あるがままに受け入れること──恐怖と欲望のダイナミズム

森田療法では患者の苦悩をありのままに受け入れ，そしてその人本来の生きる力（生の欲望）を感じ取り，それを生活の中で発揮することを援助する治療法である。それには，治療者がありのままに患者さんのつらさ，悪戦苦闘を患者さん自身の人生に引き寄せて理解し，受け入れることが必要になる。それは"言うは易く行うは難し"である。

治療は症状を受け入れる，症状を持ちながら行動する，などの森田療法の治療原理に沿って助言することが多いが，しばしばそれは治療者と患者の間で，綱引きとなる。そして治療者は，容易に膠着する。そこで治療者の自己愛，あるいは万能感が傷つくが，治療者がありのままにそれに気付き，受け入れていけるかどうか，が治療の重要なポイントとなる。

治療者自身が，自分のコントロール欲求に気付くこと，綱引きをやめ，そのような治療者のあり方に気付き，仕切り直しができるかどうか，が治療者の成長と関係する。つまり苦悩をあるがままに受け入れ，そこでのあきらめを通して自らの限界を知る作業は決して患者のみではなく，治療者の成長にとってまず必要なことである。この視点は，行動介入を行う精神療法で気をつけなくてはならない点だと考え，それについて常にスーパービジョンで伝えるようにしている。

それと共に，重要なことは，健康な生きる力への注目である。治療者は，そして一般的に精神医学，心理学では，患者の病理にその注意を向けがちである。森田療法では病理（恐怖）と健康さ（生きる力）は同じものの異なった表現である。病理を見たとき，そこに生きる力，健康さを見いだして，それを治療者が照り返せるかどうか，に常に注意を払って助言している。

この見方はなかなか身につかないが，森田療法家としては最も重要な視点である。

Ⅲ　精神療法の枠組みを超えて学んでほしいもの

精神療法とはいったい何だろう，と考えると，私にとって，自分自身の生活，そして人生に重なっていく。それは私にとって生活の糧を得るための作業である。そのために面接をする以前に多くの準備，それは直接治療に関係するものだけでなく，自分自身の気分転換，他の人との交流，そして学ぶこと，自分の経験をこのような文章にしていくことなど，多くのものを含む。

つまり自分の人生をどの程度自分として生きているのか，仕事としての精神療法の営みを治療の原則を踏まえながら，自分の人柄，持ち味を素直に表現できるか，ということと関係する。

もう一つは，治療者いつも順調に流れているわけではない。治療の介入の失敗，間違ったタイミングでの助言，患者の怒り，問題行動など，多くの困難な場面にも直面する。完璧な治療はあり得ない，とむしろその現実，そして自分自身の不完全さ，未熟さを認め，その修正から始めて行くことが必要になろう。それが治療者の成熟を促し，そのことが自分に多くの充足感を与えていく。

どの精神療法にでも，治療者に成熟を促す視点は必須であろう。そのためのトレーニングが強調されるゆえんである。それは治療場面のみでの成熟ではない。むしろ自分の人生の生き方と深く関係し，あるいは職業としての精神療法家は人生そのものと深く関係する。このことは強調してもしすぎることはない。

文　献

Erikson EH (1968) Identity : Youth and crisis. New York, W. W. Norton.（岩瀬庸理訳（1973）アイデンティティ　青年と危機．金沢文庫）

北西憲二・皆川邦直・三宅由子，他（2007）森田療法と精神分析的精神療法．誠信書房．

森温理・北西憲二編（1989）森田療法の研究—新たな展開を目指して．金剛出版．

精神療法を教え伝える：子どもの精神療法

Kazuhiko Saito

齊藤　万比古*

はじめに

　子どもの精神療法を教え，伝えるというテーマで語るには，まず筆者自身はどう学び，学んだことを生かしてきたかが問題であるだろう。本論ではこの概略を述べた上で，ではどのように教え伝えようとしてきたか，その実際の問題は何かという点を考えてみたい。

I　どう学んできたか

　筆者は1975年に精神科医となり，当時の出身大学の精神科医は年度ごとに研修団体を組んで精神科医局と交渉して研修日および研修指導者を決めるというシステムを動かしていた。もちろん，この研修システムは医師免許取得後直ちに市中病院の精神科に勤務することを前提としていた。民間の精神科単科病院に常勤医として勤務を開始した3カ月後から，筆者は千葉大医学部附属病院精神科で児童外来の担当であった野澤栄司先生に指導医を依頼し，週2回の大学病院での研修を開始した。そのうちの1回は児童外来，もう1回は精神分析的精神療法の研修に充てた。児童外来の研修は基本的に野澤先生が親面接をし，筆者らのスーパーバイジー（医師だけでなく，心理士や看護学部大学院生

が参加していた）が治療者として遊戯療法を実施し，毎回の外来終了後にその日の遊戯療法ケースの集団スーパービジョンを野澤先生から受けるという形で行われた。精神分析的精神療法の研修では青年を中心とした神経症ケースをスーパーバイジーは受け持ち，カウチに横にさせるか，90度対面法の形で1回50分の治療を行い，これも毎回集団スーパービジョンを受けるという形で行われていた。2年半この構造の研修が続いた後，3年目および4年目は勤務先の事情で週1日に研修日を減らさざるをえず，筆者は2年間の研修で手応えと面白みをより確実に感じた遊戯療法の研修継続を選択した。研修開始から4年間が終わる節目で，縁あって国立国府台病院精神科の児童部門に常勤医として勤務することになった時点で正式な研修は終了し，以後は千葉大学看護学部の教授となっていた野澤先生の研究室で行われていた週1回の集団スーパービジョンに顔を出し，議論に加わったり，時々ケース発表の機会を与えられたりといった野澤先生との関係を先生の退官まで続けてきた。

　以上のようにややブロークンな精神療法の研修ではあったが，当初4年間の研修は遊びそのものが子どもの回復力を組織化し発達を支える機能を持っていることを知り，さらに遊びの展開を精神分析的発達論からとらえる視点を持つことで眼前に展開する遊びのストーリーが読み

*愛育研究所児童福祉・精神保健研究部／同研究所愛育相談所
　〒106-8580　港区西麻布5-6-8

取れる喜びを経験し，そこで見えてくる子どもの心性が解釈めいた言葉よりも遊びという舞台の上の行動や台詞の応酬の中で展開するという遊戯療法の力強さを実感するには十分に濃厚で自由な期間であった。そしてその治療者としての活動が集団スーパービジョンの場における，遊びの1回ごとの意味を読み解く厳しくもエスプリの効いた野澤先生の言葉によって修正を受け，かつ考えさせられることを通じて，スーパーバイジーは遊戯療法家（あるいは子どもの精神療法家）としての自らの技術と思想と倫理をゆっくりと，本当にゆっくりと結晶化させていたのだと，現在の筆者には理解できる。

　振り返ってみると，児童精神科医として本格的に始動する数年前から遊戯療法を中心とする子どもの精神療法を体当たり的に経験し，精神分析理論に基盤を置きながら，それに縛られることなく，遊びそのもののダイナミズムを経験させてくれた野澤先生の臨床姿勢に触れることで，徐々に筆者は精神分析的発達論を手がかりとしながら，遊びそのものの持つ自由さと創造性を伸びやかに楽しむと同時に，冷静かつ中立的な目で子どもの遊びを観察し評価し続けることが可能になっていった。

　さらに，この自らの研修過程で忘れがたいことは，第一に野澤先生らが訳し，1971年に出版された「青年期の精神医学」を通じてBlosの理論に接し，思春期心性について詳しく教えられたことである。その後一貫して不登校を中心に思春期の問題に関わり続けた筆者の児童精神科医としての路は若き日の野澤先生から教えられたBlosの思春期論の鮮烈さによって方向づけられたように思えてならない。このBlosが「第二の個体化」と思春期を呼ぶことになる根拠としてのMahlerら（1975）の分離－個体化過程論が1981年に「乳幼児の心理的誕生」という書名で翻訳出版された。これにすぐに注目し，乳幼児期発達への展望を得たのも野澤先生のおかげであった。

　第二には，不登校に関わりはじめ国府台病院

児童精神科の学校原因論一本槍の姿勢に疑問を持った際に，野澤先生がポツリと言った「それは子どもの全体を見ていないということだよ」という言葉であった。母子関係の障害や父性喪失原因論など家族内の関係性に原因を求める議論が優勢な時期に頭ごなしに親を叱る専門家が多く現れ，それに対する親側の反論を後押ししたのが学校原因論だったという当時の不登校論争の真っただ中で，自らの根拠をどこに置くべきか路が見えずにいた筆者にとって，その一言が迷いの霧をスーッと晴らしてくれるのを感じた。「そうか，全体か……。」このときの思いは現在に至るまで変わることなく最初の鮮烈さを保って記憶にとどまり続けており，その後の筆者の臨床活動や若いスーパーバイジーのスーパービジョンの過程で必ずぶつかる壁を越える路を探す上での大切な警句となっている。

　初期の5，6年間を除くと，定期的な研修に割ける時間は急速に減ってしまい，野澤先生が年に数回開催していた精神療法研究会に参加し，議論に参加したり，自分のケースを発表したりするのが精いっぱいという状況になってしまった。その頃，関東地区の日本精神分析学会若手会員を対象に始まった精神分析セミナー（現在は小寺記念精神分析研究財団主催で継続している）が始まっており，筆者もそこへ数年間通い，基礎理論の聴講とケース検討を経験した。この経験は子どもの精神療法を考えていく上で多くの財産を与えられる機会となった。そして，1990年代に中村伸一先生が続けていた家族療法連続講座を2年間にわたり受講し，特に後半の1年間で参加者の持ちよったケースを通じた議論に参加し，かつケースを出すことができたことは，現在の筆者の精神療法の技法と考え方に展開する大きな推進力となったと感じている。家族療法はまさに「全体を見る」という臨床姿勢に家族という具体的な観点を提供してくれたのである。

　以上が私の精神療法家としての自己形成のささやかな歴史である。読者はすでにお見通しのように，筆者の精神療法研修は端正な構造化さ

れた特定の精神療法技法習得のための研修と呼べるものではない。野澤先生と，彼の元に集まった仲間たちの教えやそこでの議論を通じて，子どもの治療，とりわけ精神療法に対する考え方と技法を手探りする試行錯誤を続けてきただけである。その意味で，私にとって野澤先生の他に師匠がいるとしたら，それは間違いなく筆者が主治医や治療者として関わってきた何百人もの患者・患児であり，その家族である。とりわけ治療の成功と失敗の両局面を超えて長期にわたり治療関係を結ぶことのできた患者と家族である。その治療関係から文字に書かれたものでは表現しきれない生々しい心の世界と出会うことができ，心の病とともに生きている人の現実の人生を目の当たりにする経験を重ねることができた。それを通じて筆者は初めて患者－治療者関係の現実，人の変化することの困難さ，延々と続くかと感じてしまう前進と後退の反復，そしてついにたどり着いた境地は輝かしい理想的なそれではけっしてなく，鈍い光をたたえた地味で平凡なそれであることを知ることができた。

Ⅱ　どう教え伝えるか

　子どもの精神療法として構造化された遊戯療法や，言語的交流を主とする思春期の子どもの精神療法，さらには子どもの入院治療過程の精神療法的理解に基づく組み立てを臨床活動の中心に据えようと筆者が明確に意識するようになったのは1980年代後半である。そのようなつもりで臨床を続けているうちに，徐々に国府台病院児童精神科のこうした活動に関心を持ち遊戯療法を学ぼうと希望する臨床心理系の大学院生や，児童精神科医としての研修を希望する若い医師が集まるようになっていった。

1．筆者のスーパーバイザー経験

　1990年代前半から，複数の心理系大学院の学生を研修生として国府台病院児童精神科で受け入れ，外来での遊戯療法とその経過を集団スーパービジョンで検討することを筆者は同僚の心理士と協力して始めた。さらに，地域の遊戯療法を提供する児童相談所や教育センターなどの諸機関のスタッフと遊戯療法研究会を年数回開催し，スーパーバイザー役を担うようになった。この研究会のニードは高く，年2～3回ずつ2013年3月の最終回まで60回にわたり毎回30名ほどの参加者を得て国府台病院内で開催されてきた。この遊戯療法への関心の高さを受けとめる場として，2009年には明治大学の弘中正美先生と二人でコメンテーターを努めるプレイセラピー研究会を発足させ，現在も年2回のペースで続けている。

　遊戯療法に関しては，こうした集団スーパービジョンとは別に，2013年以降の愛育相談所で実施中の遊戯療法について，治療者である臨床心理士への個人スーパービジョンを行っている。また，国府台病院での後期臨床研修医（レジデント）の研修の一環として，各主治医が受け持っている入院児の治療について精神療法の観点から行う個人スーパービジョンを2002年前後から現在まで実施しており，このスーパーバイジーの中から研修終了後も引き続きスーパービジョンを希望する医師もいるため，他の医療機関の医師を含めた5名ほどに個人スーパービジョンを行っている。この他，現在は複数の医療機関と児童福祉機関で集団スーパービジョンの形で入院児（入所児）の治療・支援経過に関する検討を行っている。

2．遊戯療法で伝えること

　遊戯療法ケースをスーパーバイズする際に治療過程とそこにおける治療者の営みのモデルとして筆者が思い浮かべるのは，Haworth（1990）が"A Child's Therapy：Hour by Hour"（日本語版では『ある少年の心の治療』）で描いたおそらくはHaworthの自験例と思われる子どもの遊戯療法過程の描写である。「第2章　治療の経過記録」での治療者は，子どもの遊びの展開を見守り，同時に遊びに参加しながら，そこに浮かび上がり展開するテーマとストーリー

を読み取ろうとし続ける。治療者は浮かんでくる読みや思考を心の中にとどめ，その気付きが静かに熟成するのを待ち，タイミングを見て（それは何回も後のセッションでかもしれない）その理解を展開する遊びのキャラクターを用いたセリフや行動として子どもに返す（reflex）のである。治療者が自らの言葉として話しかける場合，Haworth は直接的な言語的解釈を行うことは稀である。多くの場合は子どもの遊びを鏡に映すように描写した言葉をかけるか，たとえば子どもが兵隊人形を的にゴム鉄砲を撃つが当てられない，あるいは当てないことを繰り返した遊びに「あなたは一番大切な兵隊をとっても撃ちたいようだけれど，まだ，わざと当てないようにしているのね（訳書，p.67）」と遊びが内包する迷いに一歩だけ踏み込んでコメントするといった語りかけが大半である。

　筆者は，上記のような Haworth 風の穏やかで控えめな探索的介入を遊びの相互交流の中に包み込む遊戯療法の感覚を，スーパーバイジーにいささかでも感じ取ってもらいたいと願って，毎回の遊戯療法過程に注目する。それは 1 回のセッションに登場する個々の遊びのテーマを見逃さず，そのテーマに遊びとして関わりながら子どもが展開するストーリーを読みとることをスーパーバイジーに求めることである。

　もちろん，ごっこ遊びや人形遊びだけにストーリーはあるのではなく，キャッチボールでもゲームでもそこに子どもの葛藤やファンタジーが表現されているという点でストーリーは必ず存在すると考えるよう繰り返しスーパーバイジーに伝える。そのストーリーはどのような展開で終わるのか，ストーリーの唐突な中断（遊びの中断）が生じただろうか，完結したストーリー，あるいは中断したストーリーから読み取れる葛藤やファンタジーは何かなどの課題について考察し，治療終了後に記載する治療記録中にその考察を記載する習慣を持つように求める。その際心得ておくべき点として，ストーリーはセッションの間を通して一貫しているわけではなく，1 回で複数のス

トーリーが現れることが多いということを挙げておきたい。しかも，1 回のセッションに現れる複数のストーリーの各テーマが示唆する発達水準（たとえば口唇期的，肛門期的，男根期的，エディプス期的）は一様ではなく，複数の発達水準のテーマが重層的に展開するのが普通である。たとえば，ゲームを通じてズルをしてでも勝ち続けるといった男根期的情熱に没頭した子どもが，同じ回の後半になると粘土遊びに関心を移し，粘土の感触を楽しんだり，粘土で治療者を汚したりすることに夢中になるという肛門期的活動に打ち込み，さらにその回の終わり近くに食品レプリカを見つけ出し，何気なくしゃぶるといった口唇期的感覚遊びに没頭しかけて，あわてた様子で中断してしまう。この例のような 1 回のセッションにおける遊びの流れは，実際の遊戯療法のセッションでたびたび出会うものである。

　スーパーバイジーは，子どもがどんな遊びを選択し，どのような遊びに移っていったか，その遊びのテーマは何であったか，そこに子どもがどのような内的世界の葛藤を投影していたのか，そして子どもがどのようにそれを取り扱ったかなどについて考察するよう求められると同時に，治療者としての自らの活動が子どもの遊びにどのような影響をもたらしたかについても必ず検討する習慣を持つよう忠告される。さらにそれらの 1 回ごとのセッション経過を初回から一連のものとして振り返り，見えてきた遊びのテーマの深まりや停滞，子どもの主要な葛藤への遊びを通じたアプローチ加減，子ども－治療者関係の展開，そして現実生活の変化などを時々まとめて評価することを繰り返すようスーパーバイジーに求める。

　このような遊戯療法のスーパービジョンで筆者は，遊びのストーリーの読み方，それが扱っているテーマの理解の仕方，そして治療者としての子どもへの反応の内容について，モデルは示しても，押し付けないということを心がけている。絵に描いたような見事な読みと理解を語り，名人芸的な子どもへの介入を語ってスーパーバイ

ジーを慌てさせたり煙に巻いたりすることはあまり彼らの励みにならない。むしろ、子どもの遊びをめぐってできるだけ具体的なスーパーバイジーの見解を引き出し、議論の俎上に乗せることこそがスーパーバイザーの役割に思える。

そして、必ずスーパーバイジーに伝えるべき大事な心得が二つある。その第一は、子どもだけが変わり親は取り残されているという治療構造は最悪であり、親が遊戯療法で変化していく子どもの連続性を見失うことなく伴走し、子どもの力強いサポーターであってくれるように働きかけエンパワメントする親面接が必須であるという点である。もちろんその親面接は通常、治療者ではなく、主治医あるいは親面接者が担当する。

第二の心得は、遊戯療法が導入期、作業期を経て終結を迎えるとき、その終わりをめぐって子どもが淡々としているか、それとも終結の接近に不安を強めていくかに注目すべきであるという点である。成功した治療の終わりはいつでも淡泊であっさりとしているものであり、すでに治療として終わりに至った治療では子どもは大人ほど感傷的にならないことを治療者は心得ているべきである。

3. 思春期精神療法で伝えること

思春期精神療法の領域でも個人か集団かを問わず、スーパービジョンを求められることが多いため、そこで伝えたいと筆者が考えていることの概略を述べておきたい。思春期精神療法の場合、筆者の過去の経歴から外来ケースよりもどうしても入院ケースを検討していくことが多い。児童精神科の入院ケースでは、入院治療の全体的な進行を精神療法の観点からコメントすることになり、その場合、治療者一人と子どもとの相互作用だけに焦点を絞るのではなく、看護師、臨床心理士、精神保健福祉士、院内学級の教師を含めた治療チーム全体との相互作用、親との相互作用、さらには入院中の仲間集団との相互作用などの全体を視野に収め、その展開の質と量を評価することに焦点を当てる。そし

て、そこに浮かび上がる子どもの体質的な諸特性、生育過程における諸問題、それへの家族の関与、そして家族外環境の影響、それらの結果としての症状形成の必然性といった各課題に対する見解を得るための治療者としての思考を、繰り返し問い続けることが筆者の思春期入院治療に対するスーパービジョンの基本姿勢である。

このようなケースと環境との相互作用に関する評価を繰り返すことで、子どもがケースとならざるを得なかった事情の全体像が徐々に見えるようになると、おのずから治療的介入についても展望がきくようになり、治療は一般的介入から個々のケースに特有な工夫を施されたものへと変化し始める。そして、そうしたテーラーメイドな治療システムを構築する経験を積むにつれ、治療過程での子どもの反応を治療者は常に子どもと治療チームとの相互作用という視点から理解する感覚を身に着けていくことができる。こうした水準に至ると、治療者は子どもと治療チームとの、そして子どもと仲間集団との相互交流の中に生じてくる困難な諸問題は、その子どもが症状形成に至る長い経過で克服できなかった諸課題の再現であることが理解できるようになる。すなわち、子どもがその人生のある時点で悪循環的な挫折（順調な育ちを剥奪されること）を経験し、その衝撃に一度は圧倒されて憤り、絶望し、自己否定的になったり、過剰適応的に平気さを装ったりしながら凌いできた日々の思いが治療状況に再現していると理解できさえすれば、それは困った事態などではなく、子どもが良き解決の細い可能性にすがりつこうとしている介入の絶好の機会であることに治療者は気付くことができるのである。

思春期入院治療の主治医となったスーパーバイジーに伝えたいのは治療者のこの感覚であり、この治療姿勢である。そして、筆者はその理解を援ける手段の一つとしてBlos（1962）の思春期発達論に描き出された定型的な思春期発達過程をスーパーバイジーに提供する。そのことで思春期の子どもの諸反応について、何が定型

的であり，何がそれから逸脱しているのかを知ることができる。特に思春期心性における部分的な退行，とりわけ Mahler（1975）の言う再接近期心性（肛門期心性でもある）への部分的退行は定型発達においてきわめて一般的であること，そのために思春期を通じて親やその他の大人との関係性は著しく両価的であること，また仲間との結びつきは大きな支えになるが，同時につまずきの石でもあるということなどは，いずれも思春期の子どもの治療者が心得ておくべき基本知識である。

　次に，思春期の治療を検討する場合，避けて通れないのが家族と子どもの相互作用である。それは今ここでの相互作用だけでなく，ここに至るまでの長い歴史的展開を評価と支援の対象とするということである。思春期の子どもと関わる専門家はともすれば自らを「子どもの本当の理解者」と思い込みやすく，親を抑圧者として敵視する過剰な子どもへの同一化を生じやすい。この陥穽にはまった治療者はいたずらに親と対立するばかりで，子どもと親の両者の立ち直りという成果に近づけない。筆者は，この点を機に応じてスーパーバイジーに指摘するとともに，子どもと家族を「全体」としてとらえるよう勧める。その際の方法論は主に中村伸一先生から学んだシステム論的家族療法の考え方である。そのような観点からスーパーバイズを続ける中で，実際に家族療法的な両親面接を筆者が主治療者になる形で導入し，親に望ましい変化が生じただけでなく，主治医としてのスーパーバイジーの理解も深まったケースもある。

　そして思春期治療の最大の鍵は，子どもの気付きと逸脱の果てしのない反復に治療者が絶望しないということにある。子どもの課題が重要な葛藤であればあるほど，思春期の子どもは繰り返しそれにぶつかり，圧倒され，くじけることを繰り返す。治療チームの努力の結果，問題をめぐる子どもの状態像は改善し，明るい光が差し始めたとしても，遠からず同じ行動や感情の問題が再現する。子どもは再び混乱し，かつ逸脱していき，この反復は経験の少ない治療者を失望させずにはおかない。

　スーパーバイジーに伝えるべきは，これが思春期治療において成功裏に治療が進めば進むほど，必ず出会い，取り組まねばならない徹底操作（working through）の仕事なのだということである。そして，この「シーシュポスの神話」のような際限のない繰り返しにより多く傷ついているのは，治療者ではなく思春期の子どものほうなのだということに気づくよう導くことになる。この反復の中で変化しているものを見出し，それを伝えることで子どもを励まし，この道に間違いはなく，反復は無駄を意味しないとぶれずに伝え続けることが治療者の任務であり，その姿勢は治療チーム内に生じる「（子どもの）問題の反復」をめぐる不協和音の解消にも応用できることを繰り返し伝えることになる。

　上記のような反復こそ肝心な課題を越えていく唯一の路であり，そのことを知っていることで「絶望しない」ということが精神療法的に入院治療を理解し運用しようとする治療者の資格であることを，筆者は思春期治療に関わるスーパーバイジーに心底わかってほしいと願っている。

おわりに

　ここまで筆者自身の精神療法を学んだ過程を述べた上で，遊戯療法と思春期入院治療という二つの領域の子どもの精神療法のスーパーバイザーとして考えてきたことの一端を述べてきた。これらは野澤先生を中心とするスーパーバイザーから学んだ経験から大きな影響を受けていることは言うまでもない。しかし，どこからか筆者のオリジナルな感覚と言葉が優勢に混じり始め，もはやそれはスーパーバイザーから伝達されたはずの治療哲学とは別物になっているようにも感じる。同じように，筆者がスーパーバイジーに伝えたかったもの，それはおそらくそのままスーパーバイジーに伝わるものではなく，取り入れられるや否やスーパーバイジーの内面で化学反応を開始し，変容していくものなので

はないだろうか。精神療法の伝達とはそういうものなのではないだろうか。

であるならば、いずれオリジナルな子どもの精神療法家となっていくはずのスーパーバイジーにこれだけは記憶にとどめておいてほしいことがある。それは、精神療法が人の心をがらりと変え、病気であった過去を消し去ってくれることはけっしてないということである。精神療法家は患者，IP，あるいはクライアントと一発逆転を狙うのではなく、その生きる方向や考え方・感じ方をほんの少し修正することに地道に汗を流すべきなのである。おそらく、得られたその小さな変化で人は十分に幸せに生きることができるだろう。そのことである。

文　献

Blos P(1962)On Adolescence：A psychoanalytic interpretation. New York, The Free Press.（野沢栄司訳(1971) 青年期の精神医学. 誠信書房）

Haworth MR（1990）A Child's Therapy：Hour by hour. Madison, International Universities Press.（齊藤万比古監訳（1997）ある少年の心の治療―遊戯療法の経過とその理論的検討. 金剛出版）

Mahler MS, Pine F, Bergman A（1975）The Psychological Birth of the Human Infant. New York, Basic Books.（高橋雅士・織田正美・浜畑紀訳（1981）乳幼児の心理的誕生―母子共生と個体化. 黎明書房）

認知行動療法の IDEA

Yuji Sakano　　　　　　　　　　　　　　　坂野　雄二[*]

はじめに

　今から40年以上前，筆者が認知行動療法（Cognitive Behavior Therapy：CBT）のアイデアと出会い，のめりこんでいった頃，わが国では認知行動療法はまだUFOのごとく得体のしれないものとみなされることもしばしばであり，当時すでにわが国に定着していた行動療法を実践する者にとっては異端児であった。認知のような余計なアイデアは臨床を混乱させるだけだと学会でストレートに批判を浴びたものだった。

　ときは経ち，認知行動療法は今やわが国においても十分に受け入れられている臨床のアイデアとなっている。診療報酬化の拡大や，司法矯正領域での再犯予防プログラムの導入など，そのアイデアは社会的・制度的にも広く受け入れられるようになった。以下，筆者の認知行動療法のアイデアの変遷を IDEA（Imprinting-Development-Evolution-Application）としてまとめてみたい。

IMPRINTING：学習心理学者から臨床心理学者へ

　筆者が大学院生として在籍していた東京教育大学には，「教育相談研究所」という，今では多くの大学院に設置されている相談施設がすでに整備・設置されていた。大学院教育心理学専攻修士課程では「教育相談」が必修単位とされ，教育相談研究所では大学院生の臨床トレーニングと同時に，地域のクライエントさんに対する臨床心理学的サービスが提供されていた。筆者が教育相談研究所でトレーニングを受け始めた頃，第一研究部門（心理診断）に真仁田昭先生，深谷和子先生，堀内聡先生，そして，第二研究部門（心理指導）に内山喜久雄先生，大野清志先生，氏森英亜先生の先生方が研究と実践の指導にあたられていた。その領域は，カウンセリング，行動療法，催眠療法，発達臨床心理学と多岐にわたっていた。また，原野広太郎先生，小林重雄先生他，多くの学内外の併任の先生方のご参加を得て週1回開催されるインテークカンファランスとケースカンファランス，および各先生方のスーパービジョンの下でのカウンセリング・心理療法のトレーニングを通して臨床心理学的援助の実際を学ぶ機会が提供されていた。

　筆者も，ちょうどその頃，専門の学会（日本行動療法学会，現在の一般社団法人日本認知・行動療法学会）が発足し，当時わが国で一層の発展が期待されていた行動療法の手ほどきを内山喜久雄先生から受けることとなった。内山喜久雄先生には，併せて自律訓練法のトレーニングも受けることになる。精神力動的な発想に興

---

[*]北海道医療大学心理科学部
　〒002-8072　札幌市北区あいの里2条5丁目

味は持っていたものの，その科学性に懐疑的になり，その結果として学習心理学を専門にしようとしてきた心理学者の卵にとっては，行動療法の世界に飛び込むのは自然な動きであった。

内山喜久雄先生からは，実践活動の成果を単なる事例検討にとどまらず，複数症例を対象とした研究論文としてまとめる機会も多く持たせていただいた（内山・他，1978）。そして留学のチャンスをいただいた。当時，ロンドンと並んでヨーロッパの行動療法の中心地の一つであったミュンヘン大学心理学研究所臨床心理学部門で行動療法のトレーニングを受けることになったが，ミュンヘンでの臨床活動は，その後の私の研究と実践を方向づける大きなインパクトを与えてくれた。

第一に，当たり前のことであるが（臨床心理学の世界では，それが当たり前ではないことがしばしば起きている），主観を交えることなく実際に起きている変化を客観的に記述することの大切さを痛感した。当時の私のドイツ語力は，生活には困らないものの，患者さんの訴えや感情の微妙なニュアンスを理解するには十分ではなかったと思う。私にできたことは，患者さんに何が起きているかをいかに正確に記述するか，そして，何のためにどのように相手に働きかけようとしているかを記述することであった。患者さんとお会いする前日には，このテーマを取り上げ，斯く斯く然々患者さんに働きかけるという手順を示した細かいメモを作成した（格好良く言えば個別のマニュアルを作った）。また，面接の後には，患者さんが話されたこと，生じた変化等を克明に記録し，働きかけに対してどのような変化が生じたかの事実だけは見逃さないようにした。次の面接までの間に，そうした働きかけと変化の関係を余計な解釈をすることなく説明できるかどうかを考えていた。

そして私が手に入れたものは，患者さんに生じている出来事を事実として確認し，介入の手続きを解釈ではなく，実証的な心理学の原理原則に当てはめて客観的に記述し，変化を事実と

して確認する，そして客観的に評価するということを行えば，患者さんは確実に改善するという確信であった。その変化を説明する理論に文学的解釈は必要ではないという確信であった。この確信は，私を，臨床実践を解釈学とするのではなく，行動科学的に理論を追求し，それに基づいて臨床実践を行っていこうとする方向に向かわせる決定的な要因となった。

第二の点は，ミュンヘン滞在中に多くの欧米の心理学者と知り合い，直接意見交換を行う機会を持つことができた点である。H. J. Eysenck先生や A. Bandura 先生ともその当時知り合うことができ，その後も機会あるごとにお会いし，アドバイスを頂戴し，議論を交わすことになった。その後の筆者の研究テーマや臨床実践に大きな影響を与えた先生方である。

DEVELOPMENT：臨床心理学者としての個体発達

筆者が最初に奉職したのは，1980 年，千葉大学教育学部教育心理学教室であった。当然，教育という文脈の中で臨床心理学を語ることになる。教育相談研究センターの立ち上げに参画し，児童青年期の諸問題の解決に向けて，行動療法・認知行動療法の実践を行い始めた。その後，1987 年に早稲田大学人間科学部の設置に関わることになり大学を移動した。早稲田大学所沢キャンパスに認知行動療法の拠点を作ろうと考えた。そして，まずは，認知行動療法の効果が着実にユーザーの生活改善につながりやすい領域で実践を行おうと考えた。

折しも，東京大学医学部心療内科で非常勤講師を長期にわたって務めさせていただき，また，医療法人和楽会赤坂クリニックの立ち上げに伴って認知行動療法の臨床拠点を形成する中で，筆者の臨床活動は医療場面を中心とした研究・実践へと移ってくることになる。その後，2003 年，北海道医療大学心理科学部の立ち上げに参画し，心理臨床・発達支援センターを始動させると共に，医療法人社団五稜会病院で臨

床活動を継続し，医療場面を中心とした臨床心理学的援助活動に携わることになる。

この間，筆者は，臨床家として重要ないくつかのポイントを確たるものとして手に入れることができた。

いずれのときも，いかにして良質のサービスを提供し続けるかが臨床家としての責務であると考えてきた。そして，良質のサービスの根拠となる実証的証拠を確認することが大切であることを常に痛感していた。認知行動療法がさまざまな問題の解決に有用であることは理解できても，その根拠を明確に示すことがなければ，認知行動療法は砂上の楼閣と化してしまう。同時に，確固たる実証的証拠を確認しやすい理論と方法論の枠組みという点で認知行動療法が最も優れた治療法であるという確信も，この間の臨床活動，研究活動の中で手に入れたものである。

第二に，事例に特有の問題を最初に考えるのではなく（事例性を論じるのではなく），まずは多数の症例を経験し，患者さんの訴えの中にある一般性を理解することが臨床心理学的援助活動に携わる者にとっては必須である。一般性を理解すると，事例性がとてもよく理解できてくる。同時に問題の解決策が見えてくるところが面白い。

第三に，筆者自身が理論的に認知行動療法に依拠するところから離れることはまずありえないが，いかにして良質のサービスを提供し続けるかというところを考えると，その点で同じ志を持つ研究者，実践家との協働作業がとても大切であるということを指摘しておきたい。精神療法というサービスを受ける個々のユーザーに適合させて使い分けることのできる引き出しはたくさんあった方が良い。筆者は○○療法学会，○○障害学会といった名称の多くの学会に加わり（一時期は20学会を超えていた），いろいろなことを教えてもらった。また，いずれも「他流派」だと人は言うが，中村伸一先生や遊佐安一郎先生，中村紀子先生，弘中正美先生といった斯界のリーダーの先生方とも交流を深め，議論

した。松見淳子先生には尊敬するその道の偉大な先輩として多くの教えをいただいた。筆者には，こうした一見「異種格闘技戦」ともいえる交流の成果が自分の「臨床アイデアの肥やし」になるだけではなく，サービスを提供する患者さんの生活の改善に寄与していったという確信がある。

EVOLUTION：進化する臨床心理学

ところで，筆者が臨床心理学の基礎研究とそれに基づく実践に強い関心を持ち始めた大学院生だった頃，ちょうど1960年代から70年代にかけてのわが国のさまざまな社会情勢・政治情勢の影響を受けながら「ガラパゴス的」に独自に変化（世界的に見ると決して「進化」ではない）してきたわが国の「心理臨床」という名の得体のしれぬものとは明らかに異なって，世界の臨床心理学のパラダイムは大きな転換点に差しかかっていたように思う。行動療法という概念がそれまでの伝統的な精神療法へのアンチテーゼとして誕生し，その後1960年代には新しいパラダイムとして認知療法や論理療法が生まれているが，1970年代に差しかかる頃，これらの理論は融合を始め，実践は協働作業を行うようになり，認知行動療法という一つの大きな治療的枠組みとして発展し始めていた。わが国では，行動療法，認知療法，論理療法，社会的スキル訓練，心理教育，問題解決療法等々，いずれも異なった治療法として理解されている介入のアイデアと方法を包摂する大きな理論と実践の体系が1970年代初頭には着実に生まれてきていた。また，後にいわゆる実証に基づく臨床心理学と総称される理念もすでに生まれていた。

このように臨床心理学が進化し，世界中で認知行動療法がますます盛んにならんとしているとき，わが国で認知行動療法を学ぶ機会は文献を通じてのみがその手段であった。強い関心を持っていたものの，具体的な方法を学ぼうとしても国内ではその手立ては見つからなかった。行くしかなかった。海外に出かけ，ワークショ

ップを受け，実際にその理論と実際を学ぼうと考えた。そして，いきなり A. T. Beck 先生と C. Padesky 先生の認知療法ワークショップに参加した。少人数のグループに分かれて面接の実習を行ったときにうつ病の患者さんを演じたが，本当は英語に困難を覚えていたときに，上手く表現できていない様子を見た Padesky 先生にうつ病患者さんのロールプレイがうまいと言われ，とても恥ずかしい思いをしたことを今でも鮮明に覚えている。

その後，米国の行動療法促進協会（Association for Advancement of Behavior Therapy：AABT，現在の Association of Behavior and Cognitive Therapies：ABCT，行動療法認知療法学会）を拠点に活動するようになり，臨床実践を解釈学とするのではなく，基礎研究を重視し，行動科学的に理論を追求すると共に，それに基づいて臨床実践を行っていこうとする意志は，AABT／ABCT と WCBCT（World Congress of Behavior and Cognitive Therapies）を構成する多くの研究者，実践家との交流の中で確固たるものとなった。誰の影響を受けたかと個人名をあげることは難しい。毎年の AABT／ABCT で参加したセッションのすべてが筆者に影響を与えている。AABT／ABCT に参加しはじめてからすでに四半世紀が過ぎた。今，ABCT にはわが国からも多くの若手大学院生が参加しているが，考えてみると，彼らが生まれた頃から通っていることになる。

同時期，サウスカロライナ大学医学部神経精神医学・行動科学講座に在籍する機会を得た。同時に州立病院精神科思春期病棟で外来治療に携わることができた。そこでは，心理士だけではなく，医師，ケースワーカー，遺伝カウンセラーがチームを組んで患者さんの問題を明らかにし，治療計画を立て，協働して治療に関わっていくという「協働モデル」の中で仕事をすることの大切さを学んだ。もっとも，多職種のスタッフが観察する中で心理士として診断面接を行い，資料を作成し治療方針を決めるための会

議をリードしなければならないときには，例によって冷や汗をかくことだらけであった……。

また，フィラデルフィア市にある MCP ハーネマン大学医学部では，現地の大学院生と一緒に問題解決療法の実践トレーニングを半年にわたって受ける機会を持った。

こうした海外でのさまざまな勉強は，あたかも臨床家の関心に拘っているかのようなわが国の臨床心理学ではなく，地球規模で刻々と進化している臨床心理学の流れを掴みながら，わが国においてより適切なサービスと提供することができるかを考えることに繋がっていった。

APPLICATION：CBT の新たな適用と応用を考える

蓄積されたさまざまな文献資料や実践報告から総合的に判断すると，認知行動療法が他の治療法に比べ，ユーザーの問題の改善に有益なことは明らかである。しかしながら，その新たな適応と応用を考え，さらに認知行動療法の発展・普及・啓発を行っていこうとしても，その作業は到底一人でできるものではない。

そこで，認知行動療法の有益性の啓発普及の方策を考える際，最初のストラテジーとして考えついたことは，将来を担う若者と一緒にその活動を行っていこうということであった。認知行動療法という科学的理論，実証性に裏付けられた臨床的介入，そして，認知行動療法という臨床的出来事の理解の枠組み，患者さんの理解の仕方，および，人間観，哲学を基本として臨床心理学の専門家を目指す若者の教育に取り組み，同時に若手研究者と基礎研究を行い，さらに認知行動療法の臨床実践を行うことで認知行動療法の有用性を立証し，その成果を発信していくことが，認知行動療法の啓発普及，そして社会の世論形成への近道（といっても非常に遠い道のりであることは容易に予測できたが）だと考えた。幸いなことに，三つの大学で仕事をする機会を得て，多くの若手研究者・臨床家が次世代の認知行動療法を担う人材として大き

く成長してくれた。

　次いで考えたことは，臨床実践家に向けて認知行動療法の啓発・普及を図ることであった。それは，年次大会の折に開催される研修会の充実を図るなど，同じアイデアを持つ日本行動療法学会（現在の一般社団法人日本認知・行動療法学会）の会員の皆さんとの協働作業であった。そして，何にも増して，わが国での認知行動療法の発展に寄与したのは，2004 年に神戸市で開催された第 4 回世界行動療法・認知療法会議（WCBCT）であろう。それまで別個に開催されていた世界行動療法会議と国際認知療法学会が，1992 年，わずかな日程の違いで，しかも地球の南北半球異なった会場で開催され，互いに盛り上がりに欠けたという反省から，同じ志を持つ両会議を同時に開催しようということがブリスベーンで開催された世界行動療法会議の会期中に議論された。筆者もこのミーティングに日本代表として参加していたことから WCBCT の企画運営に携わり始め，以降，2013 年にリマで開催された第 7 回大会に至るまで World Congress Committee や International Advisory Board, Organizing Committee のメンバーとして企画運営に携わってきた。神戸市での大会は，日本行動療法学会，日本行動分析学会，日本認知療法学会の三団体が協働して成功させることができた。そしてその成果が，今のわが国の認知行動療法の発展の礎となっていると言えるだろう。

　認知行動療法は最近になって，その適用と応用の範囲が大きく広がってきた（坂野，2012）。その理由としては次のような点を指摘することができる。すなわち，認知行動療法は単一の治療法，あるいは単なる技法の集合体ではなく，問題を抱えていると言われる人たちが抱える「問題」を，ご本人だけではなく，家族などその周囲の意味のある人たち（もちろん治療者も含めて）がどのように共通理解するかの枠組みを提供することができる。ユーザーが理解しやすい治療法である。認知行動療法は，生活の中にある「問題」という悪循環のパターンを共通理解する理論的枠組みであると共に，QOL の向上に向けて行われるさまざまな援助の方法の理論的枠組みであるという特徴を備えている。そして，繰り返しになるが，認知行動療法はそれが有効であるという実証的証拠を常に社会全体にわかりやすく発信してきた。

　最後に，認知行動療法をさらに伝承していくためのポイントをまとめてみたい。

(1)認知行動療法を行う前に身につけておいてほしいスキル

　上手に聴くことができるかどうか，上手に問いかけることができるかどうか，そして，双方向のコミュニケーションを行うことができるかを考えることが重要である。認知行動療法を学び，そのキーワードともなっている「ソクラテス的対話」は，認知行動療法の中で学ぶことではない。基本的な傾聴とコミュニケーションのスキルを身につけておくことは臨床家としての必須の条件である。しばしば「心理教育」と称して説教・一方的教授を行っているかのようなケースを見るが，認知行動療法の実践家は決してそのようなことはしない。認知行動療法の臨床家は聞き上手であり，語り上手である。

(2)臨床家としてのクセを身につける

　認知行動療法による介入の実際を学ぶ際，私たちは，①心の深層にある原因や構成概念を考えない，②こころの物語を作るのではなく，実証的に物事を考える，③多職種・多機関の連携を行う，⑤常に行動変容の原理原則を参照する，⑥患者さんが適応するためには何を学べばよいかを考える，というクセをつけておくとよい。その結果，マニュアルに従って技法を適用するだけではなく，個々の患者さんへの個別化を考えることができるようになる。私たちの柔軟性と創造力が大切であると言えるだろう。

(3)基礎心理学としてのアセスメントと研究デザインの立て方をトレーニングする

　認知行動療法は，「問題の理解」から「症例の定式化」，「治療計画の策定」，「介入」を経て治療評価に至る一連の作業である。この作業を

上手に行うことができるようになるには，アセスメントと研究計画法に関する基礎知識があると心強い。アセスメントは「査定」ではない。心理検査を行うことでもない。事実を客観的に記述するための基礎理論，数量化の理論であり，方法論である。

　適切にアセスメントを行い，対象者の特徴を客観的に適切に記述すると共に，その結果適切なケース・フォーミュレーションを行い，適切に治療仮説を立て，治療開始から終結に至るまでの間，上手に軌道修正することのできる柔軟性を持つことが必要である。このとき，実験計画法，コントロールスタディ，シングルケーススタディの方法論を熟知しておくことが役に立つ。これらは臨床心理学のトレーニングではなく，基礎心理学のトレーニングである。学部時代の心理学の基本的学習の重要性を改めて認識したい。

まとめにかえて

　筆者が認知行動療法と出会ってから40年以上が経過した。ときの経過と共にUFOは実体のあるものとなり，異端児は王道になろうとしている。認知行動療法がどのような文脈であっても，精神療法という社会的サービスを受ける者にとてきわめて役に立つ考えであり，技術であり，哲学でありつづける限り，それは，世代を超えて残る，いや，今後一層の発展を遂げるであろう。さらなる発展を次の世代に託したいと思う。

　最後に，本稿は筆者のこれまでの生活をただ振り返るだけになってしまったような気がするが，何卒ご容赦いただきたい。

文　献

内山喜久雄・金盛浦子・坂野雄二（1978）自律訓練法による不安制止過程の臨床的吟味―Psychoneurotic disorder の諸反応を中心として．教育相談研究（東京教育大学教育相談研究施設紀要），第11巻，1-11．

坂野雄二監修（2012）60のケースから学ぶ認知行動療法．北大路書房．

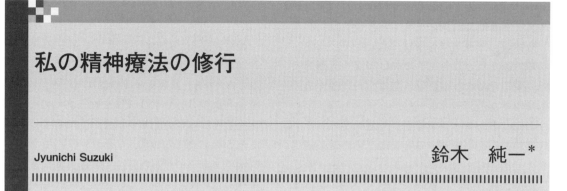

私の精神療法の修行

Jyunichi Suzuki

鈴木　純一*

　私は幸せなことに多くのよき先生に恵まれてきたことを感謝の気持ちを持って思い出す。しかしそれらの先生方の何が私にとってよかったのか，そして何を学んだのかについては，断片的にしか考えてこなかった。そこで，まず私がどのようにして精神療法を学んできたかということを考えてみよう。

I　全体的な状況

　その時代はどんな時代だったか。時代と言っても当時の大学精神医学は未曾有の状況に取り巻かれていた。すなわち東京大学医学部が発火点となった大学紛争がまさに始まらんとしていた。そしてそれこそが今日の精神医学のあり方に少なからず影響を与えたのだが，ここではあえて精神医療内の状況に限らないことには収拾がつかなくなる。

　45年前の精神医学，特に治療の世界には精神療法という言葉も大手を振って存在したわけではなかった。私たち一般の精神科医の眼に触れる範囲で，精神医学の教科書も含め，精神療法に多くのページを割いているものは少なく，新人の研修でも重視されているようには感じられなかった。精神療法は大切であるがそれは医師が患者とどう向き合うか，どういう風に病歴

を引き出すか，今後の治療について協力を得るための関係作りといったことのようにぼんやりと考えていた。

　フロイトについては多少の知識はあったとはいうものの，原著を読んだわけではなく，面白そうだと考えて仲間と話していたら，近くにいた医局の先輩から，フロイトは役に立たない。ヤスパースを読めと言われた。そんな中でも私の同期入局の先生の中にはビンスワンガーとかミンコフスキーの翻訳本を読んでいる方もおられたがそれは例外的であったと思う。このような状況の中で勉強を始めたのであった。

1．先生の選択

　先生に恵まれたと言ったが巡り合わせでよい先生に出会ったというだけではない。勿論偶然の巡り合わせがまったくなかったとは言えないが，私の側から言えば，先生として教えていただきたいというはっきりした選択があったということができる。と同時に，私を選んでいただいたという気持ちもある。積極的に選択した先生と，偶然の要素が強いとしか言いようのない場合もある。私が積極的に選択した先生からより多くを学べたとも言い切れない。

　最初の選択の理由ははっきりしていた。脳の研究をしたいという漠然とした希望を持っていたのだが，それならば精神医学をと勧められ，

*東京集団精神療法研究所
　〒170-0003　豊島区駒込6-6-23

「精神病の治療」が学べる東京大学の臺弘先生の門を叩いた。今考えると何も分からずに勝手に思い込んで選んだものだとも思うが，あの当時の大学で，治療を前面に押し出していた先生は少なかった。ただし，この時点では精神療法という概念は私の頭にはなかった。薬や，他の医学的な方法を用いて患者とどうかかわるか，そして病気をどうやって治すかということが中心であった。したがって精神分析を深めようと考えていたわけではない。

ところが，その当時の教室には土居健郎先生の高弟と言われて精神療法を学んでいた先生たちがいて，当然のことのように私たちは土居ゼミに誘い込まれた。それは回り持ちで自分の困っている症例を提示して，教えていただくという会で，症例提示の準備を高弟の一人であった先生に指導していただいた。この症例報告を書く過程が精神療法を学ぶ第一歩であった。

当時の土居先生は怖いという前評判で，私もおっかなびっくり報告したものである。細かい内容については覚えていないが，家族歴のところで，特に問題ないと言ったところ，問題のない家族とはどういう家族かと叱るように言われ立ち往生してしまった。その次の発表のときは綿密に家族について調べ長々と話し始めたら，家族のことはもういいと切られてしまった。そのときの困惑となにくそという気持ちは今でもはっきり思い出す。終わりに土居先生が君は筋がいいと言って下さった一言にすがって，その意味を吟味もせずに精神療法の世界に入り込んでしまったように思う。であるから土居先生はこちらが選んだのではなく偶然の巡り合わせの関係として始まったのである。しかもその期間は短く，わたしの英国留学により中断してしまい，わずか2年にも満たない。これは後日談であるが，私の英国留学中の後半に英国に来ることになった土居先生の患者の一人を紹介され，私が診察することになり，先生との文通が始まった。また帰国後，ご挨拶に伺ったところ『君だったのか』と言われ，私を個人として認識し

ておられなかったのかと驚き，がっかりした経験がある。その後先生が長く顧問をされていた海上寮療養所の院長になり，長いこと親しく教えていただくことになったのは幸せな巡り合わせといえよう。

2．契約

その頃英国に留学する決心を固めた私は，まったくこれまでと異なった師の選び方をすることになった。

それまで文通を通して教えていただいていた，Maxwell Jones からディングルトン病院にこないかと誘っていただき，そこに就職することになった。病院は国立病院であるから，すべての条件が示され，その条件の中には，精神療法を含め精神医学の基礎的知識，技術を教えてくれると同時に，私自身も，訓練を受けはじめた医師，ナースなどに教えることが義務付けられていた。また給与は年俸ではっきり示されていたのも驚きであった。（このとき初めて p.a. すなわち per annum という言葉を知った）このとき以降の教育訓練はすべて契約がその出発点にあった。また，契約には期間は明示されていなかったが，私の就任時に院長であったマックスウエル・ジョーンズが，レジストラーを2年やったら DPM という試験を受けて，更にシニアレジストラーを2～3年してコンサルタントのポストを求めるのが通例であることを説明して下さった。この契約は私に取って重要な意味を持った。右も左も分からずに飛び込んだ外国での生活の第一歩で，私がどこに立っているのかまたこれからどうなるのかという漠然とした不安を取りあえず払拭したし，またどのようにこれから進めばその先どうなるのかという指針を与えた。それにディングルトン病院自体が民主的で自由であり，マックスは（ドクター・ジョーンズと呼ばず皆クリスチャン・ネームで呼び合った）権威を振りかざすことのまったくない方だったので，安心できる関係，対等とも言えるような関係を保つことができたと思う。契約

— 43 —

という仕組みがすべてではないが，構造をしっかりと保つことが精神療法の基本であることと同様に，私はこのはっきりした契約という仕組みによって構造の持つ意味を体験的に学んだと感じている。以後，英国で受けた精神療法の訓練は，精神分析，個人精神療法，集団精神療法，家族療法，サイコドラマを含めてすべて契約に基づいて関係を樹立したといえよう。

だからといって精神療法の教育環境はコチコチの契約だけの関係ではなく，人間味の溢れた豊かな関係がそれを支えていたことはいうまでもないのだが，日本における精神療法の過程にはっきりとした契約がない。とは言うもののある種の契約があるとも言える。それが私の体験した英国の訓練制度における契約と比べてどう違うのか。

もう一つの要素は私が精神療法の訓練を受け始めた 1970 年代と現在の相違もある。近年のわが国における精神療法の教育のあり方は，精神分析的精神療法の目覚ましい発展とともに教育訓練のあり方も洗練されてきており，契約は当然の前提のようになっているところもある。

3．弟子という言葉

私の親しくしているある友人のホームページを見ていたら，彼が私の弟子だと書いているのを見つけ，私は弟子を取るほど偉くない。あんなことを書くことはやめて欲しいと言ったところ，彼自身がそう思っているのだからよいのだと引っ込めようとしない。私としては困ったことだと思ったが，多分今もそのままになっていると思う。弟子という言葉の持つ響きが私の先生感にぴったりこない。改めて言葉の意味を辞書にあたって調べると，広辞苑によると「弟や子のように師に従う者の意，師に従って教えを受ける人」OED によれば 1，"Disciple one who attends upon another for the purpose of learning from him"，2，"a follower of Christ" とある。日本語にも英語にも先生に「従う」というニュアンスがここにはある。

実は，数年前に英国の精神科医の友人からお前は土居の "disciple" かと聞かれたことがある。そのときは "disciple" という言葉とキリストの弟子という意味が私の中では強く結びついていたので一般的な意味での弟子というよりも強く従う弟子のようなニュアンスで対応して "No, I am not. Dr. Doi is my teacher" と答えた。さて，自分の先生であると認めることと，その先生の disciple であるということの違いが意識され，自分にとって重要な意味があるように考えるようになったこと自体が私の受けた精神療法の訓練過程と密接に関係していると思う。

この「精神療法を教え伝える，そして学び生かす」という企画の趣旨説明の中で中村伸一先生は，伝承につきものなのは徒弟関係であり，わが国では未だに忠誠心を柱とする徒弟制度がちらちら見られると書いている。私には忠誠心が柱になっているという実感はない。常々学会などでも批判し合うことが少ないように感じているのはこのことと関連しているのだろうか。精神療法を教わるときにどのような状況で，またどのような関係性の中で学ぶのが最適なのかを長いこと考えてきているが，結論には到達していない。にもかかわらず年齢は否応なく進み，人を指導しなければならない今日，私の学んだ集団精神療法の領域を中心に考えてみる。

Ⅱ　集団精神療法の訓練

1．東大での体験

集団精神療法の訓練を始めたのは，今から40 年以上前になる。精神医学の勉強を始めたばかりの頃，東京大学の精神医学教室にアメリカから帰国されて間もない中久喜雅文先生が病棟医長として赴任され，当時の病棟を治療共同体として運営するという画期的な提案をされた。私たちの多くは治療共同体なるものが何かを知らず，いきなり病棟のグループに参加することになった。スキーを覚えるのにもまず参考書を読むような人間であった私にとって，何の予備知識もなしにいきなりグループに入るのは大変

な苦痛であった。実際のグループ場面でも，私の受け持っている患者が出席を拒んだり，出席しても，このグループが何の役に立つのかなどとネガティブなことを発言したりすると身の縮む思いをしたことを思い出す。グループ後の職員だけのミーティングは刺激的で，グループで起きたことについて，皆の観察を話し合い共通の理解を深め，中久喜先生がその意味について仮説を披露し，説明された。これは知的に誠に刺激的で，今考えると力動的な理解がまったくなかった私の思考過程が，新しい方法によって180度回転させられたかのようであった。この体験は私にとってとても重要で，現在に至っても時折強い感情を伴って想起されるのである。新人の私にとってはすべてを理解することは困難であったが，毎日，強い関心と興味を持ってこのグループに参加し，暇さえあれば同僚などと感想を交換しあったものである。中久喜先生の意図はともかく，権威構造のはっきりしている大学の病棟という状況が，治療共同体の実践を難しくしていたことは否めない。私のようにこの方法を身につけ，患者をよくしたいとやや単純に考えていたものは，名指しがたい緊張とこれで本当によいのかという不安を感じていた。病棟の内部でも中久喜先生のやりかたに批判的な考えがあると感じるのだが，どの点に関してまた何故に批判的なのか，誰がそう言っているのかがわからなかった。また病棟のミーティングを見学に来る方々（誰だか分からなかった）は少なからずおられたが，私たちには何のフィードバックもなかった。また見学者の皆さんは一度だけ見物にこられたようで，安永浩先生が私の知る限り唯一人何度か重ねてこられた方だった。私はこの方法がどう他の人々に受け止められているのか，もっと言えばこの方法は本当に正しいのかという疑問がつねにあった。このような状況で私の不安緊張はますばかりで，どうにか打開したいという工夫の結果が英国留学であったといえよう。

2．英国での体験

　英国での体験は，日本でのそれに比していろいろな点で異なるのだが，ここでは特に二つの点について述べる。

　第一に，集団精神療法を学んだ2カ所のインスティテューションとも治療共同体であったことである。治療共同体というのはいわば生き方のようなもので，一歩病院に足を踏み入れると否応無しにグループに入れられ，そのグループの中で考え，行動し，護られている。そこでは，一人一人の考えが大切にされた。具体的にはどのグループでも，日常起きてくるすべての問題，葛藤がグループで検討される。グループは，定期的に開かれる病棟単位の大グループ，7～8人の小グループなどと，クライシスミーティングと呼ばれる患者間，職員／患者間，職員どうしの間に問題が起きたときに招集される当事者とobjective leaderと呼ばれる人だけの4～5人の小グループなどがあった。そしてすべてのグループは必ずレヴューされグループでは何が起きていたかについて客観的な人の手を借りて理解を深める。その人はobjective leaderと呼ばれ，誰とは決まっていないが，問題に応じて招かれる。医師とか院長とかが招かれるとは限らない。たとえば院長であるマックスが問題の当事者であるときは彼がobjective leaderでは当然あり得ない。そうしたすべてのグループ体験から学び，みずからの成長，成熟を常に志向している。治療共同体は圧力釜のようなものだと言った人がいる。フツフツと滾っていていつ爆発するか分からない状態であるというのである。確かに生き生きとした雰囲気が常にあり，グループの中にいる人々は互いに尊敬しあい，話し合いの中で問題を解決できるのだという信頼に満ちているように感じる。勿論葛藤の渦中にある人々にとっては，それを乗り越えるのは容易なことではないこともある。この過程は "painful communication" あるいは "confrontation" とよばれた。私が治療共同体に始めて足を踏み入れたときに強く感じたのは，暖かさであり，心

遣いであり，グループが日常的なものであることであった。

治療共同体について論じるのが目的ではないが，東京大学の病棟でそれを実践することがいかに困難であったかということが同情を持って理解できると思う。

第二に教育訓練のために多くの時間とエネルギーが割かれていたことである。二つのインスティテュウションとも常に外からの講師，あるいは著名な精神分析医（たとえばジョック・サザランド），アメリカからサバティカルで一年間教えにくる人々などが絶えなかった。私はこの人たちから，ビオンやメラニー・クラインの名を初めて教えてもらったものである。また当時ポピュラーだったゲシュタルトセラピーを教わり，サイコドラマや催眠療法など役に立つと思われるものは何でもどん欲に訓練を受ける機会を与えられた。また世界各地から見学者があり，それらの人々のフィードバックも重要視されていた。常に眼が外にも向けられ，新しいものから学び，新しい考え方を生み出す努力をコミュニティがつねに求めていたといえよう。

具体的に集団精神療法をどう学んだかという点に関して言えば英国の医学教育に共通するように経験から学ぶことが重視されていたことを挙げることができる。既成の理論は現象の理解に援用されるが，何よりも新しい視点，解釈を発見し，理論を生み出すことが奨励されていた。ここで少し個人精神療法について触れると，個人の場合も，個人精神療法の専門家を中心にしたグループ・スーパービジョンであり，その専門家に弟子入りしたという自覚はなかったし忠誠を誓うこともなかった。

3．個人であること

これまで述べてきた英国での体験の中で，私が特に考えさせられたのは，グループの中にいる自分と，グループの外にいるときの自分についてであった。そしてグループの中にいる自分は，自分をグループにあわせることに汲々とし

ていたことが次第に感じられるようになった。これこそグループに助けられたとしか言いようがない。私にとってグループに合わせるのはきわめて自然なことであって，ほとんど無意識のうちにそうしていた。そのことをグループに繰り返し指摘された。"What do you really feel?"と聞かれると最初は戸惑い，いらだち，何か嘘ついているように思われているのではないかと苦しくなったものである。それが次第に本当そう感じているのか，グループにあわせているのではないかと自問することが習慣になり，そうしているうちに自分の心の底にある感情に気づきやすくなったと思う。そのことによって，グループの波に巻き込まれて自分を失うことも少なくなったが，それはグループが互いにそういう方向で助けあっていたからともいえる。

集団の中にいることが強く意識されるようになると，自分とは何者であるかと考えるようになった。そして精神分析を受けようと思い立った。

Ⅲ　何を教わり，何を伝えようとしてきたか

私は集団精神療法の理論やテクニックを何といっても日常の臨床の中で最も多く学んだと思う。臨床というのは何も集団療法に限らず，個人療法，サイコドラマなどの直接の治療場面，ケースカンファレンス，病院の管理・運営を話し合う会でも，病院理事会でも多くを学びまた実践してきた。これは治療共同体の伝統に生きてきたことを意味するかもしれない。そのなかでも個人的に強い印象を残している先生たちがいるが，ここでは3人の先生について，私の個人的で忘れることのできない体験を述べてみよう。当然のことながら，ここに記すことは私が学んだことのほんの一部分に過ぎない。

1）Maxwell Jones とは，2年間ディングルトン病院で多くのグループを体験した。彼は一般的にはカリスマであると言われていたが，彼自身はそう言われるのを嫌っていた。彼が最も大切にしたのは，authoritarian（COD によると個人の自由に対して権威，権力に服従するこ

とを好む態度）でないことだったと思う。そして権威主義を徹底的に嫌った。また彼は私に（おそらく誰にでも言ったと思うのだが）自らsubject になることを怖れてはいけないと言っていた。私の示す臆病さ，私自身は他者への配慮だと思っていることも受け身的で弁解的であることが何度も指摘された。そして彼の歓送のパーティーの最後の挨拶で，私に名指しで"Be an intelligent psychopath!" という言葉を遺した。私にとってこの言葉は未だに十分理解も消化もできていないが，私のあり方を変革することへの鼓舞のように感じている。

　2）土居健郎先生については，私個人のことで大切にしていることがある。その一つは『君は甘えることができない人だね。何でも自分でやってしまっては駄目だ。甘えてもいいんだよ』と言われたこと，また『権威の問題について考える必要があるね』と言われたことである。これらの命題はいまだに考え続けている。何といっても土居先生は言葉のやり取りが特別であった。一つ一つの言葉に対して敏速に鋭く反応された。ごまかしやいい加減なことはすぐ見抜かれた。これは治療に関係のない場面でもそうで，土居先生との会話は実に楽しかった。精神療法は言葉のやり取りであることを日常実践されていたのだと思う。

　3）David Clark は WHO の顧問として招かれ有名な報告書を書いたが，日本贔屓の方で，常に日本の精神病院，精神医療に対して強く，深い関心を持ち続けた。私は彼が院長だったフルボーン病院でシニアレジストラーとして働いて以来，彼が亡くなるまで親しく行き来してきた。彼から院長とはどのような仕事かなどの基本的なことはもちろんのこと，自分に反対して仕事の妨害をする人たちをどう扱うか，など日常的な問題についても相談に乗り具体的方法を示して下さった。決して自分の考えを押しつけることなく，人生の深い知恵をもった方であった。

おわりに

　精神療法を学ぶ過程で私が学んだ大切なことをセミナー，体験グループ，スーパーヴィジョンなどで教える機会を生かしつつ，学んでいる。私の役割はあくまでも新しい考え，理論をグループと一緒に創造する過程を作り維持することと考えている。私には深い洞察や知恵はまだない。しかし既存の理論を自分の考えに当てはめて，自分を正当化する道具にする愚は犯さないように努めている。それには，一緒に学ぶ人々の批判を怖れない積極的な involvement が必須であるとつけ加えよう。

古典的精神分析と現代の精神分析, (力動的)精神療法

Masafumi Nakakuki

中久喜　雅文*

I　米国における精神療法の訓練

1．精神療法の訓練を受けるまで

　私は，昭和28年東大医学部を卒業し，昭和29年医師国家試験に合格した。医師の免許を獲得した後，東大精神科医局に入局し，精神医学の研究と訓練を開始した。当時東大では，精神障害は脳の病気と考えられており，研究としては，脳の生物学的研究が主であり，臨床としては，生物学的な治療，すなわちインシュリンショック療法，ECT，持続睡眠療法等が行われていた。精神療法の訓練はまったくなく，患者に対する精神療法的な理解もまったくなかった。私は，私の研究を深めるべく，アメリカにフルブライト研究員としてピッツバーグ大学に留学した。そこで，研究とともに大学の精神医学教室に出入りし，研修医のための症例検討会に出席させてもらった。そこで発見したことは，アメリカの精神医学が，日本の精神医学とは大分異なっていて，患者の理解にサイコソーシャルな面を強調しているということであった。生物学的精神医学者の私にとって，これはいわば職業的なカルチャーショックであった。患者のサイコソーシャルな面についての理解に乏しい私は，精神科医としての欠陥を自覚し，アメリカで研修医としてもう一度訓練を受けることを決心した。アメリカの精神科研修医訓練センターのリストを得て，私に最も適した訓練センターを探した。コロラド大学の精神科が，私のニーズに合っていると考えられたので，研修医訓練を申し込んだ。そこで面接を受けて採用されたので，昭和30年に研修医の訓練を開始し，昭和34年に訓練を修了した。

2．精神療法訓練の三つの柱

　当時アメリカにおける精神医学の方向性は，力動的精神医学であった。この理論は，精神分析の理論を基にし，患者の心の中の衝動，自我，超自我などの間の力動的な相互関連を重視し，それらの相互交流によって患者の症状が起きると理解したものである。当時アメリカでは力動的精神医学が絶頂期を迎えており，レジデントの訓練は力動的精神療法に焦点が当てられていた。私は，研修医として訓練を始めたときには，直ちに4人の精神療法のスーパーバイザーがスーパービジョンを担当し，週に一度各スーパーバイザーとのセッションがあった。東大では，精神科の訓練においては先輩の先生との一対一の教育により，精神医学の実践を教授された。あるいは先輩の面接に陪席し，その面接を観察し，診察の体験を実体験として学んだ。精神療法的な忠告や教えも時々あったが，それは常識

---

*東京サイコセラピーセンター
〒106-0032　港区六本木5-16-35-301

的であり，アメリカで言う現実志向の支持的精神療法的なものであった。

精神療法の訓練には三つの柱があるとよく言われる。第一は，スーパーバイザーによる個人スーパービジョン。第二は同僚とともに体験する症例検討会。第三は，精神療法の理論と技術に関する文献の知的レビューと知識の獲得である。私は，研修医として，この三つを他の研修医とともに，小グループで体験した。個人スーパーバイザーは，前述したように，この4人と各週1回作業することになった。私にとって複数のスーパーバイザーの経験は初めてだったので，初めは困惑した。しかし，4人のスーパーバイザーと回を重ねるごとに慣れるようになり，複数のスーパーバイザーから患者について，いろいろなコメントやフィードバックを得るということは非常に貴重な体験となた。

3．集団精神療法スーパービジョン

研修医2年目に，集団精神療法の訓練が，選択科目として出された。今まで個人療法のみのスーパービジョンであったが，集団の力動がどのようなものであるのかに興味を持ち，参加した。私は外来で，10人程の小グループを作り，その患者の集団精神療法を行った。そのスーパービジョンは，スーパーバイザーが後ろのワンウェイミラーで各セッションの始めから終わりまで詳細に観察し，セッションが終わった後，私と一緒になってレビューを行った。実際にスーパーバイザーがセッションを目で見，私の一つ一つの動作の良い点，悪い点を指摘してくれた。またスーパーバイザーと私の意見にずれが生じる時もあり，それをオープンに議論することができた。これは私にとって非常に強烈な体験であり，豊かな学習経験となった。それは日本文化で育った私にとってスーパーバイザーとの関係を縦の関係として見がちであった私にとって，横の関係という今までとは違った師弟関係を新しく体験した。

4．治療共同体でのコミュニティミーティング

この集団精神療法が一年で治療が終結した後，このスーパーバイザーは，「患者が良くなったが，君のパフォーマンスが一番変化した。」と褒めてもらえた。このような非常に高い評価をいただき，私のサイコセラピストとしての自信を高めてくれた。他にも集団精神療法に関しては，病棟コミュニティの一員として，研修医1年のときに治療共同体である病棟でのコミュニティミーティングに参加した。これは病棟の全員が参加するため，毎日30人程のメンバーが参加した。私は，このミーティングの大きさと，多様なメンバー（研修医，心理士，ソーシャルワーカー，作業療法士，レクレーションセラピスト，精神科医，看護士，患者）の存在に圧倒された。回を重ねるごとに，ミーティングに慣れてゆき，メンバーの一員として，次第に積極的に参加できるようになってきた。日本のコミュニティミーティングでは，患者が沈黙に陥りやすく，グループの雰囲気が重くなってしまうことが多い。それは患者の発言がグループにどのように捉えられるかを，患者が気にするからである。アメリカでは，自分の発言を他人がどう捉えるかについては，あまり心配せずに自由に発言する傾向にあった。また，文化だけではなく，周囲のスタッフが発言しやすい雰囲気づくりを行っていたからであった。日本ではスタッフ自身がグループへの参加に抵抗する傾向があり，それが患者にも伝わって，患者のグループ参加への抵抗を高める原因となっていた。

5．個人精神療法スーパービジョン

個人精神療法のスーパービジョンに関しては，2年目以降は長期の洞察志向の精神療法のスーパービジョンを受けた。3年目には，教育分析家（分析研究所で教え，普通の精神分析家より高い地位を有する）がスーパーバイザーとなり，私の個人精神療法をスーパーバイズした。ちょうどその頃，一人の患者が強い抵抗を示しており，治療がまったく停滞していた。スーパーバイザーが教育分析家になったので，私はこの治療に

おける抵抗や転移を詳しく分析するのかと思った。しかし，驚いたことにこの分析家は，この症状を非常に現実的に理解したのである。抵抗の状況を患者に心理教育的に説明することを指示してくれた。私はそれに従い，心理教育的に抵抗の意味を説明したところ，患者はそれに反応し，抵抗が解消されて，治療はスムーズに進展した。私は，分析においても現実的アプローチを行うことが非常に印象的であった。2年目，3年目の研修医としての体験は，リエーゾン精神医学，小児精神医学における個人スーパービジョン等であった。小児精神医学では，家族療法の体験とスーパービジョンがあった。家族精神医学では，親が子供にどのような影響を与えているかを観察し，分析し，フィードバックを親に与えた。この小児精神医学の体験は，成人の精神療法を行うにあたり，転移を考える上で非常に参考になった。3年目のスーパービジョンでは，研修医のグループとして，集団催眠や，それに伴う我々の心身の現象を自ら体験し，それを分析するという貴重な研修を受けた。グループの中で教育分析者がリーダーとなって，グループに催眠を行った。私がメインセラピストとして行った外来の集団精神療法とはまったく違った体験であった。

II 東大精神科の医局

1. 教授総回診の中止と症例検討会の開始

　私は，昭和34年に研修医の訓練を修了し，日本に帰国し，東大精神科の医局に戻った。そこでは，東大講師を任命され，また精神科病棟の病棟医長に任命された。東大の病棟は，私が4年前にいたときとまったく変わらず，患者は病棟でベッドに横たわっていることが多く，患者同士のインタラクションはほとんどなかった。時々研修医が患者を診察し，治療のオーダーを看護士に示し，看護士がそれを患者に伝えるという縦の関係が現存していた。教授は週1回総回診を行い，それはいわゆる大名行列のように，スタッフが教授の後に続いて歩いて行った。私はそれ

が患者にとって，反治療的であると思い，総回診をやめてもらうように教授に上申した。教授はそれに納得し，週に1度の総回診の代わりに症例検討会を行うこととなった。治療共同体では，教授からの上からの命令よりは，患者同士のインタラクション，あるいは患者自身の自発的な行動がより重視される。この治療共同体でも，そのような試みがなされた。たとえば，患者の自主的な行動を奨励するため，患者自治会が結成され，自治会の活動としてコーラス隊や映画鑑賞会，読書会などが催され，活発に活動を行われるようになった。その年のクリスマスには，自治体が主となって，東大病棟開設以来初めてのクリスマスパーティが行われた。このような活動を通じて，病棟は活気を増し，非常に明るい雰囲気となった。

　スタッフは，自治体にコンサルタント的に参加し，患者をサポートし，活動の活発化に貢献した。たとえば，自治体はミーティングを週に1度開催し，司会を患者がすることとなったが，誰がするかについて大きな葛藤があり，選ばれた患者は非常な緊張を持って，司会を行うこと抵抗した。このようなときに，看護士は患者をサポートし，成功裏に行えるように指導した。このような体験は患者に大きな自信を与え，非常に治療的となった。

　研修医もミーティングに参加し，ミーティングでの彼らの発言や行動は患者から直接フィードバックされた。それについては，さらに検討が行われた。

　この共同体ミーティングが開始された初めの頃は，看護士に対するさまざまな不平不満が患者によって表現され，ことに看護士の官僚的な態度が批判の的となった。看護士たちはこのような現象に直面して，非常な不快感を覚え，それがミーティング後のスタッフミーティングにおいて表現された。看護士のこのようなネガティブな発言は，共同体ミーティングを始めた，病棟医長である私に対するネガティブな感情表現と理解した。私は直接にその感情を取り上げ，それを扱った。

　また病棟に起こった患者同士の人間関係，治

療活動における患者同士の対人関係の葛藤，スタッフとの葛藤などが共同体ミーティングで語られるようになり，共同体ミーティングが病棟全体の治療活動や対人関係を統合する場となっていった。このプロセスはスタッフ，研修医にとっても貴重な体験となった。とりわけ病棟医長としてこれらの活動を統合した私にとって，非常に参考となる体験であった。

また，共同体ミーティングは，精神療法的に行われた。言葉によるコミュニケーションにより，集団療法的アプローチの方向（西洋文化に基づいた集団精神療法的アプローチ）へと促した。また病棟における治療活動はスタッフと患者との共同の活動として生活療法的な特徴（日本文化に基づいた集団精神療法的アプローチ）を持っていた。したがって，コミュニティミーティングは両者を統合する役割を担うようになってきた。したがって病棟全体における治療活動は，西洋的な集団精神療法と日本的な生活療法を統合するプロセスとなり，これはとりもなおさず私自身の中にあった西洋文化と日本文化の統合の歴史でもあった。

Ⅲ　コロラド大学での経験

このような病棟医長としての活動を約2年続けた後，私の精神療法家としての体験をさらに深めるべく，再渡米を考えていたころ，コロラド大学の精神科の准教授のオファーがあったため，受諾し再渡米した。コロラド大学に戻ってからは，大学に併存していた精神分析研究所に精神分析訓練のキャンディデイトとして申請し，受け入れられたので精神分析の訓練を始めた。それと同時にコロラド大学で，病棟の一部の主任として活動し，それは東大での病棟医長としての活動と似たところがあり，両者の比較文化的考察には非常に参考となった。

現在，日本の精神医療界では，以前のような生物学的アプローチだけでは限界があることが明らかになってきた。精神療法を習得するにあたっては，単に文献を読むだけではなく，患者

との相互交流によって得られた体験を綿密に検討し，分析することが必要である。また患者のニーズを常に考えながら，治療を行っていかなくてはならない。

Ⅳ　アメリカと日本の違い

以上私は，アメリカで体験した精神療法の習得の状況を総論的に書いた。このような私の体験は，平均的な日本のメンタルヘルス関係者の日本における精神療法の習得とは，だいぶ違うかもしれない。精神分析が創設された西洋文化の中で，精神分析的精神療法を習得することができたことは，私にとって非常に幸運なことであった。実際私は，日本で精神療法のスーパービジョンを受けたことがない。日本で行われているスーパービジョンと，私のスーパービジョンは異なるかもしれない。

患者と治療者との間のコミュニケーションでは，言語的なものが主になるが，両者の間の無意識の心のコミュニケーションも強力に作用していることを忘れてはならない。患者の非言語的コミュニケーションは，無意識の心のメッセージと考えられることが多いが，治療者の側からも，無意識の心のメッセージを絶えず患者に送っている。治療者の表情，声のトーン，身振りなどを通して患者は治療者の無意識の心を肌で感じ取っている。無意識の心は，非言語的コミュニケーションにも現れないことが多く，心の深層に深く抑圧されている。人間のニーズ，欲求は基本的には全世界で共通している。ただ，各文化の価値観のために人間のある種のニーズ，欲求，感情がその文化で抑圧されていることがある。

たとえば，アメリカの文化では，自主性，独立性，分離固体化が強調されるあまり，人間の基本的欲求である依存欲求，あるいは甘えの欲求が抑圧されることが多い。アメリカの患者を治療していると，依存欲求が抑圧されている結果として，精神症状を起こしていると考えられる例が多い。しかし，攻撃的欲求は，健康的に発散される。一方，日本の文化では，甘えの欲求は，

オープンに社会の中で認められるが，怒りの感情を発散することは難しい。出る杭は打たれ，怒りを表現すると，敬遠されることが多い。怒りは陰湿な形で発散されるか（いじめ等），裏と表に分裂されるか（外では優しく，家の中では暴力的），また，怒りが人格の中に完全に抑圧されてしまう。

アメリカの治療者は，患者の怒りの気持ちを読み取ることが速く，容易に理解することができる。ところが，依存欲求を理解，共感することは難しい。依存されたり，依存することに無意識の不快感を持っているからである。他方，日本の治療者は患者の甘えたい気持ちをよく理解し，共感することができる。しかし，怒りの気持ちを意識化し，それを表現することに不安を持っている。

したがって，患者が怒りの表現を意識化しだすと，治療者の方がそれを無意識的に抑圧してしまうことがある。攻撃性や性欲は，人間が持って生まれたものであり，それを健康的に表現していくことが，メンタルヘルスを保つために大切である。

また，帰属欲，依存欲も人間の基本的な欲求であり，ニーズである。乳幼児期にこれらが満たされないと，欠陥のある人間になってしまう。治療者は患者が提示する問題の裏に，無意識の心のプロセスがあることを理解することができるよう，訓練されることが望ましい。ときに患者が治療者に対して，強い感情を持つことがある。しばしば患者はそれが何に根差しているか意識していないことが多い。それは患者の過去，殊に幼少時期での重要な人間（特に両親）との葛藤的な人間関係と関連があることが多く，それを治療者との治療関係の中で再体験しているのである。専門的には，これは転移現象と呼ばれる。神経症や人格障害の問題を持った患者は，幼少時期にこれらの葛藤を持ったことが多く，その葛藤を治療者への転移として外在化することによって，それに伴った感情を表現し，それを解決することができる。

また，治療者が患者に対して，意識的無意識的にそういった感情を持つことがある。これも，治療者の過去の体験と関係があることが多く，周知のようにこれは逆転移と呼ばれる。治療者は，自分が患者に対して，どのような感情を持っているか，自己分析ができる能力を持つ必要がある。治療のプロセスにおいて，患者と治療者との間の転移逆転移の相互作用を，いかに治療的に役立てていくかを考え，治療的に実行していくことが治療者に期待される重要な役割の一つである。

おわりに

スーパービジョンにおいては，このような治療者と患者との間の微妙な相互交流を指摘することも大切である。ただ，バイジーの側における幼少時期の体験などは，スーパービジョンで扱うことは難しいので，バイザーの判断によって，個人治療，教育分析に紹介することが必要となることもある。

バイジーは，バイザーから理論や技術を教授してもらうことが当然であるが，アカデミックな知的理解では表現しえない何かを修得する必要がある。それが何であるかは，各バイザーとバイジーで違うのであろう。バイザーとしての私としては，それは「臨床的直観」であると思う。

これはバイザーから与えられるものではなく，バイジー自身がバイザーから与えられた知識や理論を基に，臨床経験を積み重ねることによって体得されるものである。また，それを通じて自己分析を重ねることが必要となるであろう。

バイザーとバイジーとの関係は，バイジーと彼らの患者との関係と並列して起こることが多い。これらはパラレルプロセスと呼ばれる。私がバイザーとして，バイジーに対して共感的に接するときは，バイジーも患者に対して共感的になることがある。バイザーとバイジーとの関係は，治療において発展する「治療同盟」に似た，いわば「学習同盟」が基礎となって，スーパービジョンが展開するため，バイザーはバイジーとの間で信頼に満ちた「学習同盟」を確立する必要がある。

精神療法を教え伝える

Noriko Nakamura

中村　紀子*

I　精神療法に出会い教えられる

1．3人の師匠

　私をこの道へと誘い，道しるべとなった師は思い起こすと3人存在した。本物の指導や技術の神髄はメタファーとなって後々になって何度も思い返され，活かされ，その教えは古くならない。それぞれの立場での自分の臨床にこだわり，患者またはクライアントの福利にかなうことを最優先する臨床家の生きた指導を受けられたことは大変幸運なことだったと思う。今の私の日々の臨床の原型には，霜山徳爾，下坂幸三，ジョンE. エクスナーの臨床観から学ばせていただいたものがその核となっている。

2．臨床のお宝箱

　私の臨床のお宝箱にはほかにも貴重な思い出や経験と共に大切に収まっている師があり，おりおり臨床場面で私を勇気づけ，支えになっている。精神科医の故足立博，家族療法家のペギー・パップやリンダ・ベル，そして現在は治療的アセスメントを展開するステファン・フィンなどである。今の私のセラピストとしてのアイデンティティーを形成するにあたって刺激され強い影響を受けた。

---

*中村心理療法研究室

　〒113-0033　文京区本郷 4-12-16-617

　あえて言えばもう一つ忘れられない原石がこのお宝箱にはある。それは30歳になってから10年間近く受けた自分自身のセラピーである。週1回50分の自分の個人療法を受けていた経験は，原家族の課題を整理するのを手伝ってくれた家族療法家のリンダ・ベルに始まるが，ユング派，精神分析的精神療法などさまざまなセラピストがさまざまな形で私をミラリングし，仕事人として役に立つように私個人の心理的精神的な地ならしをしてくださった。今，この仕事ができているのも，あるいは後輩の指導をいくらかでもできているとすれば，このときに培った経験が大きい。10年もかかってしまったが，仕事に使えるような唯一の武器となる「自分」の基盤が整うまで，私には必要な時間だったのだと思う。自分がクライアントとなって椅子に座る経験，セラピーを受ける側の立場になる経験がなかったならば，私は専門家としてもっと頭でっかちでクライアントの身になる視点を持つのが難しいセラピストだったのではないかと思う。

3．限りなく不確実で深遠な道のり

　「明日が信じられない」，「人間の限界」そして「人間へのまなざし」など後に指導教官となる霜山徳爾の著書に触れ，深遠なる人の心に触れて大きな戸惑いを受け，人が人を援助し，支

援するなど難しすぎて手がつけられなく，容易に臨床家になどなれないことを肝に銘じたのが10代の終わりだった。

同時期，エーリッヒ・フロムの著書「愛するということ」に出会ったが，この著書は"愛は技術である"というくだりから始まる。このとき受けたビビッドなインパクトは忘れられない。「愛は技術だろうか。技術だとしたら，知識と努力が必要だ」と続く。今思うと，これはそのまま「精神療法は技術である」，「精神療法は技術だとしたら，知識と努力が必要だ」とも言い代えられる。愛も精神療法も，今の私には目の前の人との関わりにおいて同等であり，ようやくその意味がわかりつつあるように感じている。そして精神療法を教え，伝える作業においても同様である。

4．桜見た？

大学院に入って初めての大学病院の研修で，精神科の外来の医師の陪席をさせていただいていた。陪席していた足立博先生は「におい」の患者の治療で著名な先生だったため，外来には「自分の体が異臭（匂い）を発している」，「自分の目からビームが出て人を不快にさせる」，「臭いといわれる」等の症状を抱えた患者が集まっていた。足立先生は，そんなに時間を取れない外来であるにもかかわらず，いわゆる外来精神療法をきちんとコンパクトにされていたと思う。相手に身を乗り出して，相手の目を見ながら身を入れて聴く。散々相手の話を聞いた後に，急に足立先生は「桜見た？」と患者に質問された。"何で桜？"，"なにそれ？"，と当時私はまったく先生の質問の意図がわからなかった。患者が「いやぁー，去年も先生に聞かれて今年こそと思っていましたが結局見ませんでした」，とか「見ていません！」とぶっきらぼうに返事する患者には，「帰りがけに見てらっしゃいよ，土手の周りはまだきれいですよ」などと，桜話を続けておられた。この「桜」の意味がわかってきたのは何十年も後になってからだった。人は病気を生きているだけでなく，彼らの生活があるということを学んだ。匂いの患者はともすると自分の匂いに囚われ，強迫的になり，妄想的にその匂いの世界が広がってそこから抜けられなくなっていて，四季折々の桜など目にも心にも引っかからない。だから，「えぇ，桜見ましたよ！今年はとりわけきれいでしたね」などと返事ができる患者はそろそろ病気も卒業だったのだ，とその質問の意味がパズルを解くようにわかったときには，師は亡くなられていた。

5．それしか話さなかった，聞いてもらえなかった——それでいい

夫の開業に伴って，駆け出しの心理士として仕事を始めたばかりの私を見て，いかにも心細いと同情してくださってか，「ケースをもって来てもいいですよ，見てあげましょう」とご多忙な下坂幸三先生がご教育係を受けてくださった。本当に初心者だった私にとって，一つ一つ受けた手ほどきがいまもインプリントされている感がある。私の面接記録のノート（まとめたものでなく，面接中の記録ノートそのままをコピーしたもの）を追いながら，ここでは何を聞いていたのか，何を聞くべきだったのか，なぜその聞き方はどう好ましくないのかなどをてきぱきと，きびきびと，歯に衣着せずご指摘くださった。"じっくり聞く"ことの重要性は，あれもこれも漏れなく聞きとらなければいけないのではないかと思っていた当時の私に落ち着きをもたらせてくれた。「面接でこれしか話さなかった，というのはそのことはじっくり，しっかり聞き届けてもらったということになる」，「良くなりました，大丈夫ですと患者が言うのを聞いて安心するのではなく，ここではこんなに汚い自分を出してもいいんだ，とクライアントが思えることが大事」，「外面の良さとは違った，ダメな内面もわかってもらえたと患者が思える，これが大事」などの当たりまえの面接の作法というか，面接の何たるかを始めの一歩から手とり足取り教えてもらえた気がしている。

このときの経験は面接における「質問力」と「質問の質」によって、聴き届ける力が違ってくることを学んだ。毎回先生からの手ほどきをいただいた後には、ある種の筋肉痛のような痛みと違和感が自分に起こった覚えがあるが、あれは精神療法家として必要な鍛錬であり、成長痛だったのだと思う。

拒食症のかなり重症な若い患者さんを多く診ておられたせいか、よく先生は「僕の目にはあなたは十分細く見えるけどなぁ」などと、「僕の目」や「僕だったら〜」、「おじいちゃんだから時代遅れかもしれないけれど、僕には〜」と自分をサンプルにして対応されることが多かった。こんなに自分を出していいものか？　と当時は思ったが、今にして思うと拒食症のクライアントの多くが対象を内在化するのが難しいので、先生はクライアントにとって真新しい対象となって関係をとるために、「人間を代表して」クライアントの目の前に対峙していたのだということがわかった。あの、「僕の目には〜」というのは、「人を代表して〜」という意味があった。これを聞いたクライアントは、先生という「目の前にいる人」のリアクションをサンプルとして自己理解を得ていた。クライアントらを映す鏡の役割をされていたと理解できる。丁寧に、丁寧にクライアントと「言葉」を交わすことで、言葉を通して彼らをゆっくり育んでおられるようだった。

「たくさんの話を網羅するように聴くのではなく、限られたこれだけのことでも、これはしっかり聴いてもらえた、と思える話の聴き方をする」。「他の人には言えないクライアントのダークな部分も聴けるセラピストでなければ役に立てない」、時々このようなことを下坂幸三先生に代わって後輩に伝えている自分がいる。

6．自分らしさを孕んだセラピスト

家族療法家のリンダ・ベルは、米国からご夫婦で来日して国立精神・神経センターで日本の家族について研究をされていた。当時私は30歳そこそこで、結婚して子どもがいたため臨床の仕事をしておらず、将来心理の仕事をするなら、自分自身のこと、自分の家族のことを整理して自分を見つめなおすのもいいかもしれないと思い、家族療法について学んでいた彼女に私のジェノグラム面接（Family-of-Origin Interview）を依頼した。視点が変わると、これまでの自分の生い立ちから違った理解が得られてワクワクした。新しい自分に出会う感覚に近かった。1年経って、終結間際には自分の原家族全員がそろってセッションを持つこととなった。この経験は、大人になってから子ども時代の自分を取り巻く環境や状況を改めて理解することを可能にしてくれた。両親の関係や思惑など、子ども時代には見えていなかったことを大人の目線で改めて認識し、子ども時代に言語化できなかった自分の思いを大人になった自分が昔の自分を解説する、さながら“バック・トゥ・ザ・フューチャー”（1985年のアメリカ映画）を体感するような贅沢で貴重な時間だった。このときの原家族とのセッションは、私が自分の“家族という殻”を破って抜け出す儀式だったのかもしれない。

どんな流儀のセラピーを学んで習得しても、あなたには他の人にはないあなたの個人史があり、受け継いだ文化や言語のメタファーがあって、そこにあなたらしさがあるのだからそれを活かしてセラピストになるしかない、そのことを理解させてくれて自分自身であることを応援してくれたリンダとの経験は今でも私の流儀の核となっている。

7．Making the Invisible Visible

マスターセラピストといわれる人たちのビデオがアメリカで作られ、さまざまなセラピストの実際のセラピー場面を画面で見られるようになって、私の格好の自主学習の伝手となった時期がある。まるで手品のように素晴らしい展開を見るセッションには必ず種明かしがあった。どの流派や技法のセラピストも必ず「やっていました」、と後で解説する種明かしには『アセスメント』というセリフが含まれていたように

思った。『アセス』する。これがマジックの種か？　と思った。

　それらのビデオの中でも、ペギー・パップは元女優だったというふれこみもあり、存在感のある女性で特に興味をもった。彼女は、面倒なカップルのケースなどに、ジェノグラムを使って彼らから得られる情報をホワイトボードのような大きな紙に書き込んでいた。紙に書きだされた、双方の原家族の関係図を見ると、一見するだけでわかることがある。情報を書き込んでいく最中に吐露される感情や思いを拾いながらそれも情報として入れ込んでいくと、目に見えなかった関り図が生き物のように動的に見えてくる。その関わりや家族間には繰り返されるパターンがあったり、癖があったりして一人一人の家族メンバーを超えて大きな流れを作り、家族文化となって家族の歴史として積み上がり、層を成すのが見えてきた。そして、ペギーは家族造形法（Family Sculpture）を用いることでMaking the Invisible Visible（見えないものを見えるようにする）がいかに重要か、を説いた。見えるものになることで、客観的に自分を見ることができ、情緒が鎮まり収まる。ただ話すのではなく、話し合って耳に聞こえて終わるのではなくビジュアルに目に見える客観的な形にして、人々の内的現実を腑に落ちるようにできるってすごい！と感動した。そしてこういう仕事がしたいと、強く思った。"Making the Invisible Visible" は私のライフ・テーマとなって、その後のキャリアの道筋を作った。

8．心の構造

　「見えない心を見える形に可視化する」、その方法は思いがけないことに私の手元にあった。包括システムのロールシャッハでは、複雑な結果が「七つの心の機能」にコンパクトに収まっている。見えない心が、とりあえず七つの心の担当分野にわかれてどのように機能するのかその特徴が数値となって見えてくる。

　二つの異なったものが接点を持つときには摩擦が生じるが、人の心と社会の間でも同様である。自分の中（内界）に "心" を持つ人が、社会という外の現実（外界）と接点を持つときに個人の心理と社会の間に起こる摩擦やその現象の特徴をとらえるのがロールシャッハのデータである。一連の 10 枚の真新しい世界体験をしたときに、見たことも聞いたこともない世界が目の前に提示されるので、これまで見たり聞いたり学んだことのあるもので何が一番近いかを探すことになる。その瞬間、その人の記憶や経験が総動員されて、それまでみたり聞いたりしたこと、培ってきたものの見方や、判断の仕方、関わり方などを駆使して「何に見えますか？」という単純な課題に取り組むのである。

　ロールシャッハの結果は、七つの担当分野にわかれた見えない人の心を客観的に可視化するツールとなるのだという発見と喜びは、目からうろこが落ちる体験だった。そして、この魅力は私個人だけではなくクライアントにも魅力的に映るらしいと気付くまでにそれほど時間はかからなかった。実際私たちの目の前に現れるクライアントは、ほとんどが「なぜ息子は学校に行かないのでしょう？」、「うつ病の薬をもらっても効かない、どうしたら治るのか？」、「どうしてこんなに生きにくくて死にたくなるのか」など、なぜ？　どうしたら？　どうして？と自分自身や、身近な家族との関係がわからなくなって、身近な人や社会との関係が取れなくなっていることが多い。自分のことがわからなくなって、自分に自分がつながらなくなっているクライアントにとっては、心理アセスメントの客観的なデータを見ながら自分の心の仕組みがわかり、現在の症状や困難を目の前のデータに外在化しながら理解できる経験は、クライアントに客観的な自己理解を促進して自分につながる経験となる。こうしてセルフモニタリングが進むと、その後に続くセラピーへのクライアントの動機付けが高まるが、同時にセラピスト側の動機付けも高まる。これがその後のセラピーの好ましい展開につながっていると思われる。

9. 人生を変える経験（Life Changing Experience）

「あなたは自分から何を学びたいですか？」という問いに，何と答えるだろう。この問いは，治療的アセスメント（Therapeutic Assessment：略して TA）の創始者であるステファン・フィンの最初のセッションの言葉である。「クライアントが自分から学ぶことなんてあるのか？」と思われるかもしれない。本当に自分が知りたいことを理解すると，自分で自分を何とかしようとする自己修正をする力がクライアントに沸き起こる。確かに，自分を信じられなくなっていたり，自分がわからなくなっていたりして自己修正できずに，症状や不具合が生じて慢性化していることの方が多いのもクライアントの実態であり事実である。だからこそ，その人に必要なさまざまな心理テストを行って，得られた多角的で客観的なアセスメントの結果から「自分から学びたかった何か」について一つずつ応えていくことが有益である。さらにセラピストは，どうするとその知りたかったことが『本当に』その人のものになるのかを考え工夫する。学びたい何かを学べる練習の場を設けて，新しい学びが本人に受け入れられるまで手伝う。一人では自分から学べなかったことを，テストデータをテコにしてセラピストの支援を得て，今までわからなかったことを理解する作業に取り組むのが TA である。これは，ブリーフセラピーに匹敵するとフィンは説明する。多角的なアセスメントの結果から，本人が自分から学びたいと言っていたことを理解するためにはどうしたらいいのか，どんな体験を通して学んでもらえるのかということにセラピストは相当なエネルギーをかけ，最大の工夫を凝らす。これを成功させるためには，最大限クライアントの持てる健康な力をあてにすることも重要となる。「二人の専門家」（クライアントは自分のことを最もよく知っている自分の専門家である），で取り組むからこそ成功できるという私の好みの枠組みもそこにはある。

私の学びの集大成はここに行きついた感がある。治療的アセスメントの視点は，クライアントの立場に立ち続け，クライアントの目で見た世界観からのアプローチであり，個々のテストデータが総合的なアセスメントとしてしっかり本人に生かされるからこそ起こってくる本質的な心理的変化であるといえる。

II　引き継ぎ，引き継げるもの

私を指導してくれた二人の師が，くしくも同じ意味のことを伝えてくれたことがあって驚いたことがあった。それは「よき指導者とは，自分にピッタリついてきて自分をいつか追い越そうとするものがいたら，自分の手の届かない自分より先まで行けるように手伝えるのが本当の指導者だ」というものだった。続けて，「得てして指導者は自分よりも優れたものが後についてくると，自分を超えていくことを不快に思い自分を超えていかないように通せん坊をしてしまうがそれは本当の指導者ではない」，という内容だった。私の後に続く人がいてくれたら，その人物は私の手の届かない先（未来）に手が届いてくれる人なのだと思えると，私の手にしているバトンが大事に思え，いつかバトンタッチできる日が来るのかと思うと楽しみになった。

目に見えない，閉鎖的な空間で孤独に作業をする私たちの精神療法の場面で，何が起こり，どうすればよりよい精神療法となるのかについてはもっと研究され，データが蓄積されて精神療法の技術を進歩させていかなければ，後輩は同じ轍を踏んでしまうだろう。私が心理アセスメントをし，その後精神療法の終結時には再度テストをしてそのプロセスを評価してクライアントと確認し合う，ということを好んでしているのもそのためである。私たちが何をすると，どのようにクライアントの支援になり援助になるのか。見えない関わりの作業であるからこそ，客観的にデータ化して確かめ，考察し，残していかなければいけないのではないかと思う。「良くなりました」，「回復しました」というと

き，クライアントにどのような変化が起こったのか，変化を促進する役割を担う私たちの技術ももっと可視化して検討できる形に残していかなければならないと思う。

Ⅲ　理論や技術を超えた『何か』

　理論や技術を超えた『何か』が伝わってほしいと私が意識していることがあるとすれば，それは理屈や理論が伝わるのではなく，ケースを検討しながらその「人」が見えてきて，「人が伝わる」ように工夫しているということであろう。人が人をわかるのは至難の業であると思う。わかった気になるのはたやすいが，本当にわかるのは難しすぎる。私たちの目の前にいるクライアントは，自分でも自分がわからなくなっている可能性が高いのでなおのことである。後輩に対して私ができること，手伝えることがあるとしたら，"クライアントの目で"見たクライアントを人として描写し，もしかしたら見えていなかったクライアントの姿ができるだけ身近に人としてとらえられるような『何か』を盛り込みたいと努力していることだろう。そのためには，メタファーを用いるとその『何か』が伝わりやすいと実感している。的確で役に立つメタファーが生み出せる柔らかい頭の働きと余裕を持ち続けていたいと思う。

　おそらくこの流儀は，かつてエクスナーがロールシャッハのデータを生き生きと再現して一枚の結果の紙から浮かび上がった人物像を目の当たりに見せてくれたからであり，その人物を病理によって説明することなく，なぜそのような症状や行動を引き起こすことになったかを繰り返し「人」として解説して見せてくれた，この師の後姿を私は追いかけているように思う。

　理論や技術を超えた『何か』は，自分から追いかけていきたくなるもので，最初からどこかにあるものではないようだ。

文　　献

足立博（2005）「におい」の心理学．弘文堂．
P Papp（1976）Family Choreography. In PJ Guerin Jr（Ed.）Family Therapy—Theory and practice. CT, Gardner Press.
P Papp（1974）Making the Invisible Visible.（Clinical Training Videotape）. New York, Ackerman Institute for Family Therapy.
S Finn 著，野田昌道・中村紀子訳（2014）治療的アセスメントの理論と実践—クライアントの靴を履いて．金剛出版．

精神療法を学ぶこと，教え伝えること

Yoshihiro Narita

成田　善弘[*]

I　私は精神療法をどう学んできたか

　精神療法を学ぼうと思ったのは医学部の学生のころからである。青年期の私は人付き合いが苦手で，なんとなくこの世界にぴったりはまっていないという疎外感をもっていた。ひとりで小説を読んだり，宇宙の神秘について考えたりすることが好きだった。謎解きに関心があり，推理小説をよく読んでいた。エロスにももちろん興味があった。高校生のとき父が亡くなったが，当時の私は父に反発していて，父の死を悲しむことができなかった。しかし，その後しだいに，父が望んでいたであろう医師になろうという気持ちが固まった。父に反発していたこと，その死を悲しめなかったことを償おうという気持ちがあったのだと思う。

　疎外感をもっていること，小説好き，謎解きへの関心，エロスへの興味，父の死に対する喪の仕事，これらは，のちに考えると，精神分析の重要なテーマなので，精神科医になってからしだいに精神分析に惹かれるようになったのも当然と思う。ただし当初は，特定の理論ではなく，広く精神療法というものに関心をもっていた。

　精神科に入局して，精神療法グループに所属した。当時グループのリーダーであった伊藤克

彦先生の人柄に惹かれたこともある。患者に対する誠実な態度，経験を重視して自前で考えてゆく姿勢，若い者の親分になろうとしないこと，誰に対しても対等な態度，来る者拒まず去る者追わずという姿勢，といった先生の特徴をなんとなく感じとって惹かれたのだと思う。スーパービジョンを受けたり，先生の外来に陪席したり，当時病棟にあったワンサイドミラーのついた部屋で先生の面接を見たりした。今見たらわかるかもしれないが，当時は先生の面接を見ていても，先生が何をしているかがはっきりわかったわけではない。ごく気楽に話し合っているように，ときには雑談をしているように見えた。しかしそのうちに，患者が自己を見つめ，自己のあり方に気付きを得て，変化していくようであった。先生は分析学会の会員であったが，スーパービジョンの中で先生の口から精神分析の専門用語を聞くことはほとんどなかった。ただ徹底して聴くこと，それも患者の語りのコンテクストに沿って聴くことを教えられた。その上でわからないところを純粋に不思議に思って問う。「治療者は患者というヌイグルミの中に入って内側から問うのがよい」と言われた。当時はこのたとえが実感としてピンとこなくて，そんなものかと思っていたが，何年かたってから，自分が「患者に内在する」と語っていることに気付いた。患者に何かを問うときに，患者の内

---

[*]成田心理療法研究室
　〒456-0042　名古屋市熱田区須賀町617

側に入って，患者の観察自我が自分について問うであろうように問う。そういう問いかけは，患者にとって向かい合う治療者から聞こえるのではなく，自分の内部から，それも今まで聞いたことのない心の深いところからの声のように聞こえる，というのが私の理想である。もちろんこれは私の願い，あるいは祈りのようなもので，容易に実現できるわけではないが，それに近づきたいと思っている。「内在」という言葉をはじめて使ったときに，伊藤先生の「患者というヌイグルミに入って」という言葉を思い出していたわけではない。正直言えば，本稿を書いていてはじめて思い出したのである。思い出してみれば，「内在」が「患者というヌイグルミに入って」という伊藤先生の言葉に淵源しているのは明らかである。

ただし一方で，私の現在は伊藤先生よりずっと精神分析的になっている。先生のように融通無碍で自在にはなれていない。そういう自分を自分で築いてきたと思う。私の本に解説（60頁以上ある，私には過分な解説である）を書いてくださった原田誠一先生（原田，2012）が，私が先に述べた伊藤先生の特徴について，成田自身の特徴でもあると言われた。言われてみればそうかもしれないと思うが，自分では伊藤先生の真似をしたという感じはしなくて，自分らしい治療者になろうと志しているうちにおのずとそうなったという気がする。また，理論的には，私は先生の考え方から少しずつ離れてきたと思う。そしてそのことに何の抵抗も罪責感も感じなかった。自分は自分らしい治療者になった，こうなるしかなかったという気がする。私がこういうふうに感じられるようになったこと自体，伊藤先生がすぐれた教育者であったからだと思う。

もう一つ私を育ててくれたのは，精神療法グループでの討論である。このグループは長い経験をもつ人からフレッシュマンまでさまざまな年代の医師と心理士が参加し，皆が対等な立場で議論するグループで，週1回，2〜3時間か

けてケース検討を行う。参加者の理論的立場は，当初はさまざまであった。私はこのカンファランスにほぼ20年間ほとんど毎週出席し，事例も何回か提示した。ここの討論で，事例の見方，考え方についておおいに鍛えられた。その中で私はロジャーズや人間学に関心をもったが，しだいにそれにあきたらなくなり，精神分析を学ぶようになった。無意識というものを考えずに人間の言動を理解することはできないと感じたこと，自己を知り自己を律する自立した個をめざすという精神分析の治療観に賛同したこと，患者の役割を規定しつつそこからの逸脱に着目してそれを概念化し，さらにそれを理論に組み入れていく，すなわち理論がひらかれていることに惹かれたからである。グループ全体としてもしだいに精神分析的・力動的になってきたが，メンバーすべてが分析的オリエンテーションをもつわけではなく，さまざまな考え方をもっていた。こういう仲間と討論することで，精神分析を学びつつもそれを金科玉条とするのではなく，相対化する視点を失わないでこれたと思っている。

Ⅱ　私は精神療法をどう教え伝えようとしてきたか

私は40歳を過ぎたころから求められてスーパービジョンをしたり，ケースカンファランスの助言者をしたりしてきた。その中で私が留意している点について振り返ってみる。

私はスーパーバイジーに対して基本的に対等という姿勢で接しようと思っている。年齢も経験も違うから，スーパーバイジーの方は対等と思っていないかもしれないが，私としては師であろうと思ったことはなく，雇われコーチという感覚でやっている。事実料金をもらって，つまりスーパーバイジーに雇われてするのだから，雇われコーチそのものだと思う。よいコーチは選手の本来もっているものを，その中には当人も気付いていないものもあるが，それを見出し，引き出すのが仕事である。そういうコーチであ

りたいと思っている。

　スーパービジョンを開始するにあたって，スーパーバイジーがスーパービジョンを受けようと思ったモチベーションを聞くようにしている。スーパービジョンを受けようというモチベーションは，精神療法家を志した動機と重なるもので，スーパーバイジーの成育史や性格に関連していることもあり，今後の治療者としてのあり方に影響を及ぼすものである。1回の話し合いですべて自覚されるものではないが，今後おりにふれて振り返ってみる端緒になればよいと思っている。そういう振り返りを重ねていると，ときどき，患者に対する態度や介入に自身のモチベーションが深く関わっていることに気付くこともある。なかには，スーパービジョンを受けようということで始まっても，実は自分自身について考えたい，さらには治療を受けたいという気持ちが潜んでいることもある。

　スーパービジョンやケースカンファランスの助言をするときにもう一つ心がけていることは，その治療者の置かれている現実状況をよく知ることである。私は医師として，しかも精神療法に理解のある医局で育ってきたし，さまざまな現場でそれなりの苦労はしたが，構造化された精神療法をする時間を確保することはできた。スーパーバイジーの中には，もっとずっと厳しい状況で面接せざるをえない人たちもある。そういう状況を踏まえずに，理想的状況でのみ行いうるような面接をすることを求めても，現実から遊離した空論になってしまう。そのスーパーバイジーの置かれている現実から出発し，その中でよりよい仕事ができるように援助したいと思っている。

　さらに，スーパーバイジーの治療を特定の理論に依拠して上から切るというのではなく，治療過程をスーパーバイジーと並んで見つめ，ともに検討してゆくという姿勢でいる。もちろん私が学んできたのは精神分析的精神療法であり，スーパービジョン開始にあたって私の立場は説明してはいるが，現実には，精神分析的精神療

法の適応となる患者は必ずしも多くはないし，たとえそういう患者であっても，初回からただちに精神分析的面接に入ることはむずかしい。実際には，まず患者の苦痛を軽減するために支持的に接したり，心理教育をしたりする必要がある場合が多い。そういうところをていねいに扱ってゆきたい。

　スーパーバイジーが私の前で自身の考えや気持ちを自由に表出できるような関係を構築することが大切と思う。おそらくだが，私はスーパーバイザーとしての発言が少ない方だと思う。スーパーバイジーの患者理解や介入を評価したり，その介入の背後にある気持ちについて質問したり，ときには「私ならこう考える」「私ならこう言う」という形で意見を述べたりする。他のスーパーバイザーのスーパービジョンを直接見たことはないので確かなことはわからないが，私は発言の少ない方だと思う。あるスーパーバイジーから「先生があまり発言しないので手を抜いているのかと思ったが，ここに来ると自分で考えている自分がある」と言われたことがある。こうなることが私の理想である。

　こういう私の姿勢に対してもの足りなく思う人がないわけではない。おそらくそのことに不満を抱いて短い期間で私のもとを去っていった人も少数ある。そういう人はスーパービジョンの中断の理由について転勤や勤務状況の変化や妊娠などの現実状況をあげた。私はこういう場合それ以上詮索せずに，中断あるいは終了に合意することにしている。実は私のスーパービジョンに対する不満や抵抗があるかもしれないが，それには立ち入らない。「去る者は追わず」という姿勢でいる。

　スーパービジョンの期間が比較的長くなったスーパーバイジーに対しては，私は同僚との話し合いという気持ちでやっている。私の発言を彼らがさまざまに受け取って，それを糧に成長してゆくのを見るのはうれしい。私の方も彼らから多くを学んでいる。スーパーバイジーの中には私が経験しなかったような困難な状況で働

いている人もいる。その中での彼らの仕事ぶりに尊敬の念を抱くこともある。スーパーバイジーの介入の仕方から学ぶこともあり，料金をもらって勉強させてもらって申し訳ないという気持ちにもなる。患者に対しても同様に感じることがある。

コーチの役割は，つづめて言えば，できるだけ早くコーチの必要がなくなるようにすることであろう。そうありたいと思っている。だからスーパービジョンを開始して2年たった時点で，一定の水準に達している人には，「卒業にされますか」と聞くことにしている。こう聞くようになった直接のきっかけは，フロイトが自宅で行っていた水曜会という集まりについて，あるときから3年ごとに参加を継続するかどうか参加者に問い合わせの手紙を出すことにしたとあるのをどこかで読んだからである。フロイトは「やめたいと思っている人にやめると言い出す負担をかけないように」と言っている。これを読んで，フロイトが3年なら自分は2年にしようと思ったのである。フロイトの弟子の中には弟子であることをやめるときにかなりの葛藤を経験している人がある。私は，私から離れてゆく人に分離罪責感を感じさせないようにしたいと思っている。私のような吸引力の乏しい人間がそんなことまで心配するのはとんだ思い上りかもしれないけれども。

ちょっと皮肉屋のある友人から，私がスーパーバイジーに「卒業にされますか」と聞くのは「引き続き来たい」と言ってもらいたいからではないかと言われた。言われてみれば，そういう気持ちがまったくないわけではない。身近であった人が去ってゆくのはいくばくかさびしいものである。だから「まだ来ます」と言ってほしい気持ちが私の中にあっても，それは人間的なことだと思う。

私のスーパーバイジーは，互いに私のスーパーバイジーであることを知らない人が多いであろう。遠方から来る人が多いということにもよるし，スーパーバイジー同士がなるべく顔を合わせることがないようにしていることにもよる。スーパービジョンが終了したあとは私との関わりはなくなるか，あってもごく淡いものになる。学会などで顔を合わせれば挨拶はするし，毎年年賀状をくださる方もあるが，それ以上の関わりはごくまれである。スーパーバイジー同士が連絡をとり合ってグループができるとか，さらには組織ができるというようなことは私の場合はまったくない。それでよいと思っている。

なんだか別れのことばかり書いてしまった。人生で重要なことは出会いと別れであるが，出会いは偶然のこともあり，出会い頭ということもある。しかし別れは両当事者の責任において行われることが多い。精神療法の開始と終結に関しても同様のことが言える。互いに自立した人間として，よい別れをしたいと思っている。

ケースカンファランスの助言者をするときも，私は発言をなるべく控え目にしようと思っている。学会などで多数の参加者を前に短い時間で助言をしなければならないときは，ある程度まとまった意見を述べるが，比較的少人数の会では，参加者の発言を促すことが大切と思っている。そして必要なら，その発言を理論と結びつけたり，より深い理解へと導いたりする。

スーパービジョンやケースカンファランスの中で治療者の逆転移をどのように扱うのがよいかは，私にとって大きな問題であった。スーパービジョンを始めたばかりのころは，逆転移はとり上げないようにしていた。当時読んでいたタラチョウ（Tarachow HF, 1963）の本に，スーパービジョンでは逆転移はとり上げない方がよいと書いてあったこともある。セッションの中でスーパーバイジーが自身の逆転移について，さらには自身の成育史やパーソナリティについて語り始めることがあっても，ここではそういうことはお話しになる必要はないと制止していた。しかし，こういう私の態度はスーパーバイジーを満足させないようであったし，私自身こういう態度が不自然に思えてきたので，しだいに，スーパーバイジーが自身について語り始

ても制止しないようになった。ただし，あくまで現在治療中の患者との関わりにそれがどのように影響しているかという視点から検討するようにしている。

　私自身患者との関わりの中で自分の成育史やその中でのさまざまな出来事を思い出すことが多い。その多くは患者の体験と同型的（イソモルフィック）な体験である。その中には，その患者と関わらなければ思い出さなかったであろう体験もある。同型的体験が回想されたときに，患者の気持ちがよくわかるような気がする。そういうことの繰り返しで自分の心がよく耕されてくることが，治療者としての成熟につながると思う。

　スーパーバイジーの中には，私とのセッションの中で自分のことをたくさん語る人と，ほとんど語らない人がある。しかし，スーパービジョン終結のときに聞いてみると，セッションの中では語らなかった人も実はいろいろ自分のことを振り返っていたという人が多い。ある人は，私とのセッションの中では自分のことはまったく語らなかったが，毎回セッションの後に自分のことを振り返り，そこでの気付きを妻に語っていたとのこと。奥様からは「今ごろそんなことがわかったの」と言われたとのことだが。

　私の姿勢に私が受けた教育が影響しているかと言えば，もちろん影響しているであろう。伊藤先生の姿勢から影響を受けていることはたしかである。先生は10年程前に亡くなっているが，私の中で先生の存在はむしろ以前より大きくなっている。どうも私は先生にさまざまな思いを投影し，先生を勝手に造形して，その造形した先生から影響を受けているらしい。むしろ先生が私の投影の受け皿となり，私の造形を許容する存在であったこと自体が，先生の教育者

としての本領であった。だから別の弟子は先生について私とは違った造形をしているであろう。伊藤先生は弟子を教育しよう，影響を与えようなどとは思わず，私の前に余人をもって替え難い一人の臨床家として，一人の人間として存在していた。その存在を私が勝手に師と思い，十分には自覚できていないが私の中にあったものを投影し，それをあらためて取り入れて，潜在可能性であったものを実現したと言えるかもしれない。精神療法が成功するときには，治療者と患者の間に同様のことが起きていると思う。

　私自身，私のところに学びにくる人たちに対して，彼らの投影の受け皿になり，彼らによって造形され，そのことを通して彼らの可能性の実現を助ける存在でありたいと思っている。そういうふうに思っていること自体が，私が伊藤先生から受けたもっとも大きな影響であろう。そしてこういう治療観，人間観が私のところに学びにくる人たちに伝わることを願っている。

　精神療法の研修，教育に関しては今まで何度か書いてきたが，そのまとめのようなものを『精神療法を学ぶ』（成田，2011）という本に書いた。本稿と重なるところもあるが，合わせ読んでいただけるとありがたい。

文　献

原田誠一（2012）解説　成田先生と母国語で対話できる幸せ．成田善弘『精神療法の深さ』，pp.305-364．金剛出版．

成田善弘（2011）精神療法を学ぶ．中山書店．

Tarachow HF（1963）An Introduction to Psychotherapy. Madison, International University Press.（児玉憲典訳（1982）精神療法入門．川島書店）

精神療法をいかに学び教えるか
▶ わたくしの経験

Masahisa Nishizono

西園　昌久*

"本当にその患者を思うことは……治療者が患者を彼自身の権利をもつひとりの人間として価値づけ，ケアし，理解し，観察し，治療することのできる真実の能力をもつ本当の人間存在であるかどうかにかかっている。"（Guntrip, 1968, p.350）

I　精神分析との出会い，古澤平作先生に学んだこと（西園，2014）

　2015年秋の幕張でのHinshelwood R Dの「リサーチの道具としての逆転移」と題する招待講演は，時宜を得て秀逸だった。第二次大戦後，精神分析は，自我心理学，Klein派対象関係論，独立派関係論，自己心理学，関係精神分析など，「洞察か，関係性か」をめぐってそれぞれに発展している。Hinshelwoodは，講演は，各派の分裂を避け，共通性を維持することに努力した，かつての国際精神分析協会会長 Wallerstein R の貢献に触れながら，「逆転移の理解こそ，今日の精神分析の発展の鍵である」という趣旨の内容だった。すでに，翻訳されている彼の「クリニカル・クライン」（Hinshelwood, 1994）と題する著書の中には，精神分析は "心と心の出会い" であるとし，"患者は常に反応する分析者を見つけ出そうとしている" と記している。

この治療者の逆転移の自覚と統制が精神分析療法の要とする考えは，古くから Freud S（1937）によって述べられたことである。すなわち，Freud は，次のように主張している。"人間の精神の中で解放を求めて争っているすべての抑圧されたものを分析家はたえず取り扱っているわけであるが，そのために，分析家自身の心の中でもそうでなければ抑制したままに保持されたはずの本能欲求が揺り醒まされてしまうのは訝しむに足りないであろう。……その職務において用いなければならない分析家としての理想的な適性をいつ，いかにして獲得すべきであろうか……それは分析家自身の訓練分析によって獲得される。訓練分析によってあたえられた刺激はそれが終了してやむのではなく，自己変革の過程は継続され，分析家としての適性をあたえることができるわけである。"

　1953 年に，九州大学を卒業したわたくしは，神奈川県の国立相模原病院でインターンを始めた。内科に回って勤務しているとき，入院患者の中に，ほとんど毎日，頻回，過呼吸発作に続いて全身けいれん発作を起こす30歳代女性がいた。しかし，担当医である内科医長も，一週一度，来てその患者を診る非常勤の精神科医長もなす術もないようで，その患者はただ，入院しているだけだった。わたくしはその患者の症状の不思議さと診断がついても治療できないこと

---

*心理社会的精神医学研究所
　〒812-0011　福岡市博多区博多駅前 3-16-13-1

の疑問に突き動かされて，その方を担当することを申し出て受け入れられた。それには，学生時代，九州大学では戦後，いろんな形の神経症や心身症患者の受診が増加し，アメリカの精神医学情報の影響もあって，診療各科の枠を越えた「臨床心理研究会」がつくられ，学生の参加も勧められていたことや，その影響もあって，Freudの「精神分析入門」を読んでいたことが関係している。驚いたことに，数日，熱心に面接しているうちに，その患者の過呼吸—けいれん発作は少なくなり，やがて消失し，退院することができた。ところが，数日後，症状が再発して再度入院。こんどは，前回のように面接しても一向に改善の兆しはみられなかった。当惑したわたくしは，精神科医に指導をお願いした。当時のわたくしは，精神科医はどなたでも精神分析療法はできると思っていた。その精神科医のお世話で，古澤平作先生を紹介していただいた。その時点で，わたくしは精神医学を専攻するとか，精神分析家になると決めていたわけではない。しかし，古澤先生をお訪ねして，スーパービジョンを受ける過程ですっかり魅せられてしまった。その患者のスーパービジョンでは，患者の父親への愛着が毎日面接してくれるわたくしへ転移されて，一端，症状が消失したのであるが，夫に対する不満・葛藤が解決していないので，退院しても，症状が再発することを教えていただいた。実際に，年老いた父親は入院している娘の見舞いによく来ていた，夫も時折あらわれていたが二人の間はぎこちなく見えていた。こうして，生活史，現在の家族関係を面接時の話の内容と関係付けて考えることを学んだ。やがて，その患者は症状も消失して退院していった。ところが，古澤先生は，「こんどは君自身の分析をやりましょう」と提案された。わたくし自身の個人分析をインターンが終わり，福岡に戻るまで受けることができた。ただ，古澤先生のスーパーバイズのもとで治療に励んでいたとき，そのことを見ていたその病院の外科医で臨床検査に詳しい方が，その患者の血液ガ

スを測定し，異常のあることを示し，精神的側面のみならず，身体的側面にも目を向ける必要のあることを教えて下さった。その体験から心身一如，心身相関はわたくしの関心事となった。そのような心境から将来，精神科に進むにしても，からだのことももっと知っておきたいと思って，はじめ，九州大学のある内科で研修を始めたが，当時は大学病院各科は細切れの研究至上主義で，研修という視点はほとんどなかった。わたくしの場合も，そのときの教授の指示で，ある専門分野に配属されそうになった。内科で研修することを断念し，夏休みを機会に再び上京して，古澤先生の訓練分析を再び受けた。夏休みも済んで，福岡に戻り，九州大学の精神医学教室に正式に入局した。古澤先生のところを辞するとき，先生は二つのことを云われた。「無闇に精神分析という言葉を使わず実践すること，わが国の精神医学の分野に精神分析を興して下さらぬか」。この勧めはわたくしの終生の課題となった。

Ⅱ　同僚との学習 (西園, 2015)，外国に学ぶ

　1954年秋に，九州大学精神医学教室に入局して，精神科医としての基礎素養を研修するとともに，精神分析治療に励んだ。当時，同教室には，蔵内宏和，前田重治という1，2年先輩がいて，催眠研究でFreudの抑圧機制を実証する研究などに取り組んでおられた。後に両者とも相次いで古澤先生による訓練分析を受けに上京された。ことに前田先生は古澤先生の毎日分析の最初の例という経験をされた。3人揃ったところで精神分析勉強会を始めたが，常日頃，自分の担当している治療の体験を論じ合うことは，患者理解を正しく深めるだけでなく，自分の感情反応—逆転移の気付き—統制に役立つことを体験した。当時は，現在のように，セミナーで受講し，系統的に学説・技法について学習できるという時代でなかっただけに一層，この仲間での学習は貴重だった。

　治療技法の学習については，Freudの著作は

当然のこととしても，もっと体系的に学びたかった。Glover（1955）のThe Technique of Psycho-Analysisと Fenichel（1941）の Problems of Psychoanalytic Technique から実践的な知識と感覚を学ぶことができた。ちなみに，Fenichelの書は，安岡誉さんが札幌医大から福岡大学に同地留学でこられた折に，一緒に読み，後に訳出されている。

　当時，九州大学の私が属していた精神病理研究室の主任は，後に九州大学学長になられた池田数好先生だった。池田先生は森田療法の原法を重視される専門家だった。先生の公務が忙しくて留守されるとき，いわゆる代診をわたくしがおうせつかった。また，同研究室には，そこから，後に山上敏子という行動療法の大家も出るのであるが，その人たちとの切磋琢磨は独善性に陥入ることなく，精神分析の学習に役立ったと思う。

　精神分析療法は本来，ユダヤ・キリスト教文化の産物と考えられる。英国や米国で訓練を受けてきた人たちがより多くリーダーシップを発揮するのは当然であろう。ただ，国際精神分析協会第100回記念大会を北京で開催した理由をイタリア出身の同大会組織委員長が"これまで，精神分析研究はヨーロッパの道理で進められて来た。しかし，今日，世界の文化を考えねばヨーロッパ自身がなり立たない。その意味で，東洋文化の発祥の地，北京が選ばれた"と開会式で述べたことは重要な指摘と思われる。それは，この原稿の冒頭に記したHinshelwoodの講演をまつまでもなく，現在，精神分析がさまざまに発達していることからもそれがそれぞれの国の文化変容と密接に関連していることからも同意できることである。

　わたくし自身は外国留学の経験はないが，努めて学会などの機会に可能な限り出かけることにした。ことに，1964年，ロンドンであった国際精神療法学会に出席した折には，Freud A やBalint Mの講演を聴けただけでなく，Padel JH（1980）という終生の知己を得てそれまでの古典精神分析，自我心理学を超えて，対象関係論を学ぶことができた。

Ⅲ　精神科医の基礎素養としての精神療法の教育

　1973年に，わたくしはその前年に開設された福岡大学医学部の精神医学講座担当者として赴任した。教育と診療の実施の基礎理念として，精神分析理論に基礎づけられた精神力動的患者理解と生物学的精神医学および社会精神医学の統合された生物―心理―社会的モデルに基づく臨床実践を目指した。また，国際交流を大切にし，機会あることに教室員と国際学会に出かけ，あるいは著名な外国人精神医学者や精神分析家の訪問があった。外来ならびに病棟では，寝椅子を備えた精神療法室を用意し，病棟ならびにデイケアでは，コミュニティ・ミーティング，SST，作業療法，さらには体育療法を行った。精神科医としての卒後教育初期3年間は，あらかじめ定められた上級医師によるコンサルテーションを週1回行うことにした。そこでは，研修医は診断上の問題のみならず，面接の進め方，薬物療法，パーソナリティとその発病，あるいは再発契機となった状況や体験，家族あるいは職場などの環境との関係などが明らかにされるよう指導された。精神療法の基本的なことを体験的に学習することを目指した。常時，4，5名のコンサルタントがいたが，週1回，わたくしが加わってコンサルタント会議を行った。そこでは，研修医たちの指導上の困難やその解決策を論じあった。また，1年1回「精神科研修論文集」と名付けて出版し，各研修医に，担当した症例報告を執筆してもらった。そこでは，体験したことのまとめ，関連文献活用の仕方の学習を目指した。

Ⅳ　精神療法家養成の教育と訓練

　国際精神分析協会ならびにそれに加盟している日本精神分析協会は，精神分析家養成の基準を定めている。すなわち，訓練分析，学説履修，スーパービジョンである。精神分析家になるた

めの，人格的準備，知的準備そして技法的準備である。日本精神分析学会は精神分析療法家を認定するのに，一定の基準の学説聴講とスーパービジョン体験を条件としている。つまり，精神分析的精神療法の治療者になるのに訓練分析体験は条件としていない。現在，全国の大都市には，大抵，「精神分析研究会」が開催されている。わたくしが関わっている福岡精神分析セミナーや福岡精神分析研究会もいつも盛況である。しかし，全国的にみて，スーパービジョンを受けている人がそれほど多くないと云われるし，訓練分析にいたっては希有に属する。数年前，韓国精神分析協会の会合に招待され出席したが，国際精神分析協会認定の精神分析家養成の年次計画が発表されていた。異文化受容の歴史的な日本的特性を認めざるを得ないと思った。

2．学説教育

1）福岡大学在任中，教室員の中に，精神分析履習の希望者が数多くいたので，その人たちと，毎週，土曜日朝，輪読会を行った。それらの中から取りあげた本の順番は必ずしも下記の通りではないが，そのいくつかを羅列すると下記の通りである。

① Spiegelberg H（1972）Phenomenology in Psychology and Psychiatry, A. Historical Introduction. Northern University Press.

この本には，精神病理学，精神分析学の発達が論じられ，また，Jaspers K, Weizsäker V, Freud S, Jung C G, Adler A, Lacan J, Rogers, Binswanger L, Minkowski, Gabsttel V, Schilder P., Boss M, Frankl Vなど著名な精神病理学者ならびに精神療法家の業績の歴史的，文化的背景が記述されている。読むものをして，自己の関心の立ち位置を自らに問いかける。なお，本書は，当時の輪読会に出版していた西村良二・土岐真司両氏（Spiegelberg, 1972；西村・土岐訳，

1993）によって邦訳されている。

② Mcwilliams N（1994）Psychoanalytic Diagnosis. The Guilford Press.

DSM, ICDなどの操作的診断法のみならず，精神分析的アセスメントの重要性と方法とを学んだ。

③ Thomä H, Köchele H（1987）Psychoanalytic Prctice, I：Principles. Springer-Verlag.

著者たちは，現在の精神分析学界では珍しくドイツ人で，学会でわたくしもあったことのある人たちである。本書には，精神分析治療の経過と治療者に奨められる治療的対応が論じられている。治療経過についていえば，a）第一期；治療者に受容，聴き入られ，陽性転移，b）第二期；訴えつづけることで治療者を吟味，c）第三期；母親との早期の関係の否定的側面に由来する陰性治療反応，d）第四期；反転して自己への攻撃性，対象喪失心性のあらわれ，この時期の解釈，それによって「自分を知る」ことの有用性，e）第五期；患者の性的関心が話題として登場，依存─攻撃，そして性の問題は最大の課題，f）第六期；やがて，エディプスコンプレックス由来の心性が治療状況を形づくる。この時期，父親との関係が主問題となりやすい。g）第七期；（終結期）現実生活での対象との関係の新しい発達に取りくみ始め，喪の仕事のワークスルーが行われる。

これは，精神分析治療の一つのモデルであるが，大変に参考になるものと考えられる。

④ Mitchel SA（1988）Relational Concepts in Psychoanalysis, An Integration. Harvard University Press.

精神分析治療の奏功機序としての洞察のみならず，アメリカで新しく興っている，関係性重視の新しい動きを学んだ。

精神療法 増刊第3号 2016

表1　第15期精神療法講座カリキュラム

（心理社会的精神医学研究所主催平成25〜26年）

回	期　日	講師	テーマ・キーワード
1	H25.10. 2	西園昌久	精神療法とは何か（1）
2	H25.10. 9	西園昌久	精神療法とは何か（2）
3	H25.10.16	西園昌久	診断・アセスメント
4	H25.10.23	西園昌久	力動的精神療法（①〜⑧）①四つの精神分析的精神療法のあらまし
5	H25.10.30	山上敏子	認知・行動療法（1）
6	H25.11. 6	山上敏子	認知・行動療法（2）
7	H25.11.13	田代信維	森田療法
8	H25.11.20	義村勝	家族療法
9	H25.11.27	西園昌久	治療法の選択
10	H25.12. 4	西園昌久	薬・その他の治療と精神療法
11	H25.12.11	西園昌久	②治療同盟／治療構造
12	H25.12.18	西園昌久	③治療経過；初期
13	H26. 1. 8	西園昌久	④治療効果；中期・後期
14	H26. 1.15	西園昌久	⑤患者と治療者のコミュニケーション：転移・抵抗・逆転移
15	H26. 1.22	西園昌久	⑥明確化，直面化，解釈，徹底操作
16	H26. 1.29	西園昌久	⑦治療的変化，終結，転帰
17	H26. 2. 5	西園昌久	⑧治療経過論のまとめ
18	H26. 2.12	西園昌久	症例検討
19	H26. 2.19	久保千春	精神療法と身体性
20	H26. 2.26	前田久雄	不安の脳機能
21	H26. 3. 5	西園昌久	自我心理学
22	H26. 3.12	西園昌久	クライン派精神分析
23	H26. 3.19	西園昌久	対象関係論
24	H26. 3.26	福井敏	自己心理学・関係性精神分析
25	H26. 4. 2	西園昌久	神経症（1）
26	H26. 4. 9	西園昌久	神経症（2）
27	H26. 4.16	西園昌久	入院患者の精神療法
28	H26. 4.23	相田信男	集団精神療法
29	H26. 5. 7	西園昌久	人格障害（1）
30	H26. 5.14	西園昌久	人格障害（2）
31	H26. 5.21	西園昌久	うつ病の精神療法
32	H26. 5.28	西園昌久	高齢者の精神療法
33	H26. 6. 4	中村純	産業精神保健とリエゾン精神医学
34	H26. 6.11	村田豊久	子どもの精神療法
35	H26. 6.18	西村良二	思春期の精神療法
36	H26. 6.25	西園昌久	統合失調症と妄想性障害
37	H26. 7. 2	西園昌久	慢性統合失調症ならびに社会復帰段階の精神療法
38	H26. 7. 9	西園昌久	短期／簡易精神療法，支持療法
39	H26. 7.16	西園昌久	症例研究
40	H26. 7.23	西園昌久	今後の精神療法研修・終了式

⑤Modell A（1990）Other Times, Other Realities, Toward a Theory of Psychoanalytic Treatment. Harvard University Press.

この著者は，福岡で開催された日本精神分析学会で，「記憶と治療過程」と題して招待講演をされたこともあって，輪読会に参加した教室員には，この本の内容は親づきやすいようであった。この本で著者が主張していることは，Freudの「事後性」の概念を対象関係論の立場から重視し，また，記憶生理学の新しい知見を参考にし，"現在の新しい体験が，過去の潜在的な記憶を呼びさます"とい

う新しい治療機序についてであった。この精神療法の奏功機序としての”現在の治療関係が，過去の記憶を書きかえる”という主張は，精神療法を学ぶ人たちをさらに勇気づけるものであった。

2）わたくしは，1999年に福岡大学を退職し，福岡市内に，「心理社会的精神医学研究所」と称する小さな施設を開設したが，そこでの事業の一つとして，「精神療法講座」を行った。それは，わが国の卒前，卒後の精神医学教育が生物学的精神医学指向で，真に患者が求めている治療の中の精神療法について学習する機会のないのを補う目的からであった。幸い，福岡市のみならず，福岡，佐賀，熊本，大分の各県からの参加者があり，10数年つづけることができた。精神科臨床に必要な精神療法についての教育—学習なので，特定の精神療法に限らず，福岡市在住の専門家を中心に講師を依頼した。参考までに2013年の同講座のカリキュラムに掲げると表1に示す通りである。なお，わたくしが，担当した講義の主要な部分は「西園精神療法ゼミナール①②③」（西園，2010，2011a，2011b）として出版された。

2．技法の学習，教育；スーパービジョン

福岡大学在職中は，教室員のみがスーパービジョンの対象だった。後に慈恵医大教授に転出された牛島定信教授も熱心にスーパービジョンに取りくんで下さった。当時，多くの境界性人格障害を患った患者が福岡大学病院に治療を求めて来たので，その対応に忙殺される毎日だった。当時，日本精神分析学会の認定制度が発足するまでは，訓練者3～4名を対象とした集団スーパービジョンもひとりを対象にしたスーパービジョンも行われていた。集団スーパービジョンは，訓練分析が一般的でないわが国では有用と思われる。いわゆる岡目八目の機会があるのと，先にも記したように日頃，仲間同士の間

で隔てなく，相談や討論がなされやすく，そこでは治療者の逆転移が話題になったり，自覚されることが多いからである。

個人スーパービジョンは，福岡大学在職中，さらにその後，現在も行っているが，訓練分析を経験している人と経験のない人とで精神療法過程での対応にある種の相違がみられるように思われる。ことに，患者の治療過程でのいわゆる抵抗に出会ったときに見られる。訓練分析を受けた人は，治療過程で必然的に起こる抵抗の起源となった不安を察知し，受容した上で，必要な介入をすることをスーパービジョンの過程で学びやすい傾向がある。他方，訓練分析を受けていない治療者は，患者の抵抗に出会ったとき，それが，治療過程で必然的に生じやすい抵抗と知的には理解しても，患者の不安を受容，理解することが困難で，しばしば，即座的，教訓的に介入してしまう傾向がある。「抵抗のあるところに真実がある」ことを知ることが課題になる。

おわりに

訓練分析のことについてはほとんど触れなかったが，精神療法にすべてに云えることであろうが逆転移の自覚と統制は治療の要である。Freudは，「終わりある分析と終わりなき分析」の中で，”訓練分析によってあたえられた刺激はそれが終了してやむのではなく，自己変革の過程は継続され……分析家としての適性をあたえることができるわけである”と記載し治療者にとって終わりのないものであることを忠告している。Ferenczi（1985）は「臨床日記」をつけた。それもひとつの方法である。Freudの著作をくりかえし読み，同僚との症例研究会に出席して討論することも有用であろう。

文　献

Fenichel O（1941）Problems of Psychoanalytic Technique. The Psychoanalytic Auarterly.（安岡誉訳（1988）精神分析技法の基本問題. 金剛出版）

Ferenczi S（1985）Journal Clinique：janvier-octobre 1932. Payot.（森茂起訳（2000）臨床日記. みすず書房）

Freud S（1937）Die endliche und die unendliche Analyse.（馬場謙一訳（1970）終りある分析と終りなき分析. フロイト著作集 6 巻，pp.377-413. 人文書院）

Glover E（1955）The Technique of Psychoanalysis. London, Tindall & Cox.

Guntrip H（1994）Schizoid Phenomena, Object Relations and Self. London, The Hogarth Press.

Hinshelwood RD（1994）Clinical Klein, Free Association Books.（福井修・木部則雄・平井正三訳（1999）クリニカル・クライン―クライン派の源泉から現代的展開まで. 誠信書房）

西園昌久（2010）西園精神療法ゼミナール①精神療法入門. 中山書店.

西園昌久（2011a）西園精神療法ゼミナール②力動的精神療法. 中山書店.

西園昌久（2011b）西園精神療法ゼミナール③精神療法の現場から―実践　力動的精神療法. 中山書店.

西園昌久（2014）精神分析を考える（精神医学の知と技）. 中山書店.

西園昌久（2015）精神分析をいかに学ぶか―私の場合と助言. 精神分析研究，59（2）；140-146.

Padel JH（1980）（福井敏・佐々木裕光・石井久敬・由利佳代・高尾武久・田川雅浩訳（1993）対象関係理論からみた転移. 西園昌久監修，今日の精神分析 11 ～ 35. 金剛出版）

Spiegelberg H（1972）Phenomenology in Psychology and Psychiatry. Northwestern University Press.（西村良二・土岐真司訳（1993）精神医学・心理学と現象学. 金剛出版）

うらおもて勉強録

▶ スタビンズ君，精神療法ワールドを逍遥する

Seiichi Harada

原田　誠一*

はじめに

今回，自分が精神療法を学んできた経緯を書くよう依頼をいただいた。このようなテーマと改めてしっかり向き合い，率直に文字を紡ぐ機会はなかなかあるものではない。こうしたチャンスを頂戴したことに感謝しながら，思いつくまま私的回想を記してみる。

I　一人目の恩師・宮内勝先生

わたしの精神療法の一番の基礎を作って下さった恩師は，故・宮内勝先生である。わたしが東大精神科に入局した昭和58年当時，宮内先生は東大病院デイホスピタルDHを主宰なさっていた。あの頃のDHは宮内先生が中心となり，安西信雄，池淵恵美，太田敏男，亀山知道らの諸先輩が加わって，生活臨床に基づく臨床の実践〜研究を精力的に展開中だった。

当時，わたしたち研修医がDHに配属されると，まずはメンバーの一員としてプログラムに参加することが求められた。その後，DH患者の主治医としての活動が始まるのだが，その内容はかなり濃密な内容であった。

医師として関わるようになってからもDHのプログラムの一部に参加すると共に，毎週土曜

日に担当看護師を含めた面接を行った。そしてその面接内容を毎回録音して，宮内先生によるスーパービジョンSVを受けるという僥倖が保証されていた。カセットテープを宮内先生に提出すると，翌週末までにコメントを記したメモが返ってくるという，この上なくありがたいシステムである。

このSVを通して，わたしたち研修医は精神科面接の基本をみっちり教えていただいた。宮内先生が「話しやすくするための22項目」（表）で記している諸事項（宮内，1996）は，わたしたち若手の精神科医が当時繰り返しSVで指摘されていた内容とピタリと重なる。

宮内先生のSVのコメントは少々手厳しく感じられる場合がある反面，優しさや配慮にも満ちていることが多かった。たとえば，「先生（＝原田）は患者の気持ちを早わかりして，先取りをしがちです。早わかりできるというのは，共感する力があることを示していて，基本的には悪いことではない。しかし精神科面接をうまくすすめるためには，もっと患者自身に語ってもらう必要があります」といった具合。

こうしたSVに加えて，宮内先生は「患者の病態を知り適切な介入を行うためには，患者の生活を具体的に知ることが必要」という，それこそ生活臨床的な見立て〜介入の基本を徹底的に仕込んで下さった。DHにおける行動パター

---

*原田メンタルクリニック・東京認知行動療法研究所
〒102-0072　千代田区飯田橋 1-5-8 アクサンビル 4 階

表　話しやすくするための22項目

1. しゃべらない患者の主治医はおしゃべりである
2. 質問の仕方の工夫
3. 質問は相手とコミュニケーションするための道具
4. 何を聞くのか
5. 相手の世界の住んでみる
6. 患者の考えるように考える
7. 相手の気持に自分の気持を合わせる
8. 患者の言葉で話す
9. locker には locker で
10. いちいちコメントしない
11. 気持の先取りをしない
12. 早わかりするな
13. 何ごとにも興味を示す
14. 気持の表現（怒りや悲しみ）は，細やかな情景描写を通じて
15. 患者の喜怒哀楽には患者以上に喜怒哀楽する
16. ここぞ評価すべきというポイントを逃さない
17. 大事な発言はすぐに反復しておく
18. 適度に脇道に逸れる。雑談は大事な雰囲気づくり
19. ひねくれ，ふてくされは甘えの裏返し
20. 事務的な用件ははじめに
21. 体調の悪いときは正直に伝える
22. 乗らないときはさっさとやめてしまう

ンの分析はもとより，たとえば次のような家庭訪問～職場訪問も（決して例外的でなく）実践されていた。

・DH の受け持ち患者が決まると，担当看護婦と共に家庭訪問を行った。家族との関係を築く一助にすると共に，自宅における患者の様子～家族力動を知って診療に活かした。

・受け持ち患者が就職すると，（必要な際に）職場訪問を行った。患者が働いている職場環境を具体的に知ってその後の診療に役立て，職場関係者と情報交換を行いサポート体制の強化に努めた。

当時，宮内先生は「自己啓発型統合失調症」に関する臨床研究（宮内，1994；1996）をまとめている最中で，充実オーラを存分に出しておられた。そうした姿と間近で接する機会を得たわたしは，精神療法的な臨床研究の必要性と魅力を実感した。すなわち，「精神医療～精神医学の進歩のためには，精神療法の側面からの研究が必要不可欠。そうした臨床研究はスリリン

グだし，とても遣り甲斐のあることだ」という認識を持つに至ったのである。

精神科医になった当初わたしは精神療法家を志向しておらず，「精神療法＝まっとうな精神科医が身につけておくべき必須スキルの一つ」程度の位置付けであった。それが宮内先生と身近に接してその指導を受ける中，少しずつ精神療法への傾斜を深めていったように感じている。

II　二人目の恩師・神田橋條治先生

その後，花クリニックで神田橋ゼミ（個人SVの様子を集団で聴講する勉強会。月1回，日曜日の午前中に開催）が行われていることを知ったわたしは，研修医の時期が終わった際に研究会への出席を始めた。当時のわたしは神田橋先生の SV を目の当たりにして，「人間，ここまでやれるのだなあ」と感嘆し心底度肝を抜かれた。当時の経験を率直に記したことがあるので，再掲させていただく。

目のさめる条件とは？：目のさめたケースカンファレンス私記（原田，2005a）

次に，ケースカンファレンスCCを目のさめるものにするための条件に移ります。（中略）…一方，症例報告の指導を担当する医師の対応の妙で参加者の目がさめる場合もあります。筆者の場合，長年にわたって月1回東京で開かれていたK先生の指導によるCCがその典型でした。（後略）

①参加者の目をさます名人芸

K先生のCCで参加者がいつも瞠目したのは，何と言ってもK先生の名人芸です。K先生はクライエントCLと症例報告者双方の特徴・来し方行く末・関係性などを瞬時に読み取って，タイムリーで適切な関与を行う術をお持ちです。また，CLや症例報告者の些細な言葉遣いやちょっとした語尾などのニュアンスと意味内容を的確にキャッチして，実に細やかで鋭敏な理解を示され，それを治療に活かす技を見せて下さいました。

加えて，精神療法の他の高名な先生方とK先生が少しく異なるところは，CLや症例報告者に対するK先生の一貫した暖かい接し方でした。他の先生方のSVでは，（ときに，厳しい指導や指摘が必要な場合があることは勿論よく理解できるのですが）厳しさが高じ過ぎて，聞いている参加者に無惨な感さえ生じることがなきにしもあらずだった。しかし，K先生のSVではそういう事態はついぞ起きませんでした。（中略）

さらには，K先生は名人芸を敷衍して一般化するための技術を語っておられるので，次節で一部をご紹介しましょう。

②名人芸を敷衍する技術論

K先生は，常にご自分の名人芸・卓見を参加者にわかりやすく伝達しようとする姿勢を見せて下さいました。たとえば，次のようなコメントがCCの中で繰り返し語られ，これらは現在でも筆者が面接を行う際の基本的な考え方，姿勢になっています。

・行動主体のCLには認識を添え，認識主体のCLには行動を添えるようにするとよい。
・症状の中にCLの素質を見出して，それを伸ばしていく方策を工夫するとよい。
・治療ではCLの歴史の中で新しく生じたこと，表面的な問題から扱っていくのが定石。
・治療者がCLに選択肢を提示する際には，3択以上あると相手の主体性を侵害する感じが少なくなってよいようだ。
・「CL〜治療者」の2者関係を，「現在のCL〜生活現場におけるCL〜治療者」の3者関係として扱っていくと有益なことが多い。
・CLと治療者が面接の副作用に注目すると，得られるところが大きい。

また，ときに開陳される精神療法の本質に関する卓見も，参加者の目をさます内容になっていました。たとえば，「今後，精神分析はその内容の多くが認知行動療法CBTによってとって変わられていくだろう。精神分析が残すことができるキー概念に，無意識・象徴・自由連想がある」という発言を通して，精神療法に関する見通しが良くなり視界が広がったように感じたものです。

③何気ない雑談による刺激

K先生のCCでは，K先生の何気ない雑談がまた非常に魅力的でした。たとえば，K先生が伝えて下さる著名な先生方の言動や実像などは，またとない耳学問の機会となりました。またK先生の何気ない一言が参加者を刺激して，参加者のその後の臨床研究の指針となり続ける事態も起きています。たとえば，あるときK先生が仰った「今の精神病理学は我々専門家が読んでもわかりにくいものばかりで，患者や家族が読んで理解できて実際に役に立つものがないねえ。患者や家族が理解できて，治療やリハビリテーションや予防に役立つ精神病理学ってないのかねえ？」という言葉が，その後現在まで筆者が続けているささやかな臨床研究の基礎になっているように感じています。

以上の引用内容は，その頃のわたしの実感そのものだった。当時，50代初めだった神田橋先生は円熟期に入った頃。宮内先生とはスタイルと持ち味がいささか異なる，自由で豊かで鋭利な神田橋先生の臨床とSVにわたしは魅了され，また少々の戸惑いも感じた。この戸惑いは，神田橋先生の存在が超絶的にユニークで突然変異的なものに感じられたことに由来している。文字化してみると，「どうしたら，あのような臨床やSVが少しでも可能になるのか，皆目見当がつかない。神田橋先生と似た面のある先生に心当たりがないし，どう学んだらよいかがわからず困ったものだ。何やら，ドリトル先生に師事したスタビンズ君のような按配だなあ」となりそうである。爾来わたしは，スタビンズ君的な気持ちを持ち続けて現在に至っている。

ちなみに神田橋先生語録の一つに，「学会に行くメリットに，文章だけで知っている先生の顔〜振舞を，間近で見聞きできることがある。学会で実際の様子を知ると，相手の理解が深くなります」があった。こうした助言もあり，わたしは各種学会（精神分析学会，心理臨床学会，集団精神療法学会など）に入会して見分を広めた。結局これらの学会の多くは10年程度で辞めることになったが，先生の助言は正しかったと感じている。

ちなみに，わたしが神田橋研究会を辞めたのは入会後約5年を過ぎた頃のこと。「新たな希望者が，なかなか入会できないで困っています。よかったら，（現在の会員の中に，自分が退会して）後輩に機会を譲ってくれる人がいると嬉しい」という研究会での先生の発言が契機になった。

かなりの躊躇の後，わたしは事務局に脱会を伝えると共に，神田橋先生にこれまでの感謝を伝える手紙を届けた。すると「今回の決断は，きっといつか貴方の役に立ちます」という返事をいただくことができた。これが，その後現在まで20年以上にわたって続いている，主に郵便による交流の端緒となった。

この間，わたしが精神療法にまつわる文章を何か書くと，その多くを神田橋先生にお送りしてきた。すると先生が返事を下さり，それがわたしの臨床研究の指針になった。返信には，その時々の表現に現れているわたしの特徴へのコメントが含まれていることもあり，それが貴重この上ない教育分析的な機会になってきたと感じている。

たとえば，今年初めに届いた文面の一部。

「……ところで先生はもう大きな存在となられましたので，馴れ親しんでおられる卑下のスタイルは，揶揄や見下しの効果をあげるようになりました。そろそろ『お慎み下さいネ』とこの絵ハガキの女性（原田注：愁いを含む表情のエレガントな女性が，こちらを向いている絵画）に代弁させました。」

この一節を拝読して，わたしは改めて自己評価／自己表現のテーマに考えを巡らせた次第。

加えて，わたしがCBTと出会うきっかけも神田橋先生が作って下さった。先生はCBTを高く評価し，特に九州大学精神科の1年後輩にあたる山上敏子先生の著作を読むよう，ことあるごとに参加者にすすめていた。そのことが契機となって，わたしは主に独学でCBTを少しずつ勉強して現在に至っている。

Ⅲ　二人の恩師との徒弟関係の特徴と影響

二人の恩師とわたしの関係は，本増刊号の企画趣旨で中村先生が書いておられる「……こうした伝承につきものなのは『○○先生の弟子である』といった徒弟制度である」という表現が，まさにぴったりそのまま当てはまる。そして，徒弟制度的な関係を自認して憚らないこうしたわたしの姿勢も，二人の師匠のあり方から影響を受けているように感じられる。

宮内先生は，生活臨床の祖である臺弘先生と江熊要一先生を生涯の師と仰いでおり，お二人の仕事を継承して広げ伸ばす弟子の一人，という自己認識をお持ちだったと思う。

一方，神田橋先生は次のように書いている。

「……『関わり』『伝える』技術を身につけるのに最も役立つのは，伝えあう人間関係を持つことである。なかで惚れ込んで師と仰ぐ人との関係に浸るのが最も実り多い。そうした師たる人との出会いは，しばしば運命的である。」（神田橋，1990）

こうして「二人の師匠が，徒弟関係をこの上なく大切にしている」背景もあり，わたしも徒弟関係を先験的に肯定してきた。そのマイ徒弟関係について改めて考えを巡らせてみると，「流派（生活臨床，精神分析）と持ち味が異なる，抜群の臨床力をお持ちの師匠が二人いる」点が一番の特徴であろうか。

この徒弟関係からわたしが受けてきた影響には無辺大のものがあり，精神科医としてのわたしの存在全体に及んでいて，診療～臨床研究～教育指導に関する自分のスキーマになっているように感じる。次にこのスキーマ的な内容を，5項目に絞って記してみよう。

①診療に役立つ実学の重視

二人の師匠は根っからの臨床家で，空理空論を好まない実学志向派である。そして，臨床の知を従来よりも少しでも豊かにするという強い使命感と意志を持ち，実践に役立つ臨床研究に邁進した。たとえば統合失調症に関しては，宮内先生の自己啓発型の研究（宮内，1994；1996），神田橋先生の自閉・拒絶療法（神田橋，1976；1982）。

②精神科臨床では「生活を見る視点」が必要不可欠

流派～持ち味の違いこそあれ，二人は「精神科臨床では患者の生活を見る視点が必要不可欠」という点においてピタリと一致している。宮内先生はその名の通り生活臨床学派に属していたし，神田橋先生は精神障害と治療に関する次のような名定義を行っている（神田橋，2006）。

・こころの病気とは，典型的な脳の心身症であり，生活習慣病なのです。
・天性の資質に無理のない，相性の良い脳の生活習慣に変えることで，脳というからだ

は自然治癒，すなわち自ら，ひずみを修復していくのです。

③日常語による臨床実践と臨床研究

ここまで述べてきた「実学重視」「生活を見る視点」からの帰結とも言える共通点に，日常語による臨床実践～研究の重視がある。二人の師匠が患者の病理～治療を語る際に，意味の解し難い難解なコトバが用いられて周囲が煙に巻かれることはついぞなかった。

④排他的な忠誠を求めるところがなく，むしろ葛藤を持ち続けることが奨励される

二人は，後輩に対して「自身が属する流派の活動に専念することや，排他的なご自身への忠誠を求めるところがない」点も共通している。宮内先生はわたしが神田橋ゼミ行くことに賛成して下さったし，神田橋先生も我々にCBTの勉強を奨励した。

加えて，神田橋先生は「……師匠西園先生の思考との間での葛藤がボクの原点にあることはご明察の通りです。良師を得るとはその意でしょう」と仰っており（原田，2014），わたしもその通りと感じている。

⑤過度に厳しい教育～指導への忌避と反発

わたしはかつてSVのゼミに出て，スーパーバイザーのあまりの厳しさに驚愕して恐れをなした経験が幾度かある。周囲の参加者は「スーパーバイザーの臨床への熱意／誠実さ～スーパーバイジーの未熟さ／いい加減なところが原因」と受け入れて，むしろ畏敬の念を深めている様子だったが，わたしにはそうしたSVが甚だ疑問に感じられた。その疑問の内実を端的に述べると，「SVでそうした振る舞いをするということは，セッションの中でもその行き過ぎ傾向の片鱗が出る場面があるに違いない。そういう事態を避けるために教育分析があるはずなのに，これは一体どうしたことか」となる。先日，神田橋ゼミの同窓生である生地新先生が「やっぱり，教育分析の不足が原因でしょう」と断を下して下さり，長年の疑問を氷解することができた。

すでに記したように，宮内先生と神田橋先生

の指導の場でこうした状況がみられたことは一度もない。

Ⅳ 「二人の恩師」以外の10名の恩師

東大精神科の研修医時代から現在までの32年間，他にもさまざまな先生方からかけがえのない教えをいただいてきた。ここでは「『二人の恩師』以外の恩師」を10名に絞って，簡単なコメントを附記してみる。

・吉松和哉先生：東大の非常勤講師として，学生指導をなさっておられた。誠実一途で人情味豊かな面接をすすめる過程で患者が思わず涙する機会が多く，ベテラン看護師は敬愛の気持ちをこめて「泣かせの吉松」と呼んでいた。吉松先生の面接に同席することを通して，特に受容～共感の大切さを学んだ。

・藤山直樹先生：研修医時代に，精神分析の講義を受けた。その際の大胆な警句「精神分析は古典芸能であり，やがてすたれる運命にあります」が，土居健郎先生への深い私淑の様子と共に，今でも強く印象に残っている。最近の講演では，「精神分析では病気は治りません。精神分析は健康法です」という発言を耳にして，思わず唸ってしまった次第。

・菱山珠夫先生：菱山先生は，東大から転勤した都立中部総合精神保健センターの所長をなさっていた。新天地でわたしは，東大・宮内流の生活臨床とは一味違う群馬大・菱山流の生活臨床を身近で学ぶ機会を得た。わたしが感じた両者の相違点を簡単に述べると，宮内流があくまで生活臨床の原典に忠実であるのに対して，菱山流は生活臨床の考え方を随所で利用するものの，もう少し自由闊達に診療を進めていたとなる。わたしは，菱山先生の融通無碍な姿勢から多くを学んだ（原田，2005b）。

・吉川武彦先生，村田信男先生：お二人は，菱山先生のもとで中部センターの部長職を

なさっておられた。共に洒脱で魅力あふれるお人柄であり，吉川先生から地域精神保健活動を，村田先生からは障害受容について学ぶことができた。

・島薗安雄先生：中部センター～都立墨東病院を経て，晴和病院の勤務が始まった。当時理事長職にあった島薗先生は，医局員の全幅の信頼と尊敬を受けていた。大仰なことを嫌う先生は看護師長と二人だけで回診を行っておられたが，わたしは何回か回診につかせていただいた。その際の島薗先生の誠実で謙虚な姿勢に，心を動かされた。たとえば，希死念慮を訴える初老のうつ病患者に対して，ベッドサイドで腰をかがめて相手の手を握りつつ，「お願いですから，死なないで下さいね」と心をこめて静かに語りかけておられた場面。回診後に「感動しました」とお伝えしたところ，島薗先生が「だって，ああ言うしかないじゃないですか」と照れたように仰ったときのことは，今でも鮮明に記憶に残っている。

・『分裂病の精神病理と治療』の合宿で出会った先生：東大出版会の『分裂病の精神病理』シリーズが星和書店に移り，全8巻が刊行された。晴和病院の次に勤務した東京逓信病院時代に，編者の中安信夫先生のお声がけでシリーズ最終回になった2泊3日の合宿に参加して，統合失調症の陽性症状に対する精神療法（原田，1997）を発表する機会を得た。その際の中井久夫先生，星野弘先生，八木剛平先生，村上靖彦先生の印象は，今でも強く残っている。

・原田雅典先生：次いで移った三重大学で，三重県立こころの医療センター院長の原田雅典先生の知遇を得ることができた。先生のバランスの取れた自由で豊かな臨床のスタイルに，わたしは大いに魅了された。昨年記した追悼文（原田，2015）の冒頭部分を，引用させていただく。

「一人の精神科医が，昨年なくなった。享年，

64歳。私が今まで出会ってきた精神科医の中でも，飛び切りのお一人。躍動する瑞々しい感性，広大無辺な優しさ，本質を穿つ叡智，変革を実行する勇気と実務力。少年の心を忘れない魅力的な紳士という基準を満たし，『日本人の傑作』と私が感じた精神科医は，島薗安雄先生とこの先生のお二人である。（後略）」

・成田善弘先生：三重大学で「三重精神病理・精神療法研究会」を立ち上げて，鳩谷龍先生や笠原嘉先生の講演を伺う機会を作った。そうした中，成田善弘先生にお願いして若手医師のSVを公開で行っていただき，わたしたち聴講者は大いに啓発された。

・国立精神・神経センター病院のCBT専門外来で出会った先生：次の勤務地である国立精神・神経センター病院で，赴任してすぐにCBT専門外来を立ち上げた。そこで出会ったのが小堀修先生，勝倉りえこ先生，林潤一郎先生ら臨床心理の皆さんである。曲がりなりにも専門外来を立ち上げて維持できたのは，彼らの貢献が非常に大きかった。加えて，臨床心理の進歩の動向を教えていただいたこと，同席面接や研究会を通して指導する機会を得たことに関しても，深く感謝している。

V　三つの問に答える

ここで，中村先生からいただいた三つの質問への答えを端的に記してみよう。

①精神療法が確立するまでのプロセス

二人の恩師との師弟関係が決定的であり，他の先生からも大きな影響を受けてきました。

②後進を指導する際の留意点

自分が臨床を行う上で重要と思っている内容を，自分が受けてきた指導〜教育のスタイルの良さを活かしながら伝えたい，と願っています。

③理論や技術を越えた何が，後進に伝わるか

上記②に含まれる事柄で，「理論」や「技術」に属すること以外の内容を伝えたいと思っています。

おわりに

最後に，本増刊号のテーマと関わりの深い神田橋先生の文章（神田橋，1994）を引用させていただく。

「師弟関係は不思議なスクリーンである。そこにはさまざまの関係が映し出される。母子関係や父子関係だけでなく，支配・従属関係や競争関係や，まれには敵対関係や恋愛関係さえも映し出される。しかも，弟子側からだけでなく師匠の側からもそうした投影がなされるので，事態はひどくいりくんだものとなる。とはいえ，師弟の関係が実り多いものとなるのは，その関係が双方にとって新鮮な関係体験となる場合である。新鮮な関係には投影がないわけではない。新鮮な関係に投影されるのは，双方それぞれの内側のいまだ実現されなかった可能性であることが多い。『優れた資質の弟子は，師の上に自分の未来像を投影する』のである。似たような心性は，師匠の側にも起こる。以上を要するに，良い師匠や良い弟子にめぐり会えるか否かは，運にもよるが，当人たちの器量にもよるのである。」

掉尾に，「わたし版・弟子の投影」を少しだけ。

思えばわたしは，小学生時代に出会って以来ドリトル先生の世界に憧れを抱き，その弟子・スタビンズ君に親近感を覚え続けてきた。それが神田橋先生と出会ってから，「ドリトル先生と神田橋先生に，かなり類似点があるなあ」と勝手に感じてきたのですね。その理由の一つは，両者が超人的な能力に恵まれ特異なスキルを身につけているが，いつも優しく穏やかで偉ぶらない存在であること。そしてわたしは自分自身を，ドリトル先生の弟子・スタビンズ君になぞらえてきた。

今回改めて自らの特異な投影を自覚して，本稿の表題を「うらおもて勉強録——スタビンズ君，精神療法ワールドを逍遥する」とした所以である。

文　献

原田誠一（1997）幻声に対する精神療法の試み―患者の幻声体験のとらえ方に変化を与え、幻声への対処力を増すための認知療法的接近法.（中安信夫編）分裂病の精神病理と治療8. 星和書店.

原田誠一（2005a）目のさめるケースカンファレンスとは？. 精神科, 7；42-45.

原田誠一（2005b）生活臨床をふまえた精神科臨床. 臨床精神医学, 38；185-190.

原田誠一（2014）先達との対話の楽しみ―温故知新とは「まきこまれることなしに葛藤を持ち続けること」と見つけたり. 精神療法, 増刊第1号；4-13.

原田誠一（2015）かたるしす. 精神療法, 41（1）；141.

神田橋條治（1976）「自閉」の利用―精神分裂病者への助力の試み. 精神神経学雑誌, 78；43-57.（1988）発想の航跡. 岩崎学術出版社.

神田橋條治（1982）わたくしの分裂病治療. 臨床精神病理, 3（1）；25-32.（1988）発想の航跡. 岩崎学術出版社.

神田橋條治（1990）精神療法面接のコツ. 岩崎学術出版社.

神田橋條治（1994）追補・精神科診断面接のコツ. 岩崎学術出版社.

神田橋條治（2006）「現場からの治療論」という物語. 岩崎学術出版社.

宮内勝（1994）精神科デイケアマニュアル. 金剛出版.

宮内勝（1996）分裂病と個人面接―生活臨床の新しい展開. 金剛出版.

私の臨床と教育

▶ 学生達に伝えたいこと

Higashi Yutaka

東　豊*

I　臨床のスタイルは「出会い」によって作られる

　私は家族療法・ブリーフセラピー，あるいはシステムズアプローチを行う心理臨床家であるが，そもそもこのような道を進むことになったのは，昭和55年に高石昇先生の診療所に就職したのがきっかけである。他にすることがなかったので（大学を出ていったんは一般企業に就職したがすぐにやめたので）カウンセラーにでもなるかといったいいかげんなスタートであったのだが，高石先生のご指導で催眠やミルトン・エリクソン，あるいはJ. ヘイリーの考え方や方法を数年間にわたって学ぶことができた。当時は現在のような心理の資格制度がなかったこともあって，就職前に力動的な心理療法はもちろん心理検査ですら学んだこともなく，久野能弘先生から行動療法を少々学んだだけであった。そのおかげでと言うべきか，これらのコミュニケーションに焦点を当てた方法論の修得にあたってはさしたる混乱もなく，我ながら苦労は大変少なかったように思う。高石先生はよく「東くんは口八丁手八丁だ」と評してくださった（きっと良いも悪いも含めて）。大学が関西学院大学・今田寛先生の基礎心理学の研究室だったので，観察可能なものへのこだ

＊龍谷大学文学部臨床心理学科
　〒600-8268　京都市下京区七条通大宮東入大工町125-1

わりがあったのも大変助けになったと思う。そういえば，ブラブラしていた私を臨床の世界へ放り込んでくださったのも（つまり高石クリニックをご紹介くださったのも）今田寛先生であった。

　その後，ちょうどわが国でも家族療法が紹介され始めた頃だったが，ミニューチンから直接指導を受けて帰国したばかりの福田俊一先生といっしょに仕事をする機会に恵まれ，新たに構造的家族療法を学ぶことができたのも大きな幸運だった。それまでMRIアプローチ，コミュニケーション派，戦略派などといった方面に偏っていた私のものの見方にもずいぶん拡がりができたように思われる。

　またその頃より家族療法やブリーフセラピーの学会を通して数多くの先輩や友人を得た。そしていよいよ私は，現在のような臨床家として出来上がってしまったのである。もちろんその都度努力はしたつもりではあるが，私自身には自分の臨床スタイルや方法論を自ら確立したといった意識は希薄であり，多くの先達や仲間との相互作用の中で，今の場所まで連れてきてもらったといった思いの方が強い。「出会い」によっては，ひょっとすると私は精神分析家になっていたかもしれないのだ。とは言え，偶然のようであって実は必然であるのが「出会い」の妙だとも思う。何しろ今のスタイルは自分の元来の価値観にあまりにもぴったりなのだから。

II　臨床のスタイルは「価値観」によって作られる

　若い頃から首尾一貫している私の価値観は，「ものは見よう考えよう，そして話しよう」である。五官に触れてくる諸現象の中から何に注目し，それにどのような意味づけをし，どのように語るか（行為するか）。この一連の流れによって種々の現実が新たに出来上がるのだといったことである。これは，よく知られた学術的な用語では「社会構築主義（構成主義）」で説明できるのだろうが，私は仏教が好きなので，華厳経の中の釈迦の言葉「三界は唯心の所現なり」の方が心のひだに触れてくる。どのような現実もただ心の反映にすぎないといった意味合いである（注1）。そしてまた，臆面もなく言えばそれを日々意識して実践している（つもりだ）。しかしだからと言って，それではおぬしは思い通りの現実を心で作れるのかと問われれば，即座にそうだと言い切れるほどの唯心主義者にもなりきれていないのが現状ではある。このように実際は怪しいところもあるが，しかし少なくとも近年（ここ10年ほど）は，そうした信念を固く持ち続けることが自らの現実構成能力をうんと高めてくれているとの実感がある。そしてまた当然ながら私の臨床においても，クライエントの現実を再構成するといった意識がその中核であることは間違いない。家族療法やブリーフセラピーは，その意味で，私と相互に引き合ったのであると思う。理論とも人々とも，やはり出会うべくしての「出会い」であったのではないだろうか。

（注1）宗教的な表現に嫌悪感を持つ人に対しては，量子論を引き合いに出して説明することが多い。いわゆるコペンハーゲン解釈である。つまり，最先端の科学で言うところの「観測により波動関数の収縮（波束の収束）が起こること＝物質化・現象化」と仏教で言うところの「三界は唯心の所現なり」はほとんど同じことを示していると思うのである。

III　私の臨床

　私の心理臨床面接に初めて陪席する院生は，それが家族面接であれ個人面接であれ，私が大変よく話すのでずいぶん驚くようである。実際多くの場合，その様子は傾聴というよりは会話であろう。持ち込まれた「問題」や「症状」が何であれ，①焦点をずらす，②意味を変える，③行為を変える，以上の3点セットを適宜行っているだけなのだが，それは学生達の見ようによってはソリューション・フォーカスト・アプローチそっくりに見えるときがあるし，ポジティブ・リフレーミングを駆使しているだけのように見えるときもあるし，認知行動療法のように見えることもあるし，指示的なブリーフセラピーや家族療法のように見えることもあるようだ。実際の面接の流れは（どこに進むかは），会話が始まってみないと正直なところわからない。相手次第なのである。また私のあり方も，順説的であったり逆説的であったり，いかにもカウンセラーっぽく見えたり怪しい宗教家のようだったり，あるいはただの説教おじさんに見えるときもあるらしい。こんなことは相手との関係性（あるいは相互作用）で決まるので，表面に見えるものにだまされてはならない。学生達には「コンテンツ（内容）ではなくてコンテクスト（文脈）を見るように」と，おそらく1年間に1万回くらいは言っていると思う。

　ともかく一番の基本は，「問題」から「非問題」・「良いところ」・「うまくいっているところ」に会話の焦点（意識の方向）をずらしてしまうことである。そのようなことに焦点を当てた会話の量を増やすことができれば，元来注目を集めていた「問題」はやがて存在感を持たなくなる。こうしたことを現実の再構成が起きたと言うが，仏教的に言えば，闇を消すには闇を探索するよりもただ光を当てれば良いといったニュアンスである。技術的には，ソリューション・フォーカスト・アプローチで紹介されているいくつかの質問技法やポジティブ・リフレー

ミング等は大変使いやすい道具である。

次に，持ち込まれた「問題」や「原因」を他の「問題」や「原因」に置き換えてしまうこともしょっちゅうのことである。もちろん，新たな「問題」や「原因」は当初持ち込まれたものよりできる限り深刻度が低く，また比較的簡単に対応可能なものであることが必要だ。それに基づいて何らかの行動処方がなされることもあるが，それもクライエントにとって簡単なものであればあるほどよいし，それを行うことで「問題」を維持していた従前の相互作用のあり方が変化することが望まれる。実際，クライエントや家族に十分受け入れられた課題であるなら，相互作用の変化はたやすく起こることが多い。その後は「良いところ」・「うまくいったところ」をめいっぱい拾っていくことである。いずれにせよ，通奏低音のような·クライエント·と·セラピスト·が·いっしょに·新·しい·現·実·を·作·り·上·げ·て·いく·といった意識の流れ（会話の組み立て）がもっとも重要であることはまちがいない（この辺りの実際を，私の同僚の吉川悟氏は「下地作り」といったうまい表現で表している）。

ともかく，セラピストの頭が対象を構·造·主·義·的·に理解しようとしている限り，つまり本当の（真の）問題や原因があると思い込んでいる限り，クライエントや家族の問題をみつけだそうとしている限り，あるいは診断しようとしている限り，この手のセラピーは決してできないと思う。このようなことは私や吉川悟のいくつかの著書で多くの事例を通して紹介してあるので，詳細はそちらに譲りたい。

IV 学生に伝えていること

1年に1万回くらい言うことは他にもいろいろあるが，そのうちのいくつかを紹介したい。

① 「問題のあるクライエント」「問題のある家族」「問題のある〇〇」といった枠組みや言説を本気で信じないようにしなさい。それを常に脱構築しなさい。まず君の頭の中を脱構築できないかぎり，三界は唯心の所現というように，

君の目の前にはいつまでも「問題のクライエントや家族や〇〇」がデンと存在していることでしょう。一番の治療の対象は，クライエントでも家族でも〇〇でもなく，君自身の頭の中なのです。「問題のクライエントや家族や〇〇」は君自身が作っているのです[注1]。

どうしてもクライエントが問題に見えてしまうときは，「クライエントは水晶玉だ」と自分に語りかけなさい。君が問題だと見ているものはその水晶玉の上に貼り付けてあるただの絆創膏なのです。私たちの仕事は，その絆創膏をはがして水晶玉本来の光を表に出すことなのです。このような言い回しは一種の外在化であるけれども，ぜひとも本·気·で信じてください[注2]。

② まず君自身の頭の中が治療できて，「問題」から自由になれたら，その次にクライエントの絆創膏をはがしなさい。「クライエントは水晶玉だ」といった君の思いの強さだけで，その思念の力だけで，その雰囲気だけで，実際にクライエントが変化することもあります。つまり絆創膏が自然と溶けてはがれるといった具合です。しかしこれは達人の域であり，この場合，会わなくてもセラピーが進んでしまうことさえあります。これは三界は唯心の所現の極地です[注3]。

しかし実際には，多くの場合，「会話」が必要です。「問題」が「非問題」に変わっていくような会話の展開を意識することです。基本中の基本は「ネガティブな意味」を「ポジティブな意味」に変換することです。そのためにもポ

(注2)「水晶玉」というメタファーは構造派家族療法の創始者であるS.ミニューチンも用いたが，彼は「人は見る角度によって見え方が違う。置かれた場所によって輝き方が違う」といったように，人の特性に対するラベリングよりも人が置かれた文脈を理解することが重要であることを伝えるために用いた。これも大いに賛成であるが，私は「人間の本質は仏性である」といったことを，その宗教色を薄めて伝えるためにしばしば用いている。法華経の一節に「一切の業障界は皆妄想より生ず。若し懺悔せんと欲せば端座して実相を思え」とあるところの実相にも当たる。また，最近知ったことだが，天理教の教祖中山みき氏の著作の中に「水晶玉」が同じような意味合いで用いられているようである。

(注3) 量子論において，波動は非局在性を持つとされている。つまり，今私たちが思うことは「波動として」津々浦々まで届くのである。

ジティブ・リフレーミングを修得し，まずは単発式でもいいので用いてみなさい。そのうち「ネガティブなままでいること」・「変化しないこと」でさえポジティブに表現できるようになります。それはあたかもネガティブをポジティブでくるんでしまうといったイメージです。ただしポジティブの無理強いは行けません。何であれまずは相手の土俵に乗る・合わせてずらす，これが肝要です。少しずつ組み立てていくといった意識が必要です。決して単発（一発勝負）でなく会話の一連の流れの帰結点として現実の再構成に至るのが上手な介入なのです。吉川悟先生の「下地作り」の考え方が大変参考になります。

　そのような展開がスムーズに進むためにも，まずは相手のニーズが何であるか，それをしっかりつかんだ上で「良き治療契約（ニーズに則した治療契約）」を結んでください。期待と希望は変化のためのロー・ギアです。これがないと何も動きませんが，これさえあれば，どんな重いものでも動き始める可能性が高いのです。

　③　慣れてくれば，「問題」を他のことに置き換えたり，「原因」を他に置き換えてみたり，その他さまざまな再構成の方法（会話の組み立て方や「下地作り」の方法）を身につけることができます。しかしすべての「問題」や「原因」はただのコンテンツのひとつ，あるいは単なる「枠組み」もしくは「構成物」であることを絶対に忘れないように。決して本気にならないように。真の問題だとか原因だとか，そういったことにくれぐれもとらわれないように。プラグマティズム，あるいは語用論的な姿勢を必ず維持してください。

　④　対人援助者として，いろいろと勉強はしなければならなりませんが，どのような臨床心理学の理論も，力動論であれ行動論であれ（システム論であれ）何であれ，一切本気で信じないようにしましょう。ある理論やものの見方を熱く語る人（筆者含む）は言わばそれにとらわれている人であるにすぎません。ただしその人

自身を批判してはいけません。「その枠組みを大切にしている人だ」と理解しましょう。カンファランス等で，たとえその人が君たちにとって面白くない干渉を繰り返したとしても，その人もまた水晶玉であることを忘れてはいけません。君たちのことを真剣に心配してくれているのです。君たちと意見や考え方の違う先輩や同僚をこのように理解し，大切にしなさい。たとえ今はできそうになくても，あるいはそういったことが綺麗事にしか聞こえなくても，他者のみならず君たち自身もまた水晶玉であることを知るとき，自分や他者に対して愛のない批判をすることはなくなります。つまらない絆創膏を貼るような行為は消えます。そうして初めて，君たちの周囲の人や，君たちの置かれている環境が変わっていくことになります。なぜなら三界は唯心の所現であるからです。対象がクライエントであれ職場の同僚であれ，まずはこちらの心のありよう（何に注目し，何と意味づけし，何を語るか・行うか）がすべての現実構成の起点だということをくれぐれも忘れないようにしてください[注1]。

V　人を育てることの難しさとおもしろさ

　思い返せば30年ほど前，家族療法を学ぶために，私とふたつ違いの一人の男性が「弟子入り」してきたのであるが，私にとって「初めての弟子」であった彼は，何事においても恐ろしく飲み込みが早く，ほとんど何も教えなくても見る見る伸びて，そしてやがて私をはるかに超えていってしまった。若き日の吉川悟である。

　半ば本気で私は思っているのだが，そんな彼のせいで，以降私は大変怒りっぽい教育者を長年続けてしまったような気がするのだ。初体験が吉川だったので，誰もが彼くらいできて当たり前と，私は大変な勘違いをしてしまったのである。（私から見て）面接が上手にできない大多数の者にイライラして叱りとばす癖が身につき，それが抜けるまでにずいぶん時間がかかってしまったようである。私の被害者は大変多いような気がする。ついでに言うと，一方の吉川

は若手への技術指導もすこぶる上手くなった。実に理不尽な話である。

　半ばの冗談はともかく、そうしたことも手伝って、私は面接技術を指導することがあまり好みではない。いや、得意でないと言うべきかもしれない。しかし私の拙い指導法を棚上げして言うなら、経験的には、技術的なことは何も教えなくても伸びる人は勝手に伸びるのである。いやむしろ技術的なことは、教えようとすればするほどかえってためにならないと思えるくらいだ。かつての私がそうであったが、技術に走ると愛がなくなる。

　それでもどうしても技術が得たいと考える学生も存在する。以前なら、男性には「トヨタで支店一のセールスマンになってこい」、女性には「中洲（博多）でナンバーワンになってこい」などとハラスメントまがいのことを言い放っていた。そのような実体験の方がはるかに良い訓練になると真剣に思っていたのである。もちろん今ではそのようなことは（思っていても）口には出さなくなったが、やはり自分が技術を教えるといったことはほとんどない。それよりも、本稿でここまで述べてきたような話ばかりしているのである。そして面接に陪席させては、その考え方が面接中にどのようなやり取りとして現れているのか、詳細に語る。しかしながら大変心もとないことを言えば、それらがどこまで学生たちに伝わっているかはまったく

定かでない。学生にしてみれば、ろくに技術指導もしてもらえず、ただ煙に巻かれているだけと思っているかもしれない。しかしそのような彼ら彼女らも年月を経て必ず成長する。その姿を見るのは本当にうれしくもまぶしい。そしてその際、多くの者は笑いながらこう言うのだ。「東先生にはほとんど何も教えてもらえなかった」。

　それでいいのだ。私は、このようなセリフを言ってもらえることを楽しみとして、相も変わらず本稿で述べたことを現世終了のお迎えが来るまで言い続けていきたいと思っている。そのようなベースがありさえすれば技術はあとからナンボでもついて来ると、本当に心からそう思っているからである。

文　献

東豊（2013）リフレーミングの秘訣：東ゼミで学ぶ家族面接のエッセンス．日本評論社．

東豊（2014）私にとってのスピリチュアリティとカウンセリング．（吉川悟編）対人援助をめぐる実践と考察，pp.113-121．ナカニシヤ出版．

吉川悟・東豊（2001）システムズアプローチによる家族療法の進め方．ミネルヴァ書房．

吉川悟（2012）システムズアプローチにおける下地作り過程―介入プロセスにおける文脈構成．龍谷大学論集第479号，pp.34-56．

吉川悟（2015）システムズアプローチによる「問題の再定義」―不眠・易疲労感などの不定愁訴を持つ不登校の母親の事例から．龍谷大学論集第486号，pp.9-22．

精神療法を教え伝える
▶ 個人の特性と方法論の統合

Noriko Hiraki

平木　典子*

はじめに

　筆者は，1961年にカウンセリングを学ぶために米国に留学し，帰国して心理臨床の仕事に就いた。欧米における精神療法とカウンセリングは，1900年代に科学としての地位を確保し始め，第二次世界大戦後の1960年代から70年代にかけて400を超える理論・技法の乱立が始まっていたことを考えると，筆者は戦後，日本の心理療法の黎明期に欧米の心理療法を後追いする形で教育・訓練を受け，実践と指導を開始したことになる。その間，欧米における心理療法の理論・技法はいくつかのパラダイムの変遷を遂げ，それに伴って実践・指導法も変化した。

　そのプロセスで筆者の心理臨床の実践と指導に大きなインパクトを与えたのは，カウンセリングの最初の指導教授ウイリアムソン博士，学生相談の現場におけるOJT，そして家族療法のパラダイムである。そのインパクトは，現在，カウンセラーの教育・訓練モデル，心理（精神）臨床スーパービジョンの統合モデル，ライブ・スーパービジョンモデルとして活用するに至っている。本稿は，そのプロセスで出会った先達（師・スーパーバイザー・同輩）と後輩（大学院生やトレーニー）との相互交流の記録でもある。

＊統合的心理療法研究所
〒102-0074　千代田区九段南2-3-27 あや九段ビル2階

I　ウイリアムソン（Williamson EG）の
カウンセラー教育・訓練モデル

1．「特性因子理論」のパラダイムによるVocational Counselor 訓練

　私の臨床教育・訓練は，1961年，ミネソタ大学大学院におけるvocational counselor養成プログラムから始まる。そのコースは，戦後日本への教育使節団のメンバーでもあり，全米のカウンセラー教育のリーダーシップをとっていたウイリアムソンを中心に展開されていた。その訓練のパラダイムは，「特性因子理論」に基づく「個人の適性と職業の特性の適合」を図るものであった。当時，個人の適性のアセスメントには知能検査，価値観の検査，性格検査，職業適性検査などが活用されていたが，MMPIの著作権とストロング式職業興味検査の版権をもつ大学はその研究成果をフル活用し，学内カウンセリング施設における実習につないでカウンセラー訓練を行っていた。ミネソタ方式と呼ばれる教育・訓練は，全米各地から，また他の国々からも学生を集めるほどの人気であった。

　カウンセリングや心理療法の教育・訓練が皆無に近い日本からの留学生だった私にとって2年間の専門訓練は，即戦力を身につけるには短すぎた。しかし，ウイリアムソンの学生への語りから伝わってくる教育哲学，カウンセラー教

育の理念は，現在まで私の臨床実践と教育訓練の基盤となっている。彼は，カウンセリング関係とは，選択の自由を持つ学生が自己の可能性の最大の実現を望めるようにするための特別な取り組み（Williamson, 1965）ととらえ，「人は誰もが自分にふさわしいvocation（天職）を通して生涯を生きる権利があり，その実現を支援するのがカウンセリングだ」語っていた。その理念は，次に述べる三つの要素をつなぐ実践と訓練に表現されていた。

2．三つの心理支援をつなぐカウンセリング

① vocation の実現を支援する

vocational guidance/counseling の vocation（天職）は，日本語では「職業」と訳されているが，英語圏の人々にとっては「天から与えられた職務」という意味であり，収入を得るための職業（occupation, job）とは異なったニュアンスで受け取られている。カウンセリングとは，天命としての職業を選び，生き方や自己実現を支援することであり，当時のカウンセリング専攻の学生たちにとって，自己実現の支援という大きな傘の下で行われる個別的，心理的支援を意味していた。

②心理的能力の開発

vocation の発見による自己実現の支援を行うには，「潜在能力の開発，育成」が必要である。カウンセリングの中核的働きは，個々のクライエントの心理的能力の開発と実現であり，未発達でばらつきのある能力を見定め，開発・活用するには個別支援を必要とする場合が多い。たとえば，自己コントロールや自己理解の能力，コミュニケーション・スキルやリーダーシップ・スキルといった心理的能力は個人のニーズに応じて開発するカウンセリングの中核的機能である。ミネソタ大学では「開発的」な働きを強調したカウンセリング，あるいは Personnel Work（人的資源にかかわる働き）という言葉が多用されており，集団の場を活かして心理的な配慮をしながら教育・支援する活動も盛んであった。

現在の「心理教育」の先駆ともいえるものであった。

③心理的癒し

カウンセリングの重要な機能には「心理的外傷体験の癒し」，いわゆる心理療法も含まれる。とりわけ教育機関では，心理的治癒を優先する必要があるクライエントを早期に発見し，対応することが求められ，心理療法は心理的能力の開発と分離した働きではなく，キャリアを展望して行われる。「スクール・サイコロジスト」のコースがこの点に絞った専門職の養成であった。

ウイリアムソンは，vocation とは「社会の中でなすべきことで個々人ができることを生涯にわたって追求する生き方」であり，それを支援するには心理的外傷体験の治癒，潜在能力開発，そして自己実現をつなぐカウンセリングが必要だと考えていた。カウンセリングとは個人の最大の実現であるvocationの追求の支援という理念は，私自身のvocation をふり返る指針でもあり続けている。

II　OJT としての精神科医との連携と Tグループ

帰国して 1960 年代後半に就いた大学の学生相談の現場は，進路・就職相談，学生運動や家族関係の苦悩，統合失調症やうつの初期症状など，広範にわたる訴えに出会うところであった。未熟な実践能力のまま指導教授から離れ，学生相談の先輩も不在の日本での臨床実践は，徐々に思いがけない方向をたどることになっていった。神経症と精神疾患に苦しむ学生がまず気軽に訪れることができる場が学生相談であり，私の仕事は精神療法を中心に展開されることになったのである。この時期の訓練は，二種類のOJT でカヴァーされていった。

1．精神科医との連携

青年期の精神医療を専門とし，学生相談所の顧問医であった今は亡き山田和夫先生は，精神医療における言葉による有効な心理的介入の生

きたモデルであった。たとえば，インテークで私に妄想を語り，精神科医を拒んでいた男子学生をどうにか先生にリファーすると，私の報告とクライエントの訴えを聞き取った後，「それは大変だ。落ち着かず，眠れないのも無理はない。これを続けるとノイローゼになるから，どうにかしようよ」と，ご自分につないでいく。「これこそ，クライエントが抵抗なく受け容れ，変化していく介入なのだ」と納得し，そうなりたいと心に決めた機会だった。駆け出しの時期，このような介入の言葉かけに触れ，精神療法の奥の深さを知ったことを感謝している。

2．Tグループ（Training Group）でのトレーナー体験

Tグループは，テーマのない自由な話し合いを続ける1週間の小グループ活動であるが，メンバー同士の率直な思いの交換が自己理解，他者理解，関係理解を深め，個性と関係性の両立によってグループの創造性が高まる体験をする場である。とりわけ，そこでのトレーナー体験は，臨床に転移できる学習をもたらした。ごく初期の段階でメンバーは，トレーナーに対して，権威や権力に対する投影や率直な感情をフィードバックする。それは，個人面接の場面で自分がどんな人に，どんな印象や影響を与えているかを知る絶好の機会となる。そこでの対応の試みと経験は，臨床の場で出会う多様なクライエントとのより自然で，自由なかかわりを援けてくれた。

Ⅲ　家族療法のパラダイムによる精神療法理論・技法の統合と汎用性のあるSVモデル

1970年代の後半に入り，大学では無気力症，摂食障害，留年など青年期の自立の遅れの問題が目立ち始めた。人生最大の転機（transition）とも言える青年期に退却的抵抗はありうるとしても，その時期が長引き，さまざまな理由で休学や留年を繰り返す学生とその状態の理解に苦しみ，焦る家族との葛藤は，より一層自立を停滞させるという悪循環を招いていた。自立を迫られる青年と家族の葛藤を前にして，個人療法の限界と自己の実力の不十分さを痛感して暗中模索していたとき，はからずも北米では家族療法が心理療法の世界を席巻する勢いを見せていた。この時期，家族療法に出会ったことは，その後の私の心理療法の実践と指導に最大の転機をもたらした。

1．症状・問題を関係性の問題としてとらえること

本稿で家族療法の理論・技法を詳説するスペースはないので，要点を述べる。臨床実践における家族療法のインパクトは，個人の症状や問題を個人の問題としてではなく「関係性」の問題としてとらえ，支援の焦点を関係性の変化に当てることであり，その視点は，セラピーにおける専門職の位置付けを変えることであった。

①関係性（システム）の変化から理論・技法の統合へ

個人，家族，社会は階層をなす生態システムの一部であり，それぞれの生体はそれ自体を形成する諸要素の交互作用のまとまりとして機能しながら，同時に下位と上位のシステムとも交互作用して変化し続けている，という理論は，私が学生相談で躓き，途方に暮れた状況を見直し，単純な原因探しや悪者探しに警告を発し，関係性の問題へのアプローチの必要性を示唆するものであった。

同時に，生体をシステムとして包括的にとらえる視点は，一見対立し，優を争っているかに見えた多くの心理療法の理論・技法の統合を可能にするものであった。

次頁の図をご参照いただきたい。Aは人間の内的世界で内省を中心とした心理療法が解明してきた領域であり，Bは行動主義心理学を活用した行動療法の領域，そしてCが関係の世界を重視する家族療法の視点を活用する領域である。心理療法やカウンセリングはこれらの三つの世界にかかわり合う理論と方法を別個に開

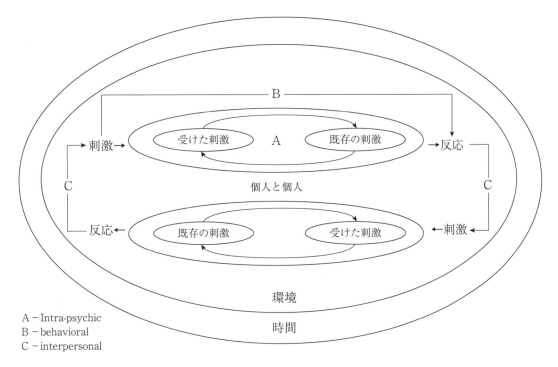

図　エコシステミック・セラピー統合モデル（平木，2003）

発してきたと言える。家族療法はA，B二つの領域も含んで進行するので，それらが矛盾・葛藤を起こすことはないのである（平木，2003）。

②汎用性のある訓練モデルの開発

この考え方とその実践は1990年代に入って大学院における臨床心理士の教育・訓練援用され，さらに，汎用性のある心理臨床専門職の基礎訓練モデルの開発につながった。それまでの臨床心理士の教育は，各教員の信奉する学派の理論・技法による随意の訓練であり，学派を超えた心理臨床の基礎訓練は行われていなかった。学派を超えた心理臨床スーパービジョンモデル（平木，2012）は，大学院2年間の基礎実践訓練の中核となるものであり，現在，日本産業カウンセリング学会のスーパーヴァイザー訓練モデルとなっている。

なお，私の主宰する統合的心理療法研究所における教育訓練は，「家族療法を中軸とした統合的心理療法」であり，基礎訓練の後に専門機関でおこなわれる実践訓練として位置付けている。それは，次に述べるライヴ・スーパービジョンを重視したモデルである。

2．訓練におけるライヴ・スーパービジョンの意味と効果

1970年から今日までの間に，心理臨床における実践と訓練の位置付けは大きく変わった。つまり，「科学の知」を応用する科学から，「臨床の知」（中村，1992）を生み出す科学となったのである。実践の科学は，理論的・実証的研究成果を応用するだけでなく，むしろ現場のリアリティから創造されていく。その意味で科学の知と臨床の知の統合は，心理臨床教育・研究の今後の課題であり続けるだろう。

臨床の知を生み出す典型的な訓練がライヴ・スーパービジョンであろう。私の研究所IPIの臨床訓練は，これを中心にケース検討会，個人スーパービジョンを行っている。

家族療法が開発した臨床の現場における生（なま）のスーパービジョンには，臨床哲学，専門職（匠）の巧みな言葉の介入，そして実践に参与する全員の相互交流の知恵がある。IPIでは，コセラピーによる訓練と同時に，面接の途中で観察室のスタッフとチームによるインターセッションを活用したライヴ・スーパービジョンが行われる。

①今，ここでかかわっている人々を意識した生のスーパービジョンの意味

クライエント，あるいは家族に対してその人の身になってフィードバックが即時に返されることは，クライエントたちにセラピストのみならず，他のスタッフからも支えられ，見守られている実感を与える。

複数のスタッフからときには異なった見方や言い方が伝えられると，家族のみならず参加者全員が同じ意見を持たなくても助けられ，また各自の独自性が維持される感覚を得る。

②関係性に立脚したスーパービジョンは，専門職の位置付けを変える。

図でも示した通り，心理療法やカウンセリングは，個人対個人の支援関係にとどまらず，セラピー内外でかかわっている人々の多重な関係の一つである。つまり，クライエントの変化は支援者を含めたその他の人々との関係性の中で進むのであり，支援者の関わりはクライエントのよりよい関係性の循環を生む媒介となることが望ましい。支援者ができることは，システムの必要に応じてシステム内のリソースを活用して小さな変化を起こし，よい変化の循環を開始することであろう。

支援者は多様な関係性の中でかかわりを持つ一員であり，そこでは他のメンバーと同じようにその人独自の思いの言語化や言葉が生み出され，伝達されていく。セラピストは，その場で誰かに意味がある自分ならではの言葉かけができるようになっていきたいし，指導者としては，そのようなセラピスト訓練をしていきたい。

文　献

平木典子（2003）カウンセリング・スキルを学ぶ．金剛出版．

平木典子（2012）心理臨床スーパーヴィジョン—学派を超えた統合モデル．金剛出版．

中村雄二郎（1992）臨床の知とは何か．岩波書店．

Williamson EG（1965）Vocational Counseling：Some historical, philosophical, and theoretical perspectives. New York, McGraw-Hill.

心理臨床のベースを形成することと伝えること

Masayoshi Hironaka

弘中　正美*

はじめに

　私は自分を位置付けるための特定の学派・理論を持っていない。それは特定の学派，あるいは特定の大学などとしっかり繋がって，体系的に心理臨床を学ぶ機会を持てなかったことを意味している。それゆえ，公式的な意味での師弟の関係を持つこともなかった。

　しかし，1976 年に大学院を出て本格的に心理臨床の道を歩み出したのち，私が影響を受けた「師」や「仲間」を持たなかったわけではない。また 1986 年以降，私が人を指導する役割を持つようになってから，私の影響を受けたかもしれない「弟子」がいないわけでもないと思う。

　本論では，まず，大学院を出たあとの 10 年間（1976 年〜 1986 年）に体験したことを中心に，私が自分の臨床のスタイルをどのように身につけたのかについて述べてみたい。その 10 年間は，私にとっては自分を心理臨床のビギナーとして認識していた「修行の時代」であった。

I　修業時代の始まり

　私はもともと，東京大学文学部とその上の大学院で，実験心理学を学んでいた。実験心理学は，自然科学的色彩の強い学問である。臨床心

---

*山王教育研究所
　〒 140-0013　品川区南大井 6-17-16 パークウィンビル 3F

理学なかんずくその実践としての心理臨床が“人の内的な心の世界”を扱うのとはそうとうに異なる方法論によって，人や動物の行動現象にアプローチしようとする。私もネズミを使った学習実験などを経験した。卒業論文・修士論文は，調査あるいは実験データに基づき，社会心理学のテーマで書いた。

　そもそも，その時期，私は自分が心理臨床の道に進むとは思っていなかった。ところが，大学院の先輩に，すでに退官された梅津八三先生の薫陶を受けて，重い知的発達障害児に対する教育的援助の研究と実践を知覚・認知心理学をベースとして行っている人たちがいた。そのなかの一人の松田直さん（のち国立特殊教育総合研究所【現，国立特別支援教育総合研究所】，群馬大学）と親しくなり，直接の影響を受けた。心理臨床における私の最初の師と言えるかもしれない。

　彼の導きで，保健所の三歳児検診の心理判定員の仕事（子どもの発達に関する親の相談面接・指導と，その後の定期的な経過観察）を始め，4 年間続けた。大学ではそのために必要な知識をまったく教わらなかったので，独学で勉強し，知的な遅れを持った子どもを中心に，さまざまな子どもたちと出会った。そのなかには，その当時で言うカナー・タイプの自閉症の子どもたちもいた。彼らとの出会いが，社会心理学から臨床心理学への軸足の移動を私に真剣に考

えさせる伏線となった。

博士課程（現在の博士後期課程）の在籍が丸3年となり、大学院を出て就職することを考えていた私に、臨床心理学に転向する機会が訪れた。名古屋女子大学から児童臨床心理学の専任教員の話があったのである。その大学には地域に開かれた児童相談室があり、その責任者として問題を抱えた子どもや親と会えることが私には何よりも魅力だった。私は、社会心理学の研究から離れることを決意し、その女子大学に赴任した。一時的な腰かけのつもりは毛頭もなく、臨床心理学の実践（心理臨床）を目指そうとしたのである。臨床心理学・心理臨床については自分で学ぶしかなかったので、いろいろな研修の場を求めて勉強をした。名古屋で受けられる研修だけでなく、情報を得ては、東京や関西に出かけて行った。今考えてみると、大学で臨床心理学を専門的に学んできた人たちも、同じように研修の機会を求めて、東に行ったり西に行ったりしていたと思う。実践に役立つような臨床心理学を大学で学ぶこと自身が、当時は難しかったのである。

名古屋には10年間いたが、児童相談室での活動に責任を持てるようになるために、日々が修行の連続であった。

Ⅱ　佐治守夫先生について

その修行のなかで、二人の師と出会った。一人は、東京大学の佐治守夫先生である。私は文学部の学生だったので、教育学部の教官でいらした先生とはコンタクトがなかった。佐治先生が日本におけるロジャーズ派の第一人者であることを知ったのは、大学院に入ってからである。そのあと、先生が主宰された「エンカウンター・グループ合宿」に何回か参加した。私が臨床心理学に転向するもう一つの伏線は、この合宿体験にあったと思う。

女子大学に勤めるようになって、私は私の臨床活動を指導してくれる人を見つけなければいけないと思ったが、名古屋における人脈を持っていなかった。そこで、佐治先生のことを思い出し、すがるような気持ちで先生のお宅に電話をして、スーパービジョンをお願いした。こうして私は、月に1回、新幹線で上京して先生のお宅に通った。この頃は、まずはロジャーズのカウンセリングの方法を身につけなければいけないと思っていた。

佐治先生のスーパービジョンでは、助言と言えるようなものは特になかった。しかし、私には定期的に通うことで、サポートされている強い実感があった。私が事例の報告をするとき、先生は「うん、うん」と呟きながら目をつぶり、だんだんと背を丸くして上半身を沈み込ませていった。そして、ここぞと思うときになると、先生は絶妙のタイミングでググーッと体と頭を持ち上げて、ピタッとこちらに視線を合わせ、「あなたにとっては、それが嬉しかったのね」などと返してくださった。その声もどこか野太く、先生の体の底から発せられるように感じられた。聴いてもらっている感覚がまともに伝わってくる瞬間であった。

何人目かのクライエントの事例が成功裏に終結し、そのときに先生が褒めてくださった。コメントらしいものは何もなく、素朴な意味で純粋に褒めてくださった。何がよかったのかは、自分で考えなければいけなかったが、自分が大切に扱われている感覚が残った。

スーパーバイザーのなかには、大きく分けて、バイジーをその良い点に着目して受け入れるタイプと、バイジーに厳しい批判や指摘を行うタイプとがあると言われる。前者は下手をするとバイジーを甘やかすかもしれないし、後者はバイジーを無力感で苛ますかもしれない。両タイプのバイザーをそれぞれ持つのが一番よいと言われることもある。私にとっての佐治先生は明らかに前者のタイプであった。バイザーとしての私がどちらかというとバイジーに肯定的に接する傾向を持っているのは、佐治先生の影響があるのかもしれない。

佐治先生のスーパービジョンは、約8年間続いた。

Ⅲ　西村洲衞男先生について

　もう一人の師は，当時中京大学（のち愛知教育大学）にいらした西村洲衞男先生である。西村先生との出会いは，名古屋に行った年に，先生が主宰されている箱庭療法研究会に入れていただく形で始まった。この研究会では毎月，箱庭療法の事例検討を行っていた。この研究会が縁となって，西村先生のユング研究会にも出るようになった。こうした流れで，名古屋に行って3年後には，私は先生の教育分析（夢分析）を週1回のペースで受けることとなった。分析は7年2か月の間，私が名古屋を離れて千葉大学に移るまで続いた。

　西村先生は京都大学の河合隼雄先生が1965年にチューリッヒのユング研究所から帰国されたあとの最も早い時期のお弟子さんの一人であり，河合先生に師事し，また河合先生と力を合わせて，箱庭療法とユング心理学を日本で発展させるのに貢献された方であった。

　西村先生の影響は強烈であった。先生は直感的にものを言われる方であった。直感的なもの言いは，断定的で明確な言い方である。ときには私にとって理解しにくいような，予言めいたこともあった。私にとって痛いところを指摘されたこともあるし，たしなめられたこともあった。ところが，私は先生に自分を否定されたと感じることが一度もなかった。私は修行中のビギナーのつもりでいるのに，先生はいつも私を自分で歩んでいける自立した人間として扱ってくださった。

　西村先生はまた，教科書的なことを言わない方であった。先生から箱庭療法やユング心理学について多くのものを学んだが，先生の「ユングはこう言っていますが」とか，「河合先生はそんな体験をされたようですね」といった少し距離を取った言い方のなかに，『あなたはどう思いますか？』という問いかけが含まれているように感じることがあった。先生はときに，「僕もそう思います」とか「僕にはよう分からんのだが」と付け加えられた。河合先生に対する西村先生の傾倒ぶりには，並々ならぬものを感じたが，一方では，西村先生が『河合先生を尊敬し認めることと，僕が僕であることとは別だ』といった，西村先生の主体性，独自性が垣間見えた。その傾向は次第に強くなり，河合先生が亡くなられた（2007年）あとは，いっそう顕著となった。「河合先生のやっておられたのは，ユング心理学ではなくて，河合心理学だ」と言われたり，「僕は，ユング心理学をもう止めようと思う」と言われたりした。

　実は，それと同じことを私自身が西村先生との関係で体験していたと思う。私は西村先生に傾倒していたし，そのことを通じて箱庭療法やユング心理学を学んだ。しかし，西村先生の言われることで，私が消化できない部分は，あくまでも『分からない』こととして保留するしかなかった。人から影響を受けたことは，自分が本当に理解できる範囲でしか活用できないものである。西村先生御自身が，主体性，独自性を大切にされる方であったので，先生は私が先生の考えを理解できなかったり，受け入れなかったりすることを許してくださったように思う。

　西村先生との関係を通じて，河合先生の講演会やセミナーに参加する機会が増えた。河合先生をコメンテーターとしてお招きした研究会で私が事例を報告する機会もあった。1982年に日本心理臨床学会が設立され，個別の事例の検討を通して考え，議論する時代の潮流が押し寄せていた。講演会や事例検討会での河合先生の話は分かりやすかった。先生御自身の言葉で語られるので，分かりやすかったのだと思う。

　恐ろしいことに，私は自分で考え，喋ったり書いたりしたと思いこんでいたことのいくつかが，そのまま河合先生の本のなかに出てくることを後年知った。偶然の一致なのか，それとも河合先生の言葉をお借りしたことを忘れてしまったのか，何とも言えない。しかし，仮に後者だとしても，私のなかで消化し血肉となったものであれば，自分の言葉として使ってもよいと思っている。

Ⅳ　同世代の「仲間」について

西村先生との繋がりで，名古屋圏の比較的若手の心理臨床家（当時，概ね30代）の人たちとの交流が次第に広がっていった。必ずしも名古屋出身の人ばかりでなく，その時期に名古屋に集まっていた人たちでもあった。

私は実験心理学出身であるため，心理臨床を始めたとき，もともとの仲間と呼べる人がいなかった。ほかの人たちは，先輩・同輩・後輩との揉まれ合いや支え合いのなかで自分を鍛え，また帰るべき母校を持っている人たちのように思えた。仲間という人的環境を持っていると，仲間内で通用するスタンダードな考え方を身につけ，それを自分の守りとすることができる。私はそのような人的環境を持っていないことを長い間，一種のコンプレックスとして感じていた。

しかし，次第に分かってきたことであるが，私が知り合った同世代の人たちも，結局は個々に独自性豊かな人たちであった。なかでも，私が最も影響を受け，親しく交わった人たちは，どちらかというと一匹狼が多かったような気がする。亀井敏彦・吉田耕治・森谷寛之・酒木保（敬称省略）らの面々である。

亀井（当時，名古屋保健衛生大学【現・藤田保健衛生大学】）・吉田（当時，名古屋市くすのき学園【情緒障害児短期治療施設】）が示す直感の閃き，事例理解の鋭さには，いつも舌を巻いた。この二人のセラピストとしてのセンスと技量は，私には神業のように思えた。しかし，彼らの心理臨床の拠って立つ理論は何かと問われると，私には答えがない。その臨床感覚はユング心理学とか精神分析とか，既成の理論の範囲を超えたものがあった。西村先生とも河合先生とも異なっていた。彼らとの事例検討会を通じて，クライエントへの具体的なアプローチの仕方を，職人の世界で弟子が師の仕事を見て技を盗むのと同じようにして学んだ。当然，体系立ったものではないが，そのなかのいくつかは，私の臨床のなかで生きている。

たとえば，吉田がさりげなく使う「このお母さんは気づかない人なんですよ」という言葉には，子どもの状態あるいは子どもが伝えようとすることに噛み合った応答ができない母親の困難な状況が独特のニュアンスで込められていた。今考えると，母親自身の発達の偏りとか，あるいは母子間の愛着形成不全などとも無関係ではなかったかもしれない。

森谷（当時，愛知医科大学）は，京都大学大学院で河合先生の門下生として心理臨床を学んだ人である。最初会ったときは，主流派の超エリートに見えた。ところが，彼はもともと理系の大学院から転じて臨床心理学の領域にきた人であり，独自性の塊のようなところがあった。自分の体験をベースにコラージュ療法を創始したのも，いかにも彼らしいところである。加えて時代を見通す眼力と合理性を持っていたので，尊敬して付き合うようになった。

酒木は，この頃は中京大学の知覚心理学の助手を勤めていた。つまり，実験心理学者だった。中京大学の繋がりで西村先生の箱庭療法研究会を手伝うようになり，次第に臨床の活動を始めた。一見荒っぽいようで，親分肌の温かみがあった。のちに旭川医科大学に転出し，独自の領域を切り開いていった。

私が酒木に受けた影響のエピソードに次のようなことがあった。酒木が遊戯療法のなかで（本物の）竹刀を使って子どもとバンバン打ち合う体験を，「気持ちええぞー！」と話してくれた。チャンバラで玩具の刀がすぐにクネッと曲がってしまうのに閉口していた私は，自分もぜひ酒木のような力強いプレイをしてみたいと思った。竹刀を用意したところ，間もなくして来談した男の子が使ってくれた。その子は小学生ではあったが，剣道を習っていたため，めちゃくちゃに強く，私はさんざん痛い思いをした。竹刀で打ち合うパワーは，酒木にはあっても私にはないことを思い知らされた。影響を受けるとしても，自分が使いこなせるかどうかが重要なのだと悟った。

V　伝えることについて

　私は，いろいろな人（「師」や「仲間」）と出会い，刺激されては，少しずつ自分の臨床のベースを作ってきた。しかし，最も重要だったのは，クライエントとの間で体験したものであることは言うまでもない。私の場合，修行時代の10年間，ほとんどのクライエントが子ども（知的な遅れ，自閉傾向，癲癇，緘黙，不登校，集団不適応など）だったので，遊戯療法および親子並行面接が自分の臨床のスタンダードとなった。その後，大人のクライエントと会うようになったときも，遊戯療法で身につけたことが役に立った。それは，遊戯療法が心理臨床全般に通じる普遍的機能を持っているからだと思う（弘中，2016b）。

　ところで，自分のことで精一杯だったので，次の世代の人に何を伝えるのかについて正面から考えたことがなかった。せいぜい，私が教えた人たちがそれぞれ独自なものを育みつつも，良い意味での仲間意識と出身母体に対する安全基地感覚を持ってもらいたいと思うぐらいであった。そうした帰属意識は，私が求めようにも求められなかったものだからである。しかし，心理臨床の世界を生きるために，それは本質的なものではない。

　1986年以降，私は千葉大学ついで明治大学において，心理臨床の道へ進もうとする若い人たちを指導する立場に立った。私なりに彼らに伝えるものがあったし，伝えようとする意思もあった。本論を書くにあたって，できる範囲で言葉にしてみたい。

　私が伝えようとしてきたものは，やはり私自身が通ってきた道において大切にしたことである。それは，学んだ理論や教えられたルール，あるいはスーパーバイザーの指導よりも，自分がいま本当に感じていること，こうしたいと思うこと，あるいはこうせざるをえないことを優先させるということである。クライエントと生身で向き合うとき，究極にはそれしかない。このことは，私のオリジナルな認識であるが，お

そらく西村先生や河合先生，同世代の仲間からの影響を受けつつ，理論とは別の次元で私のなかに根付いたものだと思う。

　たとえば，遊戯療法において退室しぶりをする子どもに対して，ルール通りに退室させるのがセラピストの役割なのかどうかを問うてみよう。プレイルームを使う次の予定があれば，自ずと現実的なリミットが生じる。それがないとしても，子どもとセラピストの勝負の時間は，せいぜい数分か，多くとも5分しかないだろう。その時間をかけて，セラピストは自分のなかで生じる本当の気持ちに添って動くしかない。子どもを愛おしく思うときもあるだろうし，子どもに対して絶対に負けられないと思うときもあるだろう。いずれにしても，セラピストの本気が顕現するとき，子どもは手ごたえを感じることができる。セラピストがただルールを守ろうとすることしか頭にないときには，子どもはセラピストに失望するであろう。子どもが退室間際という，際どい時間を選ぶのは，セラピストの本気が確かめられやすいからである。

　遊戯療法における退室しぶりの場面とは形や内容が変わっても，同じ質のことが心理臨床全般において生じる。クライエントとの真剣勝負をクライエントともども生き抜くためには，セラピストは自分が本当に感じていること（本気）に基づきながら，自分がなし得る最善の道を選び取るしかない。

　理論や技法は，もちろん必要である。セラピストにとってのスタンダードがあって初めて，スタンダードから外れることの意味が生じるからである。しかし私は，理論や技法は，セラピストが自分を支えるための便宜的な方法に過ぎないとも思っている。それらがセラピストに有効なヒントを与えてくれるならばそれを活用すればいいし，何も与えてくれないならば，自分で考えるしかない。私にとってのユング心理学の考えは，事例の全体状況を俯瞰して把握するのに役立つ。曖昧なものを許容する傾向があることも，拙速な解釈に走らずに事例をコンテインすることを

助ける。しかし，ユング心理学だけで事例にアプローチすることは，ありえないと思っている。

　本気は，理論や技法とは異なる次元の問題である。本気の問題は，主体性の問題である。クライエントの主体性とセラピストの主体性が噛み合うときに，化学反応のような変容が生まれる。これは決して抽象的な話ではなく，コミュニケーションとしての実際の現象である。そして，心理療法（とりわけ遊戯療法）は質の良いコミュニケーションを可能にする（弘中，2016a）。

　こうした概念化は，私のなかでいまも現在進行形のものとして展開を続けている。ジェンドリンの「前概念的体験」という概念を援用したり（弘中，2002，2014），発達心理学と精神分析の学際領域における愛着の研究から「情動調律」という概念を借りたり（弘中，2014）して，いまも少しずつ進展している。その進展の過程に付き合ってくれることを，少なくとも「弟子」には要望として「伝えている」ような気がする。

文　献

弘中正美（2002）遊戯療法と子どもの心的世界．金剛出版．

弘中正美（2014）遊戯療法と箱庭療法をめぐって．誠信書房．

弘中正美（2016a）遊びについて．弘中正美編著．心理臨床における遊び．遠見書房．

弘中正美（2016b）総括：心理臨床における「遊び」の普遍的機能．弘中正美編著．心理臨床における遊び．遠見書房．

「学ぶこと」と「教えること」の様相

▶ソーシャルワーク・スーパービジョンを通して

Kazume Fukuyama

福山　和女[*]

はじめに　未知の知識・知見，斬新的な技術を習得することが学ぶことなのだろうか

　筆者は，1986年頃アメリカの大学院博士課程ソーシャルワーク学研究科に在籍していた。ソーシャルワーク・スーパービジョンとは，ソーシャルワークの専門職の育成過程であり，メンターから「その専門性や方法を教えてもらうこと」であるとする定義が多くの参考文献にあった。この定義については日本で，すでに，学んでいたこともあって，ソーシャルワーカーとして対人援助の仕事を長年してきた筆者にとっては，熟知していたが，この研究科で，専門職として育成されることを望んでいたわけでもなかった。

　筆者が所属していた日本の職場では，スーパービジョンの先行研究を参考にし，欧米の最新の援助方法論をすでに適用していた。その意味からもこの研究科では，博士課程レベルのスーパービジョン研究を目的としたが，その理由がどんどんあいまいになっていった。

　日本では，スーパービジョンの知識・技術面の導入が活発であったが，ソーシャルワーカーたちのスーパービジョンに対する認知度は低く，業務に疲弊している実践現場にはスーパービジ

ョン体制の構築が喫緊の課題であった。それを研究テーマとし，なんとか新しい知見を得て，大学院での研究成果をだしたいと思っていた。研究テーマとしては十分に適したものであると信じていた。しかし，大学院で聴くもの，見るもののなかでスーパービジョンに関する新しい知見には出会えず，新しい方法論も見つからず，パラダイムの変換もみられず，まったく途方に暮れてしまった。

　指導教授からは，私の研究報告に対して「What is your question?」と何度も問われ，いつも研究のスタート地点に引き戻され，何度も自問自答したが，的確な解答が見つからぬまま，何も積み重ねることもできず，時間だけが経過していった。「何を学びに来たのか」とさまよっていた。

I　専門家はどこから誕生し，どのように学習してきたのか

　筆者は，院生であると同時に，アメリカの実践現場でもソーシャルワーカーとして実践に関与していたので，日々，あらゆる課題や問題に遭遇し，現実にソーシャルワーク援助を体験していたのが莫大な学習となって身についているはずなのに，周囲の英語の文字だけの環境に非常に違和感を覚えるのみになっていった。何を「教えてもらいたいのか」，つまり，自分はなぜ，

---

[*]ルーテル学院大学
　〒181-0015　三鷹市大沢3-10-20

「学習するのか」について自問したが答えが見つからない日々であった。

ふと，スーパービジョンには教育機能が含まれているが，その教育とは何か，なぜ，スーパービジョンが必要なのか。新人には，教育が必要と言われるが，専門知識をもつ先輩が持たない新人に伝えることなのか。アメリカの教育の歴史，特に技術の伝達が必要と思われる音楽の教育，ピアニストは，最初から専門家としてピアノが弾けたのだろうか，歴史の始まりから，ピアニストはどのようにして技術を習得したのだろうか。音楽の教員には，最初から専門家が配属されていたのだろうか。学校は，教育を専門とするが，何を目的に教育をするのだろうかなど，疑問が次々と湧いてきた。

Ⅱ　環境の変化と学びとの関係

図書館で，アメリカでの最初の教育心理学のテキストブックに出会った。1920年に刊行された Human Behavior：the first book of psychology for teachers の冒頭で「人はなぜ，学習するのか」と記されていた。そして，人が学習することの必要性は，人を取り巻く環境が毎秒のごとく変化しているからであると書かれていた。その変化に適用するためには，新しい適用の仕方を学習しておかなければ，人は生きていくことができないというわけである。人間の周りの環境，木々が秒速で，変化し続けている様を自然と呼ぶ。すでに，エコロジカルシステム論が教育論に適用されていたことを知って驚きを感じた。この考えに接して，「学ぶことの必要性」を非常に納得したのを今でも覚えている。主体が学習を必要とするのは，客体が変化しており，それに呼応して主体も変化しているという交互作用現象の中で，人間が生きているからである。逆に言えば，人が生き続ける，存在し続けるには，常に新しい状況の変化に応じるために学びを続けるということになる。

Ⅲ　学びには終了があるのか

日本で，社会福祉施設の施設長に，「研修会に参加したいので，その機会を与えていただきたいとお願いしたが許可がもらえなかった」とベテランのソーシャルワーカーが嘆いていた。彼女の施設長の言は，大学や大学院を修了したのだから，もう学ぶことはないのではとのこと。あなたなら，学ばなくてもほとんどこなせるでしょうとお褒めをいただいたが，あの教育心理学の教科書の定義によれば，学びに終了はないということである。

社会福祉の現場では，社会の問題や家族が抱える課題や，個人が苦しんでいる問題が，精神的や心理的なものばかりでなく，身体的，社会的，物理的，霊的に複雑なものであり，援助を展開するソーシャルワーカーには，日々，変化している環境について学習をし続けている必要があった。その意味では，人が環境との交互作用の中で，生きていく限り生涯学びは継続され，終了を迎えることはないのかもしれない。その点，スーパービジョンも同じく，実践をする上では，何らかの形で，スーパービジョンを受け続ける必要があるという点に，納得した。クライエントの生き様を，尊厳の保持をして援助する上で，援助者自身も学びを続けていくことが求められている。

Ⅳ　学習は同質の専門性をもつメンターに教わるのだろうか

1980年代，心理療法のスーパービジョンについて，セラピストと同じモデルやアプローチを専門とするスーパーバイザーになかなか出会うことができないと，同僚の院生が嘆いていた。つまり，方法論が同質のスーパーバイザーを見つけるのは至難の業である。音楽教育の歴史では，1880年代当初は，誰も音楽の専門家がいなかったので，中央機構から，その筋の専門家が各学校に派遣されてきて教育するという，いわゆるメンター制度が敷かれていた。また，学校そのもの

もなかなか専門家がいなかったことから，私立学校では，教会を学問の場にして，少し頭のよい子どもが，他の子どもに教えていたとのこと。これを根拠に教育について考えると，なかなか同質の専門家から学ぶことが難しかったという当時の事情が理解できた。つまり，異質の方法論を持っている人が，特定の方法論を教えたということになり，スーパービジョンは歴史的にも異質の専門性から始まり，そこから自分の専門性の独自性を育てていったとも考えられる。

教育原理の視点から考えると，教育目的は教育される側をどこまでも「善くなろう」とする人間に育てることであるとして，人間に対する「善くする」働きかけであるとしている（白石，1998）。この点が，同質性の専門性を求めるゆえんなのかもしれない。

Ⅴ 観察と理解の重要性

ソーシャルワーク・スーパービジョンは，多くのことを「学ぶこと」とさまざまなことを「教えること」とが交互作用を通して展開されていて，その成果をだしていることを理解した。Kolb の体験的学習モデル（Quinn, 2000）を援用して，筆者は，学ぶ人と教える人にとって必要な力を五つ設定した。それは，観察力，理解力，分析力，応用力，理論化力である。

観察については，Hume D の知覚の概念（依田，2004）を援用して，さらに二分し，印象的に強く捉え知覚するものと，かすかであるが推測的に観念として知覚するものとがあると考え，いずれの場合も，経験知と科学知を使って，知覚していると考えた。

筆者は，日本でソーシャルワーク・スーパービジョンをアメリカ人の精神科ソーシャルワーカーであるD先生から受けてきた。学ぶことに専念して，特に，クライエントやその周りの環境の観察と理解を徹底して行えるまでの訓練を受けた。スーパーバイザーの方法論は，精神分析的アプローチと家族システムズ論が主たるものであったが，その後，心理社会的アプロー

チと統合的短期型ソーシャルワーク（生物・心理・社会的アプローチ）をも学ぶことになった。

D先生にスーパービジョンを受けるために，面接での観察結果を記録に書き留めること，そのときに，観察したものについて，事実のみを述べること，分析，解釈は絶対に行わないことを徹底してきた。これは，強く印象的であったという知覚で捉えたのか，推測的で観念としての知覚で捉えたのかを意識して，観察した事実を捉えることを徹底した。その成果としては，クライエント個人だけでなく，家族をシステムとして捉えることが可能となり，アセスメントが客観的なものとなり，クライエントの微妙な変化にも気づけたことで，現実のリスクマネジメントができるまでの実力がついたと思われる。

その意味では，観察結果と理解内容とを統合していくプロセスを体感して辿ることができたとも考える。現在，スーパーバイザーとして，教える立場から，スーパーバイジーのアセスメントを的確に行っている。スーパーバイジーに理論的理解に基づき，分析，応用，理論化の視点から，考えさせ，極力経験知と科学知を統合化するプロセスを体感させ，統合体験を促すことができているように思う。

Ⅵ 技の伝承は，スーパーバイザーと スーパーバイジーとの相互作用を通して行う

ソーシャルワークはアートであると言われている。面接技術や質問法などは，技であれば師匠・弟子関係を通して，学び，教えることになると思うが，筆者はスーパーバイザーから，面接でのクライエントとの関わりを結ぶことや手持ちの技術の選定の仕方などは，相互作用のプロセス段階を経てその状況に合わせて行うようにとのトレーニングを受けた。その意味では，現実的で具体的な面接技術の使い方を徹底して学んだと思う。

実際にスーパーバイジーに教えるときには，ロールモデリングの手法を使い，スーパーバイザーとの相互作用を観察させ，理解させ，具体

的な体感を通して技術の必要性や意義を伝達するように心がけている。しかし，スーパーバイジーは，技術をどのように使うのか，そのノウハウを最初に学びたいといい，スーパービジョンで不満を述べることもある。

Ⅶ　知らないことを学ぶことが学習なのか。知識・情報の伝達はどんな意味があるのだろうか。知らないことを知ることは，ソーシャルワークの習得と関係があるのか。

　情報の伝達については，システム論でいう情報を「知らせる」という機能から解明し，教えることと学ぶこと，さらには方法論を学習して応用することの意義について考えたい。
　人が情報を知らせることの三つの働きとして（正村，1994），第一に，他者が知らない情報（未知）を受け取り，知らせる働き（既知）の状態にすること。学ぶ者にとっては，知らない事柄について詳しく情報を受け取り，既知の状態にすることである。未知とは，現実にどんな出来事が生起するかは不明であるため，深く自省する。既知は，どんな出来事も現実に生起したことが現実に判明しているため不確実性を消去することになる。現実の出来事は，複数の可能な出来事の中から選び出されたもので，情報は，その複数の可能な出来事の中から特定の出来事を認知的に選び出したものである。
　第二に，人は情報を使い，他者が知らないことを知らせる過程で，知らせる事柄とは別の事柄を知らせないという効果を出す。つまり解明作用と隠ぺい作用が起きる。
　第三に，人は情報を使い，他者が知らないということを知らせることによって，未知の状態を開示することになる。情報を受け取ることによって，知らないということが自覚され，新たな謎（探究）が誕生する。未知とは，知らないということを知っている状態である。未知の状態を開示する情報は，不確実性を増大させる。
　D先生から受けていた頃のスーパービジョン

での「関わり方」には，情報を知らせることの働きに関して二つの教訓があった。一つ目は，スーパービジョンでは，必ず解釈ではなく，事実に基づいて報告すること。二つ目は，報告の際に，自分の意見を述べるが，それは方法論に関する知識や特定のモデル，アプローチの適用であること。ただし，その報告の中では，専門用語の容易な使用を禁ずるというものであった。面接記録や報告書でも，この教訓は守らねばならなかった。筆者の記憶に残っているエピソードを以下に記す。
　筆者は，精神科ソーシャルワーカーとして，地域のファミリークリニックで働いていた。特に，新人の頃からD先生（クリニックの所長であり，スーパーバイザー）のもとで，精神分析的アプローチや家族システム理論を適用したスーパービジョンを受けていた。新人の頃は，面接を終えて，記録を作成し。ほぼ毎日スーパービジョンを受けていた。面接記録の書き方については，訓練を受け，認めていただけるようになったが，来る日も来る日も，とにかく，手書きで，カーボン紙を挟んで書き込むことは労苦であった。1時間の面接を記録するのに何時間も費やし，担当ケースすべての記録を作成していた。
　スーパービジョン・セッションの開始時に，すぐに面接記録を手渡したところ，D先生は，それを手にとるや否や，数行に目を通して，すぐさま，「ジャンク！」と叫び，その記録は，彼女の肩越しにゴミ箱へと放り投げられてしまった。これは，当時の筆者にとっては，悔しさと，労苦が水の泡になったことの疲労感で押しつぶされそうになった。
　その後，D先生がこの行動をとられるときは，その記録内容をほとんど理解されたあとの反応であったことを知る。筆者にとっては，これほどまでに詳細に丁寧に記した記録がD先生にとって「ゴミ」と化してしまうことの真義をくみ取ることは不可能なことであった。何度も書き直して，持参したことで，記録が明確になっていくことを体感したのも事実である。クライ

エントの理解が立体化していく経験をした。

　他機関連携の必要な事例で，他病院の精神科医で，担当医でもあったＫ先生にＡクライエントへの援助に関するコンサルテーションを受けたのである。所長であるＤ先生からスーパービジョンを受け，十分に準備をして，記録も簡潔に，しかも的確なアセスメントを含めた事例概要を記した書類をＡ4で4枚ほど，持参した。今のように，パソコンではなく手書きであり，それでも見た目美しく書く努力をした。

　Ｋ先生はそれを手にして，しばらく読まれていたが，「君にお願いがある。この患者さんについては十分に理解できる情報であるが，僕は，ソーシャルワーカーではないので，できれば，短めに，『10行で』書くぐらいでいいのだが，次からはそのようにしてもらえるだろうか」と，とても優しく，諭すようにおっしゃった言葉ではあったが，絶対的な指示的指導であった。

　何が多すぎるのか，端的とはどういう内容をＫ先生に知らせることなのだろうか。またもや，自分の力を問われることになるとは，考えもしていなかった。

　別の精神科医Ｆ先生にスーパービジョンを受けたときには，別のキーワードを頂戴することになった。「ソーシャルワーカーさんのことは知らないが，僕たちにとっては，情報は少なければ少ないほどいいのだが，短歌で書いてくれたまえ」と。

　スーパービジョンやコンサルテーションを通して，トレーニングを受けていることの自覚は十分にしていたつもりであったが，スーパーバイザーから頂戴したキーワード「ジャンク」「10行で」「短歌で」，しかも，「専門用語はあまり容易に使わないこと！」「具体的な事実がわからなければ，アセスメントが妥当かどうかの証明はできない」など，その当時は，自分に問われているもの，求められているものが何かを理解することが至難の業であった。しかし，給料をもらいながら，研究も続けさせていただいていたことで，これらすべてがトレーニングであることを何度も自覚することになった。

　「ジャンク」「10行で」「短歌で」という意味は，一体何だろうか。スーパーバイザーの逆鱗に触れたのだろうか。スーパーバイザーの多忙な時間を邪魔したからということだろうか。面接記録には具体的に詳細にクライエントから得た情報が記されているが，それは，クライエントについてスーパーバイザーが知らない事柄を伝えようとしていたのか，つまりスーパーバイザーの未知のものを既知のものに変換させることが目的だったのか。スーパーバイジーの担当ケースであるクライエントをすべて理解することが，スーパーバイザーの責務であると筆書が誤解をしているのだろうか。それともスーパーバイジーがクライエントをアセスメントして，スーパーバイザーには知らせたくない事実を隠ぺいして，知らせたいものだけを記述しているのではないか。スーパーバイザーにスーパーバイジーのアセスメントの妥当性を判断する責務を遂行してもらうためにと，記録を作成していないか。あるいは，スーパーバイザーは情報を受け取り，知らないということが自覚され，新たな謎（探究）が生じてきて，不確かさをカバーしようとして，さらなる情報を求めているのだろうか。

　ジャンク，10行で，短歌でという言葉に対する考察はまったくできなかった。とにかく，面接記録を書くときには，スーパーバイザーの要請にこたえることのみを考えていた。しかし，今ではスーパーバイザーが筆者に何を伝えたかったのか，トレーニングしたかった内容を理解できるように思う。クライエントの理解は何のためなのか，スーパーバイザー，スーパーバイジー両者のためではない。クライエントの尊厳の保持をした援助を展開するには，クライエントに関する情報の何を把握しておくことが大切なのか。クライエントが自ら自分の存在を立体的に理解するのを援助することが，ソーシャルワーカーの専門性であったにもかかわらず，スーパービジョンとは自分が専門家として学ぶプロセスであるという定義から，スーパービジョンを活用していたので，ク

表1　スーパービジョンを通してソーシャルワークを「学ぶこと」と「教えること」

目的	学ぶこと	教えること
観察・理解・分析・応用・理論化	観察・理解を重視 統合していくプロセスを体感	分析・応用・理論化の重視 統合するプロセスを展開
知覚・観念 D. ヒューム	経験知から科学知へ 知覚から観念へ	科学知から経験知へ 観念から知覚へ
技の伝承	面接技術の使い方 相互作用を通して習得	相互作用を通して伝達 ロールモデリング
知識・情報の伝達 モデル・アプローチ 適用	未知から既知へ 精神分析的アプローチ （DD, F先生, K先生,） 家族システムズ論 （DD, B先生）	既知から未知へ 心理社会的アプローチ 統合的短期型ソーシャルワーク
原理・原則（人の尊厳）	姿勢・アイデンティティの獲得	姿勢・アイデンティティの伝達
限界・効用	同質性の同化体験	同質性・異質性の分化体験

ライエントについてはあらゆることを知っている自分を，スーパーバイザーに認めてもらいたいとの思いがいかに強かったかがよく理解できた。

おわりに

　学ぶことと教えることとを考えてみて，この両者の様相は，表1のようにまとめることができた。多くの先達たちや専門家たちから機会あるごとに多くの学びやご指導を受けたことで，スーパービジョンというプロセスにおいて学ぶことと教えることの統合ができ，ソーシャルワーカーとしての姿勢やアイデンティティを獲得することもでき，スーパービジョンの三つの教育，管理，支持機能を十分に理解することができたように思う。

文　献

Colvin SS & Rhodes GB (1920) Human Behavior : A first book in psychology for teachers. London, The Macmillan Company.

正村俊之（1994）自己組織システム．（山之内靖他編）社会システムと自己組織性（岩波講座社会科学の方法［X］）．岩波書店．

Quinn FM (2000) Reflection and reflective practice. In Davies C et al. (Eds.) Changing Practice in Health and Social Care. CA, Sage Publications.

白石克己（1998）序章 本書の特徴と構成．（沼野一男・松本憲他編）新版教育の原理．学文社．

依田義右（2004）近世人間中心思想史―デカルトからヘーゲルへの路．晃洋書房．

こころの仕事のいろは

Masaru Horikoshi

堀越　勝*

はじめに

世に「一万時間ルール」（The 10,000 hour rule）という原則がある。Malcolm Gladwell によると，そのフィールドでエキスパートになるためには約１万時間を費やす必要があるらしい。１万時間はフルタイムで取り組んでも約５年はかかる計算だそうだ。確かに，何らかの技術に裏付けされた専門家なら誰も訓練を受けずに一人前になることはない。たとえば板前を目指せば，老舗の門を叩いて弟子入りし，箒から始めて包丁を握るまでに，米を研ぎ，皿を洗って下積みをする。何年もかけて花板になり，やがて暖簾を分けてもらい看板を背負う。プロの料理人になる手立ては他にもある。調理師専門学校に入学する。料理の基本から始めて，幅広く学び，進路を決定する段階で専門を決める。老舗であれ専門学校であれ，基本を押さえ，手本を真似て「形」を習得し，実習を通して応用を学び，プロとしてのマナーや接客を知った上で公認の資格を取得する。いくらうん蓄を語っても，客に食べて貰えなければ，自分が食べることはできない。客を唸らせる料理を賄えてやっと星と人気を獲得できる。精神療法家への道もある意味で料理人への道と似ている。特に海外での

*国立精神・神経医療研究センター／認知行動療法センター
　〒187-8551　小平市小川東町 4-1-1

訓練は，調理師専門学校の訓練と重なるところが多い。基本から始め，広く学んで，徐々に絞り込んでいく。ある程度のレベルになった時点で表舞台に登場することになるが，常に成長の余地はあり完成することはない。

本稿の目的は著者自身が精神療法の「いろは」をどのように学んだのか，また後進の訓練をどのように行っているかを論じることにある。お歴々と肩を並べるには時期尚早ではあるが，自分が海外でどのような訓練を受け，現在それをどのように受け渡しているかを示すことが少しでも読者の参考になればと思い筆を執ることにした。答えるべき具体的な内容は以下の三つである。①精神療法を習得するまでの訓練はどのようなものか，②自分の訓練経験を生かしてどのように精神療法を後進に伝えているか，③理論や技術を超えた「何か」が後進に伝わると思うか。あるいは，その「何か」を自覚的に伝承してもらいたいと望むかである。

I　精神療法を習得するまでの訓練

自分の受けた訓練内容に入る前に，簡単に職歴に触れておきたい。現在自分は，国内に六つある国立高度医療研究センターの一つに属し，臨床研究と医療技術の開発および医療サービスを行っている。前職は大学教員として臨床心理

学専攻の学生の指導にあたっていた。大学教員の前は，米国のクリニックや病院で働いていた。米国で修士レベルの訓練を終えてからしばらくはサイコセラピスト（精神療法家）として働いていたが，さらなる学びの必要を感じ，博士課程（クリニカルサイコロジストを目指すため）に進んだ。在学中にカルフォルニア州のサイコロジカル・アシスタント（修士号の取得とスーパーバイザーがつくことが条件で働ける，いわばクリニカル・サイコロジストの仮免許）の資格を取得し，博士課程に在籍しながら某医療団体の非常勤スタッフとなった。

博士課程を終え，そのまま先述の団体のクリニックで常勤スタッフとして働いていたが，精神的な問題に併発する身体症状（痛み，パニックなど）に苦しむ相談者が多く，「心と体」の関係について学ぶ必要に迫られた。いくつかの大学に挑戦し，マサチューセッツ州ボストンにある大学の医学部精神科の行動医学プログラムに受け入れられ，大学の教育病院で行動医学，リエゾン精神医学，認知行動療法などを学ぶと共に，うつ，不安障害，身体表現性障害などの研究と臨床に携わった。

その後，州のクリニカル・サイコロジストのライセンスを取得し，上席研究員として先述の大学に在籍しながら系列病院の入院プログラムに身を置き，特に強迫性障害を中心に個人と集団の介入を実施していた。大学教員として帰国する話が持ち上がったことを機に，長年住み慣れた米国を後にすることになった。この顛末からも分かる通り，私の場合，精神療法の訓練のほとんどは米国で学んだことになる。

Ⅱ　基礎的な訓練を受ける

基礎訓練：米国で精神科医師以外が正式に精神療法を職業とするためには，博士レベル（5年間）のクリニカル・サイコロジスト（Clinical Psychologist）を目指すか，精神科社会福祉士（Clinical Social Worker）や結婚家族療法士（Marriage & Family Therapist）などの修士レベル（2年間）の精神療法家になるかのどちらかである。通常，博士レベルの場合は，米国心理学会（American Psychological Association：APA）の認可の大学院のプログラムに進むのが理想である。APA認可でないと資格試験を受けられないなどさまざまな不都合があり，精神療法を生業とするならAPA認可プログラムを目指す。

通常，博士レベルの訓練には職業学位（心理学博士：Psy.D.）とアカデミック学位（哲学博士：Ph.D.）の2コースがあり，職業コースの場合，ライセンス取得後の進路はクリニカル・サイコロジストとして病院などで働くか自ら開業することになり，アカデミックコースは臨床家として働く以外に研究職や大学教員などの道がある。アカデミックコースにはリサーチが必須となり，臨床と研究の両方を修めることになる。学生の割合は，職業コースが10とすれば，アカデミックコースの学生が2といったところである。自分はアカデミックコースの学生であった。

基礎訓練はアカデミック，職業コースともほぼ同じで，初めの2年間は基本的な技術や査定法の訓練，精神療法や異常心理学などについての概論的なクラスが提供されていた。実習もまずは同期の学生たちとの合宿から始まり，グループワークなどから基本的なコミュニケーションスキルを習得する。録音，録画などを用いた対話訓練が実施され，先輩たち（TA：Teaching Assistant）による指導や訓練が繰り返された。博士レベルの訓練の場合，初めの2年が終了した時点で，教員やTAたちからの評価を受けた。2年間の訓練によるスキルの習熟度や学習態度，成績などが評価され，その結果約1割の学生が修士号のみでの終了となり，他の進路を選択することになった。パスをした学生は3年次，博士課程後期に進む。アカデミックコースには，統計，研究法などのリサーチクラスが増え，職業コースはその分臨床的なクラスを多く履修できるようになる。

3年次からさまざまな心理療法のクラスが始

まった。精神分析や家族療法のクラスは2年間，認知行動療法（CBT），行動療法，ゲシュタルトセラピーなどのクラスは基本的に1年間の授業であったが，希望すればそれぞれに上級のクラスが用意されていた。クラスもより実践的になり，履修登録の際に，その療法を練習するための患者・クライエントを持っていなければ受講できない仕組みになっていた。クラスで論文やテキストを読み，治療原理や介入法を知り，ラボでは実際に面談の録音を聴いてもらったり，スーパービジョンを受けたりしてその療法を確実に実施できるように訓練された上で単位を貰う。このとき，自分が履修したCBTのクラスの担当教員は悲嘆カウンセリングで知られるウィリアム・ウォーデン（J. William Worden）であった。これが，正式なCBT訓練のスタートとなった。

実践訓練：実践訓練は徹底的に行われた。外部実習は，まず子どもへの介入から始まった。近くの学校区に週1日赴き，スクールカウンセラーの陪席や生徒の査定から始め，次第に担当の生徒と定期的に会うようになった。遊戯療法と行動変容を実施，また親への対応などを学んだ。次は大学の心理相談室である。査定から家族療法までさまざまなケースを担当。さらに大学外のクリニックでの外来，最終的には入院プログラムと順を追って訓練を受けた。実習では，長期間と短期間，両方の精神療法を実施した。最終年度は1年間のフルタイムのインターンシップを他施設で実施。ここでは，後進に対するスーパービジョンの仕方についての訓練も行われた。ここまでの臨床時間数は大学院卒業のために，また後の資格試験のために必要であり，1時間でも多く臨床時間を稼げるように努めていた。また，実習現場ではスーパービジョンを受けることが必須で，それらのスーパービジョンの時間数も資格試験のために記録しておく必要があった。資格試験を受けるためにはスーパービジョン付きの臨床時間が3000時間以上必要だったように記憶している。

3年が過ぎた辺りから学生たちは学外で二つのことを開始した。一つ目は，自分のセラピー（日本の教育分析に相当）を受けることである。教育分析は最低50セッションが卒業のために必須だったが，自分は必須時間を満たした後も数年間これを継続した。この体験が精神療法家としての自分を築く上で非常に重要だったと思う。精神療法を自ら体験することは，料理人が絶品料理を食べ歩き，良い料理とそうでない料理の線引きを体験的に学ぶのと似て，現実的にそして多方面から精神療法を知ることができたと思う。

二つ目は卒業時に実施される卒業試験と専門家資格試験（Professional Qualifying Examination：Pro-Qual.）のため，さらには後の資格試験のための勉強会である。アカデミックコースはこの他に，博士論文を提出しなければならなかった。卒業前に数日間をかけて実施される卒業試験では，すべての分野で満足な知識を持っているかどうかを試される。またPro-Qual.では，自分で決めた精神療法を1ケース，インテークから終結まで実施し，すべての面談を逐語に起こし提出。またどのようにセラピーを実施したか，理論と技術の面からレポートを作成し審査を受ける。自分はゲシュタルト療法でPro-Qual.を受けた。この時期は毎週末，仲間と勉強会に参加して問題を出し合い，単語帳を作って必死にDSMを暗記していたのを思い出す。

III　基礎訓練終了後の訓練

西欧諸国の精神療法家は誰も正式なスーパービジョンを受けずにライセンスを取得することはできない。厳密には，スーパービジョンとコンサルテーションは異なり，原則としてスーパービジョンは現場にいる上級のセラピストが下位の者を指導することを指し，スーパーバイザーはスーパーバイジーと共に介入しているという理解になる。したがって，スーパーバイジーの担当ケースに何かがあった場合はスーパーバ

イザーが責任を負うことになる。一方，同じ臨床現場にいない専門家に指導を受ける場合は，実際のケースについて責任を負うことができない。こうした指導をコンサルテーションと呼ぶ。

大学院を終えてから，クリニックで常勤スタッフとして働いていたが，クリニックのスーパーバイザーとは別に外部でも指導を受けることにした。カルフォルニア州のオレンジ郡，アナハイムにある「Listening Perspective Study Center」の所長でネオフロディアンの旗頭の一人であるローレンス・ヘッジス（Lawrence E. Hedges）のコンサルテーションを受け始めた。時間的にもヘッジスの指導を一番長く受けたことになり，ヘッジスは自分の精神療法の訓練を考えるときに最も影響を受けた人物と言えるかもしれない。当時は指導に投資をした時期でもあり，対象関係論のアルティア・ホーナー（Althea J. Horner），ゲシュタルト療法のディビット・ゴートン（David Gorton）などのコンサルテーションも受けていたが，料金が高額なために短期間での中断を余儀なくされた。

ボストンに移ってからは，病院経営上また保険の制約から，何年にもわたる精神療法は敬遠され短期間で有効な精神療法が求められることが多かった。また，臨床現場も精神科救急，緩和ケア，リエゾンなどさまざまな臨床現場を経験することができた。そして，所属病院では濃厚な CBT 訓練を受けることになった。病院内では，必ず数名のスーパーバイザーが割り当てられ，スーパーバイザーとの面談とグループスーパービジョンが必ず週 1 回ずつ行われた。認知行動療法のスーパーバイザー以外に，行動医学のスーパーバイザーと精神力動療法のスーパーバイザーも付き，スーパービジョン三昧の毎日であった。ちなみに，強迫性障害研究所（MGH ／マクレーン病院）時代のスーパーバイザーはリー・ベアー（Lee Baer），ウィリアム・ミニチェロ（William E. Minichiello），マイケル・ジェニキ（Michael A. Jenike）らであり，サイバーメディシン研究所時代は「内なる治癒力」のスティーヴン・ロック（Steven Locke）であった。

IV　臨床訓練についてのまとめ

自分の精神療法の訓練を振り返り，以下に精神療法の「いろは」を身につけるために重要だと思う点をリストする。①**スーパービジョンを受ける**：スーパービジョンを受けたことが自分にとっての財産になっている。セッションを録音し客観的に聴く，さらに聴いてもらって助言を乞う。精神療法家としての自分の成長にとって最も重要なことであった。②**仲間と対話する**：米国の医療現場では，担当ケースについて頻繁に多職種スタッフで話し合う機会があった。また集団スーパービジョンでは，自分のケースについて他の意見を聞いたり，他人のケースを一緒に検討したりする。多角的にケースをとらえることや違う意見を受け入れることを学ぶのに役立った。③**診断基準を頭に入れる**：DSM や ICD に対する批判は多いが，医療現場で働く以上，最低でも共通用語として診断基準を知っている必要がある。したがって，心理学的な見立てと二本立てでこうした診断基準も頭に入れておきたい。④**論文や本を読む**：自分が働くフィールドで何が起こっているのかを知るためには学会や研修に参加する以外に論文や本に目を通す必要がある。スーパービジョンはもとより臨床に関する重要な情報を手に入れる手立てとして習慣化する。⑤**できるだけ多くの臨床数をこなす**：臨床について実際のケースから学ぶことに優るものはない。スーパービジョンを受けながら臨床体験をすることで見えてくることは机上の空論では終わらない。現実的な見立ても数をこなしてこそ身につくものなのではないだろうか。⑥**メンターを見つける**：ビジネスを興そうとしたとき，もしパートナーがビル・ゲイツだったらどうだろうか。おそらく仕事はみるみる発展し，数年後には大きな実を刈り取ることになると思う。精神療法においても誰が水先案内をするかはその精神療法家の将来を左右する。

— 104 —

V　後進への渡し方の工夫

①**スーパービジョンの実施**：徹底したスーパービジョン（SV）は，自分が米国での臨床訓練で体験したことであり，米国で正式な臨床訓練を受けた精神療法家は誰もが同様な体験をしている。したがって，後進にはできるだけSVを実施している。録音したり録画したりすることへの抵抗がないわけではないが，実際に患者・クライエントに話してみると承諾を得られることが多い。中には録音を持ち帰って面談を聴き直す者もいる。案外，医療機関や精神療法家の側に抵抗がある場合が多い（厳格な情報管理が重要である）。承諾を得た上で（書面で），面談の録音，または録画をしてもらう。SVは，音源を先に渡して貰い，予め聴いてメモを取った上で臨む。SVを受ける側は，事前に自分の面接を聴いてもらい，SV用の用紙を埋めて持参してもらう。SVは約1時間で，できる限りセッションごとに，そして次のセッション前に実施している。

②**文献に親しむ**：我々は無作為割り付け試験などの臨床研究を実施しているので，スタッフには論文に目を通す習慣を身につけてもらうようにしている。週1回「リサーチ・モジュール」と呼ばれるミーティングを持ち，順番に英文論文を選んで発表してもらう。論文を読み，科学的に物事を吟味する方法を身につけてもらう。

③**基本スキルを押さえる**：現在の臨床現場では「クリニカル・モジュール」と呼ぶミーティングも週1回実施している。このミーティングでは基本スキルの復習（共感や支持の練習，質問の練習など），ロールプレイを録画したり，さまざまなワークを通して対話技術を高める訓練をする。音楽の演奏と同じで，何となくではなく意識してスキルを使えるようにするために，基本的なスキルをさらに磨くようにする。

④**簡単に表現することを勧める**：人間について深く知り，難しい言葉でそれを説明すればするほど，相手は話し手が分からなくなる。1時間の面談で，相手が持って帰れることは限られている。そこで，相手が持って帰りやすいように簡単な言葉で話すことを勧めている。精神療法家は詩人のように，簡単な文章に深い意味を込めて相手に渡せる方が良い。

⑤**いろいろなモデルについて学んでみる**：一つの精神療法だけにこだわらず，少なくてももう一つか二つ他の精神療法も学ぶように勧める。一つのことをだけを信じていると，異なる考えを攻撃したくなるものである。いろいろな相談者のいろいろな考えとお付き合いできる方が良い。

⑥**教育分析を勧める**：自分で精神療法を体験する。米国では時々訓練中の未熟な学生などを評して「座る椅子が違う」ということがある。つまり，介入側の椅子ではなく，相談者側の椅子に座るべきだという意味である。個人的な問題を抱えているにせよいないにせよ，自分の仕事を自らが体験することは非常に有益である。自分が後進に教育分析を勧める場合には信頼するH先生，またはN先生にお願いしている。

VI　理論や技術を超えた「何か」について

理論や技術を超えた「何か」とは何か。すぐに思い浮かぶものとしては，「センス」，「アート」などの言葉がある。おそらく，言葉にならないあれこれを「何か」と呼ぶのだろうが，確かにその何かが精神療法家を特別な存在にし，上手な介入を作るのだと思う。しかし，あくまでも私見だが，この「何か」は結果としてついてくるものではじめから追い求めるものではないように感じている。たとえば画家が「自分のセンスは凄い」，「自分の作品はアートだ」と言うとしたら胡散臭い。一方で，作品を見た者がその画家を評して「素晴らしいセンスだ」とか「これはアートだ」と呟いたとしたら，画家自身，またはその作品に理論や技術を超えた何かを感じたということである。画家はセンスや芸術を描いているわけではない。卓越した技術や理論体系を土台に，それを超える何かを生み出す。精神療法家も同様に基本的な技術を習得し，面

接を重ね，面接について悩み，スーパービジョンを受け，論文を読み，試行錯誤を繰り返す。結果的に絶妙な対話力，共感力，査定力，質問力といった技術が備わり，「粗密」に長けた面接ができるようになる。まずは理論と技術を身につけ，それらを磨き続けることが必要である。なぜなら，技術を持たないアーティストはいないからである。

　この「何か」を後進に伝承したいかどうかであるが，逆に自分はどのように先輩から「何か」を受け取ったのかについて考えてみた。そして，尊敬するスーパーバイザーやメンターに共通するいくつかの点を見出した。彼らは一緒にいて安全である。威厳があっても予測不能な行動や礼儀に反するようなことをしない。他人と安全な関係を築くことができることが重要である。次は謙虚さである。偉ぶらず，虚勢を張らない。自分のできることを知っており，経験に裏打ちされた自信と余裕がある。さらに，ユーモアがある。ときにチクリと皮肉っぽいが，基本的に面白いことを言う。つまり，普通とは違う見方ができる。次は，フェアである。やったことをきちんと評価し（ときには褒める），手柄を横取りしない。最後に，失敗や苦しみを味わっている。苦境を乗り越えた経験があり，忍耐力をもっている。さらにリストを続けることはできるが，自分は理論や技術以上のものを，自分もああなりたいと思える先輩たちとの関係の中で学んだのだと思う。

さいごに

　はじめにそのフィールドでエキスパートになるためには1万時間が必要と言われていると書いた。しかし，振り返ってみるとこの時間はあくまでも目安に過ぎず充分に短縮することは可能だと思う。反面，訓練の仕方によっては1万時間でも足らないかもしれない。自分の精神療法の訓練を振り返り思うのは，どんな指導者を得たかが今の自分を作り，自分がどんな指導者になるかが後進を作っていくのではないかということである。長年自分がメンターの一人として慕うローレンス・ヘッジスの言葉を最後に記して筆を置くことにする。ヘッジスと出会ってしばらく経った頃，彼がこんなことを言っていた。「現在，君と私はスーパーバイザーとスーパーバイジーかもしれないが，やがて同僚になって，そして友人になる」。時々，海外の学会でヘッジスの隣に座り，この言葉を思い出してほほが緩むことがある。

精神療法（心理療法）psychotherapy の教育と伝達

Yasuhiro Yamanaka

山中　康裕*

1

編者・中村伸一先生の，本巻の〈発刊の趣旨〉によれば，「精神療法（心理療法）をベテランがどのように教育し伝えるか，そしてそれを受け止める側が，そこからどのような学びを得，実践に生かしてゆくか，という内容である」とのことだ。

私に関していえば，《精神療法（心理療法）psychotherapy の教育》は，
① 「事例検討会，つまり，ケース・カンファランス case conference」
② 「一対一のスーパービジョン supervision, face to face」
③ それと，「各大学院から依頼されてくる「誌上事例検討」つまり，コメント comment on the magazine」
の三つであり，これらに尽きる。

そして，私はこの三つを，この40年，少なくともこの25年間では，毎年ずっと実行してきている。

①の事例検討会は，京都と，東京で，各々隔月に1回，つまり両方とも，譬えば，この10

年では毎年，年6回ずつ行ってきており，京都のそれは，たとえば，先日〈2016, 1, 16日〉の第132回は，いつもの如く，丸太町七本松の「京都アスニー」を会場に，参加者36名（通常は40〜45名）であった。

回数が，この40年で132回というと計算が合わないではないか，とのご指摘があるかと思うが，実は私が京大の教官であった10年前までの25年間は，国家公務員であるので，年2回の土曜午後開催がやっとで，退官後は，先に記したように年6回であるからだ。

検討会の実質内容について述べると，かける時間は1時30分から，6時30分までの5時間で，そのうち，「事例検討」そのものに，たっぷり3時間をかける。この3時間は，私の恩師・河合隼雄先生が，心理臨床学会において提唱された「もともとの事例検討そのもの」を，徹底的に守り通しているのだ。しかも，この会に参加できるのは，誰でもオーケーのオープンではなく，あらかじめ，予備審査をして，基本的には私自身の推薦を必要とし，事務局に会費（年額7,000円）を支払って，登録したもののみに限られる（会員数は，北海道から九州にかけて，全国で東京部門を含めて158名）。

他の2時間は，《対談》あり，当日の事例に

*京都ヘルメス研究所
〒611-0021　宇治市宇治宇文字27-2

かかわらなくともよい「自由討議」ありで，その時々のスケジュールによる。最近の《対談》はといえば，たとえば，…精神分析の北山修氏，ユング派分析家の武野俊哉氏，東京医大教授だった飯森眞喜雄氏，隼雄氏の兄君・霊長類学者・河合雅雄氏，レヴィ小体型認知症発見者・小阪憲司氏…異色では，直木賞作家・桜庭一樹氏，といった布陣であった。

彼ら会員の権利は，年1冊発行される《ヘルメス心理療法研究誌》（ちなみに，2016年春に発行される第18号は，総ページ156ページ，著者は，私のいくつかの論文や講演録と，中井久夫氏，鶴見俊輔氏などのエッセー，そして会員諸氏のものに加えて，先の対談記録など）を，年1冊受け取れるのと，予め公示された年6回のケース検討会に予約参加ができるシステムとなっている。そして，これらは年単位で，臨床心理士資格認定協会の定める「研修ポイント」として公認され，年1回ごとに更新される。

また，東京の会の方は，京都とは形態がまったく違い，すべてクローズドで，きっちりと最大13人の会員制をとり，1人辞めれば，会員相互の会議で，1人宛補充され，常にこのサイズは守られている。会場は，基本的には，上野の東京文化会館で，隔月に開催している。内容は，各回1人が事例を出し，やはり3時間きっちりと検討するのは，京都と同じだ。これが，すでに25年以上にわたって継続している。

これらの参加者たちの，精神療法（心理療法）的面接法の，伝達達成度はいかん，となれば，それは当の各人に訊くしかないが，それらの熟成の達成度は，自ずから，彼らが出してくれる事例を見れば，一目瞭然なのだ。事例検討の怖い所は，そこにある。

②のスーパービジョン supervision は，私の場合，二通りあり，一つは，《初歩コース initial course》で，近隣の大学院から依頼されてやってくる院生バイジーで，近隣の，京大・京都文教大・梅花女子大，神戸親和女子大，浜松大（常葉大）などの各大学院から通ってきており，その際の料金システムは，各大学院の規定通りである。

もう一つは，《経験者コース advance course》で，北海道・東北から九州に至る各地から，基本的に個人で申し込んでこられた，各々独立した治療者たちで，これは wating list に載せ，順番を待って貰っている。基本的には，週1で，1回50分だが，遠方やら職場との関係やらで，月1やら，1回が100分やらと，いろいろな variation がある。

その際，私のスタンスは，だれだれの弟子，とか，だれだれの Epigonen をつくるとか言った扱いはしない。私のモットーは少し烏滸がましい言い方だが，「……親鸞は弟子ひとりとて持たずさふらふ……」の心境である。ことに，私自身が，ユング派の国際資格をもっていないので，しいてユング派の道筋をつけるとか，ましてや精神分析の訓練をすることもない。しかし，私のかねての持論である，《表現療法》や，私のいくつかの著書・論文を読んで，やってきた人たちなので，おのずと定まった方向性はある。

先に触れた135人の会員の中には，精神科医・内科医・心療内科医，小児科医・婦人科医・麻酔科医などの医師免許を持った人たちが15名近くいるし，臨床心理士・看護師・精神保健福祉士・理学療法士・音楽療法士・芸術療法士・保健所員・児童相談所心理判定員・家裁調査官・養護教師・教師・大学院生など，実にいろんな職種にまたがっている。

そして，これが，最も強調したいことであるが，中には，正式のユング派の国際資格を持った人もいれば，大学教授たちも15人もいるのである。

そして，彼らの出身大学を見ただけでも，京大・阪大・名大・東大・東北大・旭川医大・浜松医大・滋賀医大・高知医大・筑波大・岩手大・金沢大・千葉大・福井大・岐阜大・神戸大・長崎大・宮崎大・大阪市大・京都府立医

大・名古屋市大・上智大・早稲田大・津田塾大・中京大・同志社大・立命館大・帝塚山学院大・関西大・京都文教大・梅花女子大・追手門大・神戸親和女子大・神戸女学院大・浜松大（常葉大）・放送大などなどと，恐らく50大学に達すると思われるほど実に多様なのだ。

また，会員の中には，もう40年を超す人，30年を超す人，20年を超す人，10年選手，まったくの新米と，これまた，実にいろいろ多種多様だが，こうした事例検討会の長所は，グループの力動がうまく働いて，まったくの素人でも，いつの間にか，ベテランの人たちの発言から，その各自の技術や独特の観点などに接して，知らず知らずの間に訓練されていくというところが，絶対的な美点であると思う。最後に纏めるのは私という単一指導者であるが，そうしたベテランたちの，私とは一味違った傾向や癖や人柄に触れて，いい意味で自己調整されていく点が，得難い味付けをしているのだ。

③の誌上検討 comment on the magazine は，これまで，いくつかの大学院からの要請で，あまた書いてきた。

それは，京大・上智大・学習院大・浜松大（常葉大）・手塚山学院大・岐阜大・梅花女学院大・神戸女学院大・神戸親和女子大・京都文教大などといった，幾多の大学院の《紀要》に，るる書いてきているので，読者諸賢はそれらをご参照願いたいが，私が，これらのコメントを書く基準というかモットーは，上でも述べてきたように，その臨床の場において問題となってきたことを，いかに的確に取り上げ，それを，いかにして，セラピストの，そして，ひいては，クライエントご自身の向上のために，寄与しうるか否かにかかっている，といって過言でない。

2
ただし，ここではっきりと断っておくが，普段学会などで見かける事例検討は，私の考える

のには，大幅に異なっている大切なことがあるから，ここではっきりと言っておきたい。

それは，普通，学会などで見かける事例検討は，私の観点から見る限り，おおむね次の三つに分けられる。

① コメンテーターの知識や薀蓄を傾けて，不必要なまでの細かい知識を披露するもの。
② 事例を出したセラピストの欠点や失敗を取り上げ，それを徹底的にこき下ろすもの。
③ 特定の分野の，特定のテクニカルタームを，さもそれが臨床にとっていかにも大切であるかのように語って，しかし，実際には，それが，そこで出された事例の実際に見合ってないものが多いこと。

これら三つは，実は，ほとんど間違っているといっていい。それには，実は，はっきりとした根拠がある。なぜなら，私にとって，「臨床とは，そこにおいて，その事例そのものから出てきた問題を問題とするもの」なのに，あらかじめ，考えてきた理論のための理論だったり，どこにでも通用する一般論だったりすることが多く，実は，その事例そのものから出てきたものとはいえず，

第一，そこでのクライエントにとって，その検討内容がクリアーされれば，上手く行くかどうかこそが，大切なのだ。

①だと，コメンテーターの自己満足が隠されているだけで，何ら，セラピスト自身にも，ましてや，クライエント自身にも，いい意味でフィードバックされないことが多い。
②だと，これは結果として，そのセラピストが落ち込むだけで，やはり，クライエントにとっては何の利益ももたらさない。
③には，もはや，言うべき言葉もないが，臨床というのは，一般論では到底片付かない，その場その場で必要な知識やすべがあるのであっ

て，流れの中でうっすら見えてくるものや，背後に底流しているものを見抜いていかねばならないことがあり，そういう機微を，その事例において語れるようにしていくことこそが求められるのであるからだ。

3

ここで，《私の臨床観》について少しく述べておきたい。ここに書く理論体系や，信条は，いつも講義したりするわけではなく，毎回のsupervision や case conference において，折に触れて披露していることである。

① 人間の，その《生きてある姿》を，いろんな角度。側面から見，彼らを，単なる《人 das Mann》として見るのでなく，ましてや，単なる《生物学的対象》としてみるのでもなく，いわば，《生きている人間》の，全体〈man as a whole〉としてとらえる。

② すなわち，その《身体》としての生物学的な側面のみならず，《からだ》としての，生きている，つまり，「喜び，怒り，哀しみ，苦しみ，悩む」すべての相において捉える。

③ それは，だから，たとえば，医学的には「症状」や「問題行動」として客観的にとらえられるモノやコトも，その negative な側面からのみでなく，positive な側面を，必ず見ていく。

　たとえば，「不登校」という事態を，一般的な「症状」や「問題行動」として，つまり negative にのみ観るのではなく，そのことが，彼ら彼女らにとって，実は，外界に適応することよりももっと大切な，自らの内部や家庭内におこっている深刻な事態に対応する，あるいは，それをを守る，言ってみれば，「自己防衛的な側面」や，「家庭防衛的側面」などがあるのであり，それを，何とか直す（元に戻そうとする）ことが，彼らのそうした《自ら立て直そうとす

る》ための，必要最小限の手段でもある，という側面を見逃さないことだ。そういう事態が解消していくと，自ずから，「学校へ行く」ということは，ごく自然に復活するのであり，また，必ずしも，「学校へ行く」ということをしなくても，「彼らなりに生きていく道を見つける」ことができれば，それでよしとする，考えなのある。

④ そして，先の「からだ」についてであるが，通常の「身体症状」とされるものにも，当然ながら，医学的・生物学的な《症状 symptom》としての表現も，もちろん，大切な側面であるが，一方，「からだことば body langage, Leibsprache（身体言語）」としての側面も見落としてはならない。たとえば，頭痛（headache, Kopfschmerz）も，医学的・生物学的な，炎症や腫瘍や損傷といった側面から考えられる手立てを忘れるわけにはいかないが，この症状は，文字通り「頭の痛い」事態を，そのまま露わに表現しているのであり，その「頭の痛い」事態を，本人ともども追窮し，解決していくことで，頭痛も，消えていくことがある。ここで抽象的に分りやすく語るために，このような一見他愛もない症状を取り上げたが，それは「腹痛」やら，「腰痛」やらといった痛覚にかかわることだけでなく，たとえば，「かゆみ」やら，「虫唾が走る」というような，ごく普通の身体感覚でもいいし，「発熱」とか，「便秘」とかの，ごく通常の身体状態に至る，いかなる身体問題でも検討可能なのだ。そうした視点で，各々の事例をつぶさに見ていくと，意外と，細やかに，「からだことば body langage, Leibsprache（身体言語）」が表現されている事実が見えてくる。

⑤ ここで，ほんの一例だけ，通常，《風邪ひき》として一見軽く見られている，ごく普通の症状を取り上げ論じてみたい。それは，日常，セラピー途中で，よく経験する

《風邪ひき》による中断，つまり，「いったんお休みします」との，本人からなり，母親からの電話だけで済まされていることが多いのであるが，私は，これに，これまでの経験から，大切な《意味》を読み取っているからである。その大切な《意味》とは，その《お休み》が，本人にとって，《大切な期間》を用意するためのものなのだ，ということについてである。

　このことについての《気付き》は，実は，私のごく早期の自閉症治療実践において，見えてきたことだった。40年前の当時，自閉症児の治療にかかわっていて，よく聞かれた母親からの言葉は，「先生，うちの子，風邪など曳いたことがありません」というものだった。ところが，いったんpsychotherapyが始まると，何と，彼らは風邪を曳くようになるのである。このことが，何人かにおいて起こってきて，私は次のような考えを持った。それは，通常の彼らのこころのcapasityが，とても狭く，つまり，そうしていないと，ただでさえ脆弱なので，かたくなにdefenceするため，外界からの刺激にせよ何にせよ，ほとんど入っていかない状態になっているのだが，psychotherapyをしていくと，必ずと言っていいほど風邪を曳くので，「これは，いわば心の《バリア barrier》が開いたため，virusすらも，入り込めるようになったからだ」と考えたのだった。

⑥　ここで，通常の〈風曳き〉について，私の考えを述べておく。通常，〈風を曳いた〉状態とは，恐らく風邪を曳いた人ならだれでも経験があるように，悪寒・熱発・咳嗽・鼻づまり・痰・頭痛・億劫・ボーッとした感じ，などなどの，いわゆる風邪症状が出てくる。本来は，virusに効く薬はないので，通常は，仕事を休んで，体をあたためて，寝ているほかない。よって，ほぼ1週間にわたって，この状態を保っている

と，風邪症状は治って，通常は，元に戻る。この，元に戻るまでに何が起こっているかといえば，今の言葉で言えば，《リジリエンス resilience》つまり，自然治癒が起こってくるのである。

⑦　ここまで説明して，もとの自閉症治療論に戻る。つまり，《風邪を曳く》ということは，「少し，休め」という「からだ」からのサインだ，とみるのである。そうしていると，何が起こるか？　私は，ここで，「今までとは違うこころの《態勢》を作っているので，むやみに慌てず，じっと待ったらいい」とみたのだ。つまり，無論のこと，これは譬えに過ぎないが，今までの狭かったこころの《バリア barrier》を，少し，広くしているので，その《態勢》作りの間，《休む》必要がある，とみたのである。案の上，休んだ後，次に出てきた時の彼の表情は，大きく変わっており，それまでの在り方とはまったく違っていたのだった。

　これは，外科手術などでは常識となっている，メスを入れて切開した皮膚を糸で縫って，そのあと，しばらくの時間縫合するまで待つ，あの考え方と同一である。つまり，当然外科的処置は，無菌状態下に行うが，それさえしっかりしていれば，，後は，《リジリエンス resilience》自己治癒力に，任せるのである。

⑧　つまり，単なる《風邪引き》ですらが，このようなメカニズムを教えてくれているのだ。よって，通常のpsychotherapyのセッションにおいて，こうした事態が起こって来たら，私は，中井久夫の言葉を用いて，ここで《base change》が起こったのだ，ととらえるのである。ちなみに，この《base change》という概念は，気象学のコトバで，〈雨ベース〉のときには，途中雲が切れて，いったん晴れ間が出ることがあっても，すぐにまた雲がたれ込め，雨状態に戻るし，いったん，基底状態が〈晴れベース〉

に替わると，途中，少し曇ったり，ぱらっと雨がちらついても，いつの間にか，晴れに戻っている，という事態を指す言葉だ。

このように，実は，《普遍的な基礎概念》は，それが，気象学であるか，地質学であるか，はたまた，医療学なり，社会学なりにおいても，共通して用いることができるのである。そういうのは，数学でいえば，《公理》であるが，そうした概念が成立する基盤がある，ということに気付くと，物事の見え方が，大きく異なってくるのである。

⑨ ここに書き始めたことは，通常の医学や心理学が立脚している脳科学に代表される〈狭すぎる一元論〉でもなく，また，デカルト以来の〈間違った《心身二元論》〉をいかに超克してゆくか，の原点に位置すべきものであるが，それは，本来の編者からの要請とは一見，大幅にずれたように見えるので，この議論はここで止める。

が，こうした考え方は，実は，psychotherapyにおいても，まったく基本的なことなのである。もう一つ，根本的に重要なものとして，通常の《因果論（causality）》に対して，〈こころの現象〉には，私の謂う《縁起律（Pratītya-samutpāda Principle）これは，ユングの概念のSynchronitität, synchronisityとほぼ同一の概念で，河合隼雄が《共時性》と訳しているものであるが，これ以上の敷衍もやめておく。

この45年のうちでも，特に，私が大学を辞めてからの10年間の，私のケース・カンファランス（case conference）や，スーパービジョン（supervision）の成果は，とても大きいと思う。それらの，評価については，今後に俟つしかないと思うが，日本の臨床のレベルが，少しずつ上がっていくことを望んで筆をおきたい。

追記

ここで，昨年秋に国会で成立した，「公認心理師」について，一言だけ述べておきたい。私も，心理士に国家資格が必要でないなどとは思わないし，あんなレベルの低いものでも，いくつかの福音があることは存じているが，大きな失望を隠せないのには，いくつかの理由がある。

まず，私が望んだ，「大学院卒業以上の学歴」ということの本当の意味は，医師と同等に，国民の「こころ」の問題に責任の持てる資格，という意味においてだったのだ。今度成立したものは，〈医師の指示のもとに〉働くことが義務付けられているが，ことに，精神科領域において，現今の生物学中心主義の教授たちばかりによって教育されてきた精神科医たちの中で，患者の「こころ」はおろか，人間全体を見通すことのできている精神科医が，いったいどれほどあるというのだろう。そういった人の指示を受けて，いったいどうしようというのだろう？　私がこれまで叫んできたことは，国民の「こころ」の問題を，医師と対等なレベルにおいて心底討論しあえる臨床心理師こそが，クライエントたちにとっては希求されるのであって，医師の手足になって働く認定心理士など，到底，彼らの「こころ」の問題に責任を持てそうにないからなのである。

システムズアプローチに必要な〈ものの見方〉の獲得

Satoshi Yoshikawa　　　　　　　　　　　　　　　　　　　　　　　吉川　悟*

はじめに

　システムズアプローチは，現在までの家族療法に含まれている認識論を包括的に活用し，人間関係に変化をもたらすことを目的とした臨床的対応の総称である，と考えられる。学術的な背景から見るならば，システムズアプローチは日本における家族療法の展開の中から提唱されるようになった亜流の家族療法的臨床技法群であると述べることもできる。

　システムズアプローチという用語は，類似する表現としてではあるが，遊佐が日本に家族療法を導入することを目的とした「家族療法入門」の副題に「システムズ・アプローチ」という用語が示されている（遊佐，1984）。このシステムズ・アプローチという用語は，遊佐が当時の最新であった1980年代の家族療法をそれまでの家族療法（第一世代家族療法と称される家族の病理性をクライアントの問題維持の原因と見なすことを前提とした家族療法（Hoffman, 1992））と弁別するために差異を強調し，システム理論などを背景とした新たな家族療法であることを示すために用いられたものであった。

　一方，日本に導入された家族療法は，それぞれの派閥ごとに独自の理論的背景を持ちつつも，それらを包括的に理解するためのガイドラインが存在していなかった。そのため，どの立場の家族療法を実施しているのかを示すことが必要であった。1970年以降の主要な家族療法を折衷的に実施した場合は，それを明示するためのカテゴリーが存在しない状況であった。したがって，単純に「家族療法」という名称の代わりの補足的説明用語として，「システム論的家族療法」や「システム的家族療法」などの用語によって，自らの立場を表明するという行為が存在していた。

　児島（1998），東（1993），吉川（1993）は，これらの用語に代わって，システム論を背景としつつも，精神分析的家族療法（多世代間家族療法）を含まない，当時の最新の家族療法の理論背景に共通する部分を包括し，それらを「理論」とはせず〈ものの見方〉とすることで，認識論的特性だけを強調したシステムズアプローチというカテゴリーを勝手に作り上げたと考えられる。

　本稿では，このようなシステムズアプローチという曖昧ではあるが，それなりに臨床実践の効果があるという幻想を含めて，現在までどのように後進に伝えているのか，具体的にどのような考えと方法を用いているかを基本として示すこととしたい。

---

*龍谷大学文学部
　〒600-8268　京都市下京区七条通大宮東入大工町125-1

I 理論とは異なる〈ものの見方〉

システムズアプローチに関わる実態について述べるためには，その特殊な〈ものの見方〉について述べることを抜きにすることはできないと考える。この〈ものの見方〉とは，ある種の認識論の集合体と表現することができる。

関係についての変化を生み出すということは，常に可変的であることが前提となるため，最も相応しいと考えたのが〈ものの見方〉であった。あえて言えば，システムズアプローチという方法論を実践するために，ものごとをどのようにとらえるべきかという「認識論」と説明することもできるかもしれない。または，個人心理学がその基本として対象を一定の理論によって捉えようとするものであるならば，システムズアプローチの〈ものの見方〉は，ある種の「信仰」とも呼べるべきものであるといえるかもしれない。それは，システムズアプローチが合目的的に作られたものの集大成であるという前提があるためで，〈ものの見方〉はその合目的的な臨床的対応のための仮定的な認識論だからであるというのが，最も適切な表現かもしれない。

この複雑な〈ものの見方〉を獲得するというプロセスは，後進への指導の中の入り口であり，そして最終到達点でもあるという矛盾を孕むものであると考える。それは，我々が日常的に意味論の世界に生きているため，どうしても意味論との親和性の高い個人心理学に引き戻されてしまいがちになるからである。少し複雑であるが，これを表現するならば，人は現実の場面に対して，主体性を持った存在として対峙し，そこでのできごとに対して，個人がそれを解釈することによって意味を生みだしていると考えられている。その考え方は，人をハードサイエンスの〈ものの見方〉で捉え，その上で心理的現象を見ようとしてきた個人心理学という学問の基礎となっている。しかし，関係という人と人との繋がりを考える場合，ハードサイエンスだけでは説明のつかない現象が頻繁に生じる。そ

れは，人と人とを繋げている相互作用という存在の理解が求められるからである。ここで述べている相互作用とは，これまでのようなコミュニケーションの断片を区切ったキャッチボールのようなものではなく，コミュニケーションが常に重複し，折々にその場の他の存在（人だけでなく，人に関わるモノを含む）からの影響を処理し続けている進行形の状態そのものを示していると考える。つまり，関係という存在は，動き続け変動し続ける時間的繋がりの中にのみ存在するものであり，それをある一定の時間という概念で区切って表現することによって，まるで一定の関係が存在しているかのように表現されているだけである。いわば，関係は，相互作用によって変化し続ける存在であるとの〈ものの見方〉と，それを表現するためには時間的流れを区切るという二重性がある存在である。つまり，システムズアプローチを実践するための〈ものの見方〉は，動き続け変動し続けている関係に自らを含めて関わり，その断片ごとの関係を評価しつつも同時に関係が変動し続けていると考えることができることを目指しているのである。

II 後進への伝達の前提条件

さて，後進への指導や訓練という文脈に話を戻すこととする。一般的には，ある程度の臨床活動での結果が伴いはじめると同時に，後進への指導の可能性を検討する，というのが普通である。しかし，自分のシステムズアプローチによる実践的展開を考えた場合，システムズアプローチの〈ものの見方〉の獲得，臨床実践の研鑽，後進への指導という三つの行為は，同時進行であったように思える。いわば，自分がシステムズアプローチの〈ものの見方〉を発展させることと，システムズアプローチについて説明するという行為と，自分の実践を振り返るということとが同時進行的に起こっていた部分が少なからずあったように思える。

この事情は，自分がプライベートオフィスを

運営する立場であったこととも，大きく関連しているように思える。ただし，形式的で対外的な「研修」と，形式化していない「後進への継続的な指導」は，実質的に大きく異なるものとして位置づいている。それは，後進への継続的な指導では，後進がより高度な臨床ができるようになり，技能の向上が実感できることが目的となるため，最初の段階で「臨床実践のオリエンテーションをシステムズアプローチにすることの意味」を問いかけるようにしているからである。

　心理療法には多様な方法論があるが，実質的にどのような臨床現場で，どのような目的性を持った臨床実践を行うことを意図しているのか，その目的性にシステムズアプローチが合致するか否か，それが最も重要なポイントだからである。また，前述のようなシステムズアプローチの〈ものの見方〉を獲得することが，他の心理療法との決別につながりかねないからである。

　システムズアプローチという心理療法は，個人心理学の理論を一切放棄しているわけではない。しかし，それでも一定の〈ものの見方〉を獲得できないままで，類似するような治療者の対応だけを模倣したとしても，それはある場面で有効であったとしても，普遍的に有効となるわけではない可能性が高い。しかし，システムズアプローチの〈ものの見方〉をある程度獲得できれば，関係の特徴を個人心理学の概念で説明することや，関係の背景として存在している個人の心理的特性の説明に，個人心理学を活用することは容易となるだけでなく，多くの臨床対象にとってより理解しやすい指標となることも少なくないからである。

Ⅲ　トレーニング構造の構築やプログラムの開発

　現在まで，大雑把なトレーニング構造や，臨床的対応スキル獲得のガイドラインを実践・提唱してきた。ここまでの訓練実践は，ある種の試行錯誤の中で行ってきたものが多く，これま

であまりはっきりとしたかたちでは示していない。それは，やはりシステムズアプローチの〈ものの見方〉を獲得できることを徹底するという姿勢が基礎にあるからである。しかし，プライベートでの訓練の実践の上で，現在大学の教員となったかぎり，いくつかの訓練に関して体系化したプログラム的なものを提供することも必要であると考えはじめている。

1．スーパービジョン関係

　まず，個別の訓練生に対して行っているスーパービジョンは，3つのレベルがある。一つは，心理臨床一般の教育的トレーニングを目的としたスーパービジョン，一つは，システムズアプローチのトレーニーのための基本的なスーパービジョン，そして，システムズアプローチのトレーナーのためのスーパービジョンである。

　システムズアプローチによるグループ・スーパービジョンでは，基礎的・応用的スーパービジョンとして，近年に定式化したSGSS（Systems-approach for Group Supervision System）をもっぱら活用している（吉川，2011）。基礎的な初学者に対しては，自分の臨床を振り返るためのガイドラインを獲得させるためである。初学者にとっては，提出すべき書式に併せて自分の事例を振り返る必要があるため，必然的に自分の臨床のどこに問題があるかを自覚的に探り出せる形式となっている。また，中堅以降の習熟度の高いグループには，臨床的な偏りや発想の転換を促進するための指標として活用している。個々の臨床的対応の技能向上のためには，システムズアプローチの立場での臨床経験を基礎としたグループがあることが多くのトレーニーにとって有益である。しかし，こうしたグループで相互にコメントすることはほとんどないため，自分の臨床についてシステムズアプローチの立場から自分だけであっても振り返ることができる書式となっており，グループでのスーパービジョンの形式を必ずしも経る必要がないと考えられる。

任意のグループを対象としたスーパービジョンとしては，As If Consultation を応用したグループ・スーパービジョンを行っている。これは，Anderson H. らが提唱した方法を基礎として，「まるで○○（クライエントの関係者の立場にある誰か）のように語ること」である（Anderson, 1997）。この形式には，二つの効果がある。一つは，事例を想定し，その事例に登場する人物の立場になりきることができるかどうかである。これは，治療者にとってある種の演技ができるかという視点が強調されがちであるが，それは単なる演技ではなく，適切な表現が見つからないが，人に対応する場合の本気さを出せるかということである。一つは，事例のクライエントとの関係において，ある立場の人物がその関係の中で何をどのように考え，クライエントに対してどのような対応可能性を示せるかを想定できるかどうかである。事例の全体をどのように考え，その立場の人がクライエントとの関係の中で何をどのように語る可能性があるのかを想定することは，事例全体の人間関係やこれまでの経緯を充分に把握していなければ，軽々しいコメントに留まってしまう可能性があるからである。その意味では，システムズアプローチの訓練としてこの As If Consultation を積極的に活用する効果があると考えるからである。

特別な訓練として行っているのは，トレーナーのためのスーパービジョンである。現在まで数名のトレーナーに対して実施してきたが，その基本となっているガイドラインは，本稿で示したような一連の指標である。ただ，それに加えて，それぞれのトレーニーの独自性が加味されるため，それを考慮した上でのスーパービジョンである。形式的には，ライブ形式と事後指導形式があり，やはり顕著に有効な方法は，ライブ形式である。トレーニーが自分のトレーニーに対して行っているスーパービジョンをライブ形式で訓練するのだが，ライブ場面での直接的な修正を求める場合と，事後に個別の指導を行う場合を併用し

ており，それぞれの場面ごとにトレーニーの目的性に準じた使い分けを行っている。

2．面接構造を用いた訓練プログラム

直接的な臨床訓練においては，いくつかの特別な治療構造を用いた訓練形式がある。

まず，最も簡易的な治療構造での訓練は，「リフレクティング・トレーニング」である（Andersen, 1991）。トレーナーが担当する面接場面にチームとしてトレーニー（複数の場合もある）を必要な段階で登場させ，現状の解釈についてのコメント，面接展開のあり方についての考えを話させること，変化に対する評価についてのこれまでにないコメントを示させるなど，多様な活用方法がある。これらの基本は，リフレクションを活用した治療構造であり，そのリフレクションの内容にトレーナーが一定のバイアスをあえて与える場合，フリーコメントとして参与する場合，事例の詳細を把握した上で役割を分担した上でコメントする場合など，多様な設定が活用されている。この手法は，他の形式の訓練でも併用されるもので，組み合わせていくつもの形式を活用している。

基本的な導入段階では，臨床対象が複数という特徴を用いて「面接過程の一部を担当させる形式の治療構造」を導入している。この基本は並行治療で，治療関係の補填を意図したもので，初学者レベルでも意識的に良好な治療関係を即座に形成できるため，多くの臨床家が普遍的にトレーニング形式として活用している。また，「面接の前後を分離し，前半をトレーニー面接とし，後半をトレーナーが面接を行うという形式である」（田中・吉川，2015）。これは，前半部分をトレーニーが自分の考えたような応対をし，情報確認や介入の下地作りを行うことで，後半は面接での展開を戦略的に構築することが求められている。この入れ替わりの間に協議が行われるが，そのテーマは後半の面接展開についてである。トレーニーは，前半の面接展開から後半で行うべき戦略的な治療的展開をトレー

ナーに指示することとなる。妥当な内容であれば，後半はその戦略をトレーナーが実施し，トレーニーは陪席してその展開を細かく把握することができる。しかし，トレーニーの戦略が面接展開の中で不適切な場合や，過剰な変化を求める設定であれば，修正を求められることとなる。そして，これらの面接が終わった後に，面接の展開を振り返る材料とするのである。

この形式の次には，親子の分離面接を設定し，トレーニーがいずれかの面接を担当する中で，展開の主導権を握り，トレーナーが補足的な対応をするという治療構造である（赤津・吉川，2010）。この多くは，親面接をトレーニーが担当し，いずれかの段階での親が主導的に子どもに対して働きかけるようにできることを想定している。そのためにトレーナーは，面接においてトレーニーが指示したような方向でのみ面接を行い，それ以上の変化を生み出さないようにするとともに，子どもが変化を求めていた場合には，その要請に応えられるように親面接を設定する必要が生じる。

この分離面接を用いた治療構造は，同席面接で変化を導入する際の複雑な手続きを，それぞれの面接で何をどのように配慮し，トレーニーの意図した変化を生み出すことを意図したものである。それぞれの面接での変化のペースを意識し，ある一定の働きかけが有効となるような下地を徹底して作り上げるために親面接だけではなく，トレーナーの子ども面接のあり方をも指示する必要が生じるのである。これによって詳細な面接展開の想定と修正ができるようになると考えられる。加えて，将来的にトレーニーがトレーナーとして振る舞う場合の訓練にもなっている。それは，どのような指示をどのタイミングで自分のトレーニーに与えるべきかを体感できるものであり，そのためには何にどのように配慮すべきか，戦略設定をどのように共有すべきかなど，多くの課題が想定できる。いわば，トレーニーがトレーナーになるための下準備としての意味が大きいと考えられる訓練形式である。

3．面接を用いた訓練プログラム

そして，家族療法の特殊なスーパービジョンとして語られているライブ・スーパービジョンの形式を活用し，「グリーク・コーラスの治療構造」での訓練である（Papp，1980）。面接そのものをライブで行いながら，複数の主導的な治療者が面接場面のさまざまなところで掛け合いを行うというものである（吉川・東，2001）。正式のグリーク・コーラスでは，治療者チームが一定の戦略の元にそれぞれの役割分担をすることが前提である。しかし，訓練で用いているのは，事前の打ち合わせを一切せず，それぞれが治療場面で必要と感じたことを勝手にそれぞれの場面で提案したり，指示したりすることができるというルールの上で，面接を行うというものである。そして，必要があれば，その面接場面でグリーク・コーラスの役割コメントとしてトレーニーの働きかけについてのコメントを家族やクライエントを含めて行うことである。このコメント場面でのみ，トレーナーがトレーニーに対して優位であるかのようになるが，場面によってはトレーニーの展開の有効性を自説以上のものであるとのコメントを家族やクライエントに直接トレーニーが説明するなどの事態も生じて良いこととしている。

さて，こうしたいくつかの訓練を前提としたトレーニングプログラムは，これまでの訓練の実践の中から生まれたものであり，理論的背景として説明しきれないものも含まれている。しかし，これらのプログラムを実施することによって，それぞれのトレーニーの成長には大きく寄与するものだけが残されているといっても過言ではない。いわば，ある意味で理論的妥当性から生まれたものではなく，訓練という実践の中から生まれ，そしてより洗練したモデルとして残った訓練プログラムとなる可能性のある方法であると考えられる。そして，今後これらの方法を積極的に活用した結果報告を含めて，学術的妥当性が実証されることが必要であると考える。

— 117 —

IV　後進への伝承の現在

　ここではこれまで行ってきた後進の育成を意識した指導や訓練プログラムをこれまで実施してきたなかでの印象について述べておきたい。

　まず，最もこれまでの後進の指導の中で感じたのは，「実際の面接をこなしていることをそのまま見せるのが，最も良いトレーニングである」という考えである。どのような解説書を書いても，実践的な研修を行っても，やはりそれは仮定的な演習でしかない。実際の臨床面接は，もっと生々しく，そして親和的な雰囲気をどのように構成しているかなど，大きな違いが存在している。そのためどのように説明したとしても，トレーニーに言葉で伝えることだけでは，システムズアプローチの実践には繋がらないと考える。

　そして，その実践場面の中から，トレーニーが必要だと感じた場面を取り上げて行うロールプレイは，「猿まねの入り口ではあるが，上達のための万能薬になる」という感覚である。私が訓練した後進の多くは，ある程度の臨床実践ができるようになった段階で，多くの関係者からこのような共通したコメントをもらっているという事実がある。それは，「最近のあなたの面接，親分のやり方，やり口，方法，態度，迫り方に似てきたね」というコメントである（吉川・阪，2007）。ある意味で多くのトレーニーはこれを境に独自の臨床スタイルを構築しようとする傾向が強い。しかし，反面，ある程度の危機的な臨床場面を乗り切るための基本スキルは，猿まねからしか入れないのかもしれない。かく言う私も，ミニューチン，パラツォーリ，ヘイリー，マダネス，アッカーマンなど，逐語を残しているマスターセラピストの物まねをやれと言われれば，今もできる自信がある。しかし，現在は自分のスタイルが最もやりやすいと感じる。

　しかし，ある程度の訓練をこなし，トレーニーからトレーナーになるためには，もう一段階自己鍛錬ともいえる手続きが必要である。それは，「自分がやっていることを表現することによって，自分を否定し，そこから次に発展するためには最も簡便な手段だ」ということである。最近までこの思いは強くあったのだが，昔から否定されている「自分にできることが人にできないということがあるはずはない，という思い込み」を前提としているのではないかと危惧し始めている。これについての詳細は，今後の課題とすべきであると考える。

おわりに

　自分の専門性は，偏った視点であることを自覚している。システムズアプローチという新たな方法論を提唱した以上，ある程度の理論武装のような対応が不可欠であると考えた。そのためには，一般の人にわかりやすい解釈や受け取り方のために，説明を繰り返し変化させてきた経緯がある。しかしそのことそのものが，より混乱を生み出していると感じる。これについては，今後どうすべきかについての対応を考慮する必要があると考える。

　しかし，後進の指導で最も重要な要素を書き忘れてきたように思える。そもそも自分がどうしてシステムズアプローチという方法論を生み出そうとしたのかと同様に，私にとって後進への指導の前提は，「人ができることをやりたいと思ったかぎり，できる可能性がある」という単純な動機である。臨床場面で最近になって最も重要だと感じるのは，人の志向や意図，期待の重要性である。同様に，システムズアプローチの臨床家になりたいと本気で考えるならば，その期待を持てることそのものが素晴らしいことであると思える。ただし，それがどんなたいへんな茨の道かを除けば，であるが。

　表面上は「後進の指導」という名はついているが，やはりどこまで行っても「誰のための心理的援助かを常に認識し続け，再構成すること」の一部として，私にとっての後進の指導は存在していると考える。

文　献

赤津玲子・吉川悟（2010）夫婦関係を扱うことで改善した摂食障害の事例，日本心身医学会近畿地方会一般演題

Anderson H（1997）Communication, language and possibilities, A postmodern approach to therapy. New York, Basic Books.（野村直樹・青木義子・吉川悟訳（2001）会話・言語・そして可能性―コラボレイティブとは？　セラピーとは？．金剛出版）

Andersen T（1991）The reflecting team, the reflecting processes. New York, W. W. Norton.（鈴木浩二訳（2001）リフレクティング・プロセス．金剛出版）

Bateson G（1979）Mind and Nature, a necessary unity. New York, Harper Collins Publisher.（佐藤良明訳（1982）精神と自然，生きた世界の認識論，思索社）

Bertalanffy LV（1968）General Sysytems Theory., Foundations, Development, Applications. New York, George Braziller.（長野敬他訳（1973）一般システム理論，その基礎・発展・応用．みすず書房）

Hoffman L（1992）A Reflexive Stance for Family Therapy. "The therapy as Social construction." New York, Sage publications.（野口裕二訳（1997）家族療法のための再帰的視点，ナラティヴ・セラピー．金剛出版）

Haley J（1973）Uncommon therapy, The psychiatric techniques of Milton H. Erickson MD. New York, W. W. Norton.（高石昇・宮田敬一訳（2001）アンコモンセラピー，ミルトンエリクソンのひらいた世界．二瓶社）

東豊（1993）セラピスト入門，システムズアプローチへの招待．日本評論社

児島達美（1998）システムズアプローチから見た人間関係．（吉田圭吾編）人間関係と心理臨床，pp.81-94. 培風館.

Lee RE, Everertt CA（2004）The integrative family therapy supervisor：A primer. UK, Taylor & Francis Book.（福山和女・石井千賀子監訳（2011）家族療法のスーパービジョン，統合モデル．金剛出版）

Miller JG（1965）Living Systems. Basic Concepts, Behavior Science.10，pp.193-237

Minuchin S（1974）Family and Family Therapy. MA, Harvard University Press.（山根常男訳（1984）家族と家族療法．誠信書房）

Palazzoli MS, Boscolo L, Cecchin G, Prata G（1980）Hypothesizing – Circularity – Neutrality. Three Guidelines for the Conduct of the Session. Family Process 19, pp.3-12.

Papp P（1980）The Greek Chorus and Other Techniques of Paradoxical Therapy. Family Process.19，pp.45-58.

田中智之・吉川悟（2015）システムズアプローチにおける担当者交代面接トレーニングについて，トレーニーへのインタビュー調査から，龍谷大学臨床心理学紀要No3, pp.43-50.

遊佐安一郎（1984）家族療法入門，システムズ・アプローチの理論と実際．星和書店.

吉川悟（1993）家族療法―システムズアプローチの〈ものの見方〉．ミネルヴァ書房.

吉川悟（2011）システムズアプローチによる集団スーパーヴィジョン・システムの試み，初学者のための集団スーパーヴィジョン，家族療法研究，28（3）；284-292. 金剛出版.

吉川悟・東豊（2001）システムズアプローチによる家族療法のすすめ方，ミネルヴァ書房.

吉川悟・阪幸江（2007）臨床トレーニングに関する私的なモノローグ　その3「自分で考えること」ができるためには…．精神療法，33（3）；353-362. 金剛出版.

Watzlawick P, Bavelas JB, Jackson DD（1967）Pragmatics of Human Communication. New York, W.W. Norton.（山本和郎監訳（1998）人間コミュニケーションの語用論，相互作用パターン，病理とパラドックスの研究．二瓶社）

精神療法家を教え伝える，そして学び生かす

Toshiyuki Watanabe

渡辺　俊之*

はじめに

狩野先生へ

　先日の丸田先生の会でお声をかけようと思いましたが，すでに退席され，声がかけられませんでした。

　先生からは，多くのことを学ばせていただきました。それは，先生が東海大学を退職するときの同窓会誌に書きました。

　最近思います。一番大切なのは「教えてもらったことの伝承」「教え方の伝承」なのだと。

　そういうことが身にしみるようになりました。先生から受けたスーパービジョンは示唆に富んでいましたし，先生の著作からは，今でも多くの刺激を受けています。おそらく，私の思索や考え方のパターン（オーガナイジングプリンシプルですか……），が，研修医時代の多感な時期，先生から多くの影響を受けて，それを取り込んだ結果だと思います。

　最近，私はスーパービジョンをたくさんやるようになりました。そこでのディスカッションが楽しいのです。そして，コメントすることに，これは，「昔，狩野先生にも言われたのだけどね」とか言うことも多いです―以下省略

　以上，2014年秋に私のスーパーバイザーであった狩野力八郎先生（2015年4月に他界）に送った書簡の一部であるこの短い文章の中に，私の精神療法医や心理療法家を育てるための姿勢やエッセンスが包含されている。

I　私の理論的基盤と視座

　私の臨床における理論的基盤は精神分析とシステム理論である。還元主義的思考に載った精神分析と，全体性を思考対象として考えていくシステム理論は，相容れない方法論のようにも思うかもしれない。しかし，この二つの理論は臨床においてもスーパービジョンにおいても補完しあう優れた理論である。このことを本邦で最初に指摘したのは狩野力八郎である。狩野は自らの家族療法体験を検討し，「治療の実践において，治療者は精神分析に方向づけられている者であれ，家族システム論に方向づけられている者であれ，心的現実としての家族（心の中にある家族：筆者加筆）とシステムとしての家族（現実の家族：筆者加筆）として家族を理解しているものだ。ということを筆者は明確化した。ちがいは，個々の治療者が自分の用いている諸理論モデルをどれだけ意識化しているかということにある。その意味で，治療者は自分が用いている諸理論，それらの理論モデルから得られたおのおのの情報とそれらの情報の違いな

---

*東海大学
〒259-1193　伊勢原市下糟屋143

どを認識することが，患者や家族に関する統合的理解のために必要である」と，複数の理論モデルを持つことの重要性を述べている（狩野，1988）。

この認識スタイルは家族に特化したものではない。個人を対象とする精神療法においても，心的現実として患者，つまり精神療法場面で連想されてくる患者の内的世界や浮かび上がる心的葛藤を理解すると同時に，システムとしての個人，つまり生物・心理・社会的（Biopsychosocial）な存在として，現在に生きる現実的存在として理解しておくことが重要になる。

スーパーバイザーに最初に必要なことは，自分自身の臨床スタイルや理論的基盤を明確化しておくことである。これはリーとエベレット著，福山和女，石井千賀子監訳「家族療法のスーパービジョン─統合的モデル」（2011）においてもバイザーが持つべき最初の基本要素として最初に上げられている。スーパーバイザーとって，自分が「すでに知っていることの値打ちを理解する」ことが基本になる。自分のもつ資源（自分が受けたスーパービジョン体験，良かった体験も悪かった体験も含めて，あるいはバイザーとの関係性，自分の専門家の発達に適切なモデルと不適切モデルなど）について内省しておくことの重要性が指摘され，4つの具体的なエクササイズ（①自己の肯定的モデルと否定的モデル，②スーパービジョンの関係，③発達段階上，適切なモデルと不適切なモデル，④効果的なスーパービジョンに関するあなたの個人レッスンの整理）が紹介されている。

スーパーバイザーは，自分の立ち位置，自分が助言できること範囲や水準，自分の理論的背景，逆転移の特性などを知っておいた上でスーパービジョンは提供されるべきなのである。

スーパービジョンとは，教条的なものでもなく，師弟関係でもなく，バイジーが自分自身の特性を理解し臨床技能を高めることが目的として提供されるものである。

私のスーパービジョンでは，スーパーバイザー・スーパーバイジー・クライアントとの関係を常に精神分析的な観点（バイザーとバイジーの転移・逆転移）から把握しつつ，システム論的にヴァジー（セラピスト）とクライアント（患者）のトレーニング・システムの特性を理解しておいている点が特徴である。

パラレルプロセスを考えたとき，システム論的には，バイザー（スープラシステム）が自身の特性やバイジーとの関係性を理解していることが最初にありきであろう。こうした俯瞰的で洞察的なバイザーの態度がバイジーに内在化されれば，それはバイジー（セラピスト）とクライアントの関係性に影響を与えることになる。洞察的でないバイザーから洞察的なバイジーは育ちにくいし，洞察的でないセラピストによって，クライアントの洞察を引き出すことは難しい。

1．スーパーバイザーの育ち

私が研修を積んだ東海大学医学部精神科では，岩崎徹也（東海大学名誉教授），橋本雅雄（田町クリニック院長），狩野力八郎（元小寺記念財団理事長，故人）らにより，前期研修の段階から，力動精神医学の知識，面接技法，そしてスーパービジョンが提供されていた。私は自ら精神分析や家族療法を学ぼうと思ったわけではない，たまたま入局した母校の精神科学教室が力動精神医学や力動的入院治療のメッカだったのである。

当時のスーパービジョンの内容はほとんど忘れてしまったが，狩野先生との最初のスーパービジョン体験ははっきりと記憶している。

狩野先生は橋本雅雄先生と二人で講師室をシェアしていた。部屋の奥が橋本先生，手前が狩野先生である。二人ともヘビースモーカーだったので，部屋は紫煙とヤニの匂いに溢れていた。ドアを開けて入ると右手に先生の机と書棚，そしてファイルキャビネットがあった。書棚には和書と洋書がはみ出すように並び，机の上にはファイルの資料が堆く積まれていた。ドアを開けて正面，狩野先生の机の後ろにスーパービジ

ョン用の茶色の革張りのソファ椅子が置かれていた。狭い部屋なのでバイザー用が一つ，バイジー用が二つだった。そこは，都内からスーパービジョンを受けにきていた今では名だたる精神分析家や先輩方が座り思索していた場所である。

最初の印象は鮮烈に覚えている。部屋に入ると，狩野先生は窓を背に座り足を組んで煙草を吸っていた。バイジー用の椅子に座ったとき，私は退行したのであろう。緊張や不安なのか，あるいはスピリチュアルな体験なのか，椅子に吸い込まれるような感覚と外界と隔絶されるような離人感に襲われた。その後の人生で離人感を何度か体験するが，いずれも，自分の運命を決定づけるような場面である。しかし，それを体験した後，道が繋がり開けてきたのも事実である。

狩野先生のスーパービジョンはとにかく内省を促させられた「どうして，そう思ったんだ」「ふーん，それでどう思うんだワタナベ」といった感じであろうか。今思えば，それは私側の受け取り方や独りよがりのスタンスだったのかもしれない。数多くの先生が狩野先生のスーパービジョンを受けているが，それぞれの体験は異なるのであろう。その意味でスーパービジョンもまた関係性や環境，ディスコースがアプリオリに影響すると思う。

狩野先生のスーパービジョンは内省（狭い意味では逆転移の気付き）を促すだけではなく，知識の確認も含まれていることは解っていたが，私は成長の自我希求に狩野先生の言葉を落としていたのだと思う。

最初のスーパービジョンが最初のケースにどう影響し，どういうパラレルプロセスが起きていたかは，詳細には思い出せない。当時のケースノートはどこかにいってしまった。それは，私の気持ちが精神分析から離れたときに無くしたのか，今でどこかの書類に紛れ込んでいるのであろう。――読者へ，イニシャルケースのSV記録があるなら大切にすべきである――それは内省やスキルアップへの宝の山である。

私が最初に精神療法の患者は，軽い過食症に

なった東海大文学部4年生の女子学生であった。背景にある親葛藤などを力動的に理解するために週一回の精神分析的精神療法を行っていた。患者は半年くらいすると過食が軽減し外来に来なくなった。中断である。狩野先生は，「そういう終わり方あるよな，また連絡してくるかもしれないな」としか言わなかったと思う。私は3〜4歳しか違わない女子大生患者に振られたような気持ちにもなった。また自分の技能の未熟さに対しても少々落ち込んでいた。しかし半年後，狩野先生が予告していように，その患者から富士山の絵葉書をもらった。「きちんとお別れできなくてすみません，元気でやっています。立派な先生になってください」という言葉が添えられていた。後になって内省したことだ，当時の私は学生時代につきあっていた下級生の恋人から何も言わずに去られていた。それが治療に影響していたことが今になってみると理解できる。そういう終わり方を引き出したのは私なのかもしれないと30年前を思い出している。そして，治療には知らないところで治療者の生活世界が影響し逆転移として入り込むのだと改めて思い返している。

私にとって，スーパービジョンとはスキルを高めると同時に自己分析の場であり，自己成長の場であった。もっとも，狩野先生はそういうことを口頭で勧めたことは一度もなかったし，そもそも精神分析的スーパービジョンではバイジーの逆転移や個人的な背景にはあえて踏み込まないのが原則である。当時，私が勝手に自己洞察に活用していただけだ。しかし，思えば，こうした洞察的態度は，スーパービジョンの言語交流だけでなく，身近で体験していたスーパーバイザーの態度や，スーパービジョン以外の先生との交流で培われたものだと思っている。

当時の狩野先生は精神分析と同時に家族療法も行っていた。入院治療研修の一貫として家族療法に触れたが，私の関心は「家族」よりも「システム論」という新しい思考法に向いた。ベイトソンの勉強会なども自主的に主催し，言

語聴覚士らと一緒に学習の学習について学んだことも思い出す。

すでに日本家族研究・家族療法学会の学会誌特集「家族療法家：原家族を語る」（渡辺, 2010）に書いたが，私は原家族との葛藤に真正面から向き合ったのは40代になってからである。

私の家族葛藤を看破した（と思っている）狩野先生のエピソードがある。これはスーパービジョンというよりも，師匠としての狩野力八郎体験である。研修医3年目の秋頃だったと思う。狩野先生が外来で精神療法をしている30歳前後の女性が精神科病棟に入院してきた。私が担当になった。結婚生活がうまくいかずうつ病になったケースだったと思う。精神科医という仕事にも慣れてきて少々Ｃ調になり浮ついていたときだ。狩野先生は私の態度を辟易と見ていたのだろう。ある朝，先生が病棟に来て患者を呼んだ。先生はナースステーションにいた私に「ワタナベも来るか」と声をかけた。外来の精神療法室で狩野先生の面接が始まった。彼女は私には見せない表情になっていく。狩野先生は，「お母さんのことがかわいそうに思うんだね」と精神疾患を持つ母親に向けた罪悪感と夫への罪悪感で二重に縛られている葛藤を引き出したのである。私は家族歴を詳細に聞いてなかったことを恥ずかしく思った。彼女は声をあげて泣いていた。その後，私は猛烈に辛くなった。忘れていた感情が引き起こされたからだ。故郷に一人で暮らす母親や生まれ育った原家族への思いが一気に立ち上がってきて，私はその晩ただただ酒を飲んだ。私は逆転移から彼女の苦悩に触れることができなかった。私の内省癖が機能して原家族や母親へのセパレーション・ギルトが体験させられたからだ。この体験が，家族療法に私の関心の舵を切らせたことに間違いはない。

あのとき，狩野先生が何を思い自身の精神療法を見せたのかどうかはわからない。あのときの先生の気持ちを聞いておけばよかったと今でも思う。しかし，先生の答えは決まっているのだろう。「で，ワタナベはどう空想するんだ」……意味深な笑顔の狩野先生が今でも目に浮かぶ。

当時の研修医は，精神科病棟で患者を受け持ち構造的な環境でSVが受けられた。精神科研修医は，望む望まざるに関わりなく，スーパービジョンが受けることができた，いや，受けなくてはいけなかった。今思えば，幸せな時代だったと思う。

東海大学病院4B病棟で力動的訓練を受けた先輩（尾久裕紀：大妻女子大学教授），同僚（青木豊：目白大学教授，加藤由紀子：加藤メンタルクリニック院長，河合健彦：群馬病院診療部長，鹿野亮一郎：釜石のぞみ病院理事長，鈴木純子：総合福祉センター弘済学園），後輩（近藤直司：大正大学教授，村上健：村上病院院長）たちの現在の活躍を見れば，力動精神医学のシステマティックな研修教育が力動的な精神科医育成に重要であったこと（今後も重要であることも）を実証していると言えよう。

2．後進指導において留意している点

私は，コラボレイティブ・ケアという家族療法家と多職種との協働的な支援チーム形成を推進しているため，スーパーバイジーは，精神科医，臨床心理士，ソーシャルワーカー，家族相談士，家族心理士，看護師，教員，保育士など多岐にわたっている。スーパーバイジーの学問的，技法的な特性により，提供する知識や技法は若干異なってくる。いわゆる週一回の精神分析的精神療法のケースもあれば，保育現場や教育現場における親対応についてのコンサルテーションもある。意図して行っているわけではないが，バイジーのニーズセンタードな方法で精神分析あるいはシステム論を理論的基盤としたスーパービジョンを提供している。

バイジーのニーズ（つまり，自分の関わりで疑問に思うこと，あるいは知らない領域）に応じ，それを自分の専門性の範囲を伝えた上で助言する。その際，バイジーが援助行動を行っている組織や環境をシステミックにバイジーと

一緒に俯瞰しておくことが前提になる。精神科医がそばにいない環境で心理療法を営む臨床心理士から薬のことを聞かれる場合や，小学校教員から子どもの診断と治療について聞かれる場合がある，これはバイジーが精神療法や家族療法のスーパービジョンではなく精神医学的知識を求めていると受け止め，その場合は「薬物療法が専門でない一般精神科医程度の知識ですが」と前置きを置いてから私の「精神科医」の部分を提供する。精神分析的心理療法の初期段階で，現実的な家族についての情報については，家族についての情報を収集することを「家族療法家」としてコメントする。家族療法の場合には，対象関係論的な観点から内的な家族と現実の家族の相互性について「力動精神科医」の立場からコメントする。スーパービジョンの場でこうしたことを意識的にやっているわけではない。相手のニーズに呼応するように自分の役割を提供しているのである。

スーパービジョンを引き受けるときには，これまでのスーパービジョン経験を聞くようにしている。誰からどのくらいスーパービジョンを受けたかは，今後のスーパービジョンを提供するときに重要である。

バイジーが持つ知識や技法というのは何回かスーパービジョンを行っていく過程で解るものである。大学精神科にいた頃は週一度のスーパービジョンを研修の一貫として提供していたが，現在は，バイジーの都合やバイザーの予定により月に一回，一回2時間で，もしくは2週に一回で行っているケースがほとんどである。これには論議があろう。週一回の精神分析的精神療法では毎週か2週に一回でないと，治療内容の詳細に踏み込めないこともあろう。しかし，私は自分の役割を「システム論を包含した力動的精神療法や家族療法のスーパーバイザー」と理解しているので，週1回や週2回には拘らない。

2016年5月現在では参加者2～4名の2時間のグループ・スーパービジョンを月に2～3組行っている。毎回の事例提示者はローテーションで決めてもらう。事例内容とバイジーの志向性や実力に合わせてコメントする。

3．理論や技術を超えた「何か」とは

スーパービジョンのコンテンツは理論や技術へコメントだろうが，コンテクストに包含されている要素の方が後に伝わりやすい。これは私が洞察や気付きを中心に置く精神療法や家族療法を行っていることもあろう。さて「何か」とは何か？　稚拙のように思えるが重要なこと，それはスーパーバイザーがバイジーに向けた「思いやり」である。

師弟関係のようなスーパービジョン関係を否定する声もあるが，精神療法の師が弟子に示すのは，精神分析的理解やシステム論的認識論に加え，バイジーの知的ニーズや感情的ニーズを把握する「思いやり」，専門用語に直せばメンタライジングというバイザーの態度になろう。

こうした態度はコンテクストに包含されており，バイザーのバイジーを思いやる姿勢はバイジーに取り入れられると同時にバイジーがクライアントに関わる姿勢へのパラレルプロセスにより伝承される。

メンタライジングは狩野が十年以上にわたり啓蒙普及に努めた欧米ではポピュラーな視点である。メンタライジングとは「自己および他者の精神状態（思考，感情，願望，欲求，信念など）をその行動と関連させて捉えること（理解すること）を指している」（狩野の前書きより）。これはすべての精神療法，いやすべての本来あるべき理想的な対人関係に通底する視点であろう。この能力が乳幼児期から近親者との交流を通していかに育まれていくかを，精神分析や乳幼児精神医学の理論で裏打ちしたのがアレン，ベイトマン，フォナギーであるが，こうした態度は精神分析の視点から解説される以前から私達の個々人に備わっていたものである。きわめて単純化することをお許しいただけるなら，それは「思いやり」である。英語ではCompassionということになろう。乳幼児虐待から紛争まで，

すべての衝突や暴力は当事者のメンタライジング不全，あるいはメンタライジング不全が生ずるような環境が影響している。飢餓状態や生死がかかるような状態のもとで，自己や他者への精神状態に配慮することは，誰にも難しい。

スーパービジョンには，バイザーのやり方や理解を押しつけるような「こうしなさい」「あしなさい」という指示的で教条的な態度は必要ない。こうした態度の背景には，自身の理論構築や技法の正当性やセクショナリズムを頑なに守ろうというバイザー側の自己愛の問題が存在している。こうしたやり方は，スーパーバイザーセンタードであり，おそらくバイジーの主体性や自我親和的な「共感能力や思いやり能力」をも時には否定されたり，小さなものとして体験されたりしてしまうこともあろう。こうして出来上がった精神療法医は，バイザーの気持ち悪い粗悪なコピーにしかならない。スーパービジョンはバイザーの理論を押しつけるものでも，バイザーの専門性に忠実に従わせるものでもない，「技能と共感を育てる場」である。

バイザーが提供するよりコンテンツよりも，思考法，共感性，ときには生き方そのものがバイジーに伝承され，内省を促し，精神療法医や心理療法家として育てるのである。

バイザーの精神療法的態度が内在化されていくならば，それはバイジーの血肉になり，バイザーと離れていても，バイザーが会えないところに行ってしまっても，私達の心に生き続ける

のであろう。それこそが，パラレルプロセスを重視する洞察的な精神療法や家族療法において最も重要なことである。

スーパービジョンにおいて重要なことは，ケースの対話や解釈や介入ではなく，スーパーバイザーの態度や姿勢である。その中心にあるのが，バイジーがバイザーから理解されているという体験，あるいはセッションで体験している感情的ニーズ（不安，傷つき，落胆へのサポート）を感知して対応してもらっているという体験であろう。その背景にあるのは，相手の心のあり方（思考，感情，願望，欲求，信念など）を，バイジーの語りや態度から理解し思いやる姿勢，メンタライジングそのものだと考えている。

文　献

Jon GA, Peter F and Anthony B (2008) Metalizing in Clinical Practice. VA, The United State Psychiatric Publishing Inc.（狩野力八郎監訳，上地雄一郎・林創・大澤多美子・鈴木康之訳(2014) メンタライジングの理論と臨床. 北大路書房）

狩野力八郎（1988）家族アプローチの諸様態. 精神分析研究，31（1）；37-44.

Rovert RL and Caig AE（2004）The Integrative Family Therapy Supervisor. UK, Taylor & Francis Book. Inc（福山和女・石井千賀子監訳，日本家族研究・家族療法学会評議員会訳（2011）家族療法のスーパービジョン—統合的モデル. 金剛出版）

渡辺俊之（2010）原家族が私に残したこと，家族療法研究，27（2）；39-42.

新刊案内

Ψ金剛出版　〒112-0005　東京都文京区水道1-5-16　Tel. 03-3815-6661　Fax. 03-3818-6848
e-mail eigyo@kongoshuppan.co.jp　URL http://kongoshuppan.co.jp/

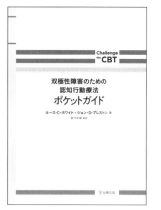

Challenge the CBT
双極性障害のための認知行動療法ポケットガイド

［著］ルース・C・ホワイト　ジョン・D・プレストン
［監訳］佐々木淳

双極性障害の当事者ルース・ホワイトとメンタルヘルスの専門家ジョン・プレストンによる，当事者だけでなく家族・パートナー・友人などにとっても役に立つ一冊。気分の波に左右されない生活リズムや当事者の持てる力を発揮するためのヒントが詰まった，双極性障害をよく知りよくサポートするためのコンパクトサイズの双極性障害セルフヘルプガイド。　本体3,000円＋税

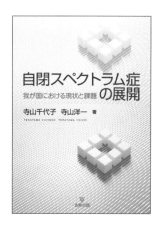

自閉スペクトラム症の展開
我が国における現状と課題

［著］寺山千代子　寺山洋一

自閉症は，1943年にカナーが論文を発表したことに始まり，これまでいろいろな歩みを遂げてきた。それに伴い，「自閉症」を持つ子どもたちの保護者から自閉症に合うような教育を望む声が高くなり，その後，特別支援教育の導入もあって，近年は，また研究が進みつつある。今までの研究をまとめ，法律，国際環境などの多方面から考察し，今後の自閉症教育現場において，すぐに実践できる包括的で長期的な支援と実践的な知恵を提示する。自閉性スペクトラム症児・者の養育者，教育関係者の方にお勧めする一書である。　本体2,800円＋税

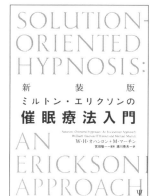

[新装版]
ミルトン・エリクソンの催眠療法入門

［著］W・H・オハンロン　M・マーチン
［監訳］宮田敬一　［訳］津川秀夫

催眠療法とともにその名を知られるエリクソンだが，古典的催眠のイメージを払拭する彼の新しい催眠療法はこれまで十分に解説されずにいた。エリクソンから直接指導を受けた数少ない心理療法家オハンロンによる解決志向催眠療法ワークショップを採録した本書は，クライエントとの治療的コミュニケーションの方法，クライエントの可能性を誘い出し強調する技法を解説し，エリクソン催眠の革新性を明らかにしていく。　本体3,400円＋税

II

精神療法を学び生かす

クライエントに影響を与える存在としてのセラピスト

Takeyoshi Nozue　　　　　　　　　　　　　　　　　　野末　武義*

はじめに

　筆者が大学院を出て心理臨床の現場で働くようになって四半世紀が過ぎ，今では大学院生をはじめ心理臨床家の訓練にも携わるようにもなった。自分自身が心理療法について何をどのように学んできたか，そこには数え切れないほどの専門家からの直接的間接的な学びがある。その中でも，学部時代と大学院以降にお二人の先生から学んだことが，心理療法家としての筆者の根幹を成している。

I　心理療法家を志す前の段階での学び

　一人目は，30年前の筆者の学部時代の指導教員A先生である。当時筆者は20人以上いるゼミ生の一人に過ぎず，A先生から心理療法家としての正式な訓練を受けたわけではないし，自分が将来臨床心理士になるとは夢にも思っていなかった時期である。しかし，A先生のゼミでの学びは，数え切れないほどある心理療法理論をどのように選択し学ぶか，専門家としての心理療法家の責任の重さと影響力の大きさをどう考えるかということに強い影響を与えた。

1．さまざまな心理療法に対する開かれた関心と自己選択による学び

　学部3年のゼミでは，来談者中心療法，精神分析，分析心理学，プレイセラピー，森田療法，内観療法など，主要な心理療法理論のいくつかを取り上げ，学生が発表しディスカッションすることが中心だった。特定の心理療法理論に偏らず，さまざまな理論についてA先生が説明を加えつつ，ときに疑問を投げかけるA先生の姿を見ながら，自然と「いろいろな心理療法理論についてしっかり学ぶことが重要だ」と考えるようになった。

　また，A先生ご自身は，来談者中心療法，フォーカシング，エリク・エリクソンの自我心理学とアイデンティティ論，ロールシャッハテスト，内観療法など，幅広い領域の実践と研究で活躍されていた。そして，何度か「私はどうもマイナーなものが好きなようで」とおっしゃることがあった。これは，A先生とも親交が深かった河合隼雄先生（1992）が，「ある学派を選ぶのは，それが正しいからではなく，自分にとって適切だから選ぶのである」と述べていることと通じるものがある。

　さまざまな心理療法に対する開かれた関心を持ち続けること，それと同時に，「流行っているから」「エビデンスがあるから」ということだけではなく，自分というパーソナリティと歴

---

*明治学院大学心理学部・IPI統合的心理療法研究所
〒108-8636　港区白金台1-2-37
〒102-0074　千代田区九段南2-3-27

史と価値観を持った一人の人間が，自己選択によって心理療法を学んでいくという姿勢を学んだように思う。

２．生身のセラピストから学ぶ，心理療法の影響力の大きさと恐ろしさ

ゼミの中で来談者中心療法を取り上げたグループが発表した際，学生たちがセラピスト役とクライエント役をやり，「来談者中心療法では，こんな風にカウンセリングをやります」といって面接場面を演じて見せたことがあった。しかし，それはまだ来談者中心療法について十分知識がなかった筆者が見ても，「来談者中心」と言うにはほど遠いひどいデモンストレーションだった。そして，見るに見かねたＡ先生が，「ちょっと私がやって見せます」と言ってクライエント役の学生に許可を得て面接を始めてしまった。

面接を始めて10分ほどしてクライエント役の学生が涙を流し始め，自分が抱えている孤独感や家族との葛藤について語った。面接は30分ほど続き，最後はクライエント役の学生が非常に穏やかな表情になって終わった。その間Ａ先生が何を言ったかはよく覚えていないし，当時は何が起こっていたのかを理解できるだけの知識もなかったのだが，たまたまＡ先生の正面に座っていた筆者には，眼鏡の奥に見えるＡ先生の非常に鋭くも暖かなまなざしが強く心に残った。そして，「何が何だかよく分からないけど，凄いことが起こった」という衝撃的な体験だった。たとえ相手（クライエント役）が同じであったとしても，誰が面接をするか（学生かＡ先生か）によって，結果は天と地ほどの開きが生じることを目の当たりにしたのである。もちろん，素人の学部生とＡ先生だからまったく違うということもあるのだが，たとえセラピストがベテランだったとしても，人によって結果が大きく異なることはいうまでもない。たった30分の出来事であったが，筆者にとっては，心理療法の奥深さ，恐ろしさ，クライエントに対す

る影響力の大きさ，セラピストの責任の重さのようなものを考えさせられる体験でもあった。

Ⅱ　心理療法家としての出発とその後の歩みの中での学び

学部生の頃の筆者は，さまざまな心理療法理論を学んだが，中でも精神分析に惹かれていた。そして，大学院は精神分析を専門とするＣ先生のゼミに所属した。しかし一方で，大学４年のときに母親をがんで亡くした筆者は，対象喪失という視点から自分自身のモーニング・ワークについて理解することはできても，家族や親族の中で起こったさまざまな人間関係の変化を理解することができず，悶々とした日々を過ごしており，精神分析には相変わらず強い関心を持ちつつも，急速に家族療法に対する関心が強くなっていた。ちょうどその頃，欧米から家族療法のマスターセラピストが相次いで来日しており，研修会やワークショップに足繁く通った。

そして，修士論文では「家族療法によって個人の精神内界過程はどのように変化するか」をテーマにしたいと考えていた。今でこそ心理療法の統合や統合的心理療法という言葉がそれなりに用いられるようにはなったが，当時はそんなことはほとんど話題にもなっていなかった。そんな中で出会ったのが，大学院の非常勤講師だったＢ先生である。

Ｂ先生は，筆者の指導教員のＣ先生と共同で心理療法の研究所を開設しており，筆者は大学院修了以降，そこで主にＢ先生から個人療法と家族療法のトレーニングを受けるようになった。当時筆者は，精神科クリニック，学生相談，保健所デイケアの仕事を掛け持ちしており，そこで担当していたケースの個人SVをＢ先生から受けた。また，研究所でのケースのGSV，心理臨床家を対象とした訓練グループ，心理臨床家自身の家族関係を理解するための教育分析的なトレーニングである家族ロールプレイ，夫婦・家族療法のライブSVやコ・セラピーなど，さまざまな形で指導を受けてきた。

1. さまざまな心理療法理論にある共通性と独自性

B先生の授業でも，学部時代のA先生のゼミと同じように，さまざまな心理療法について学生が調べ，発表する機会が何度かあった。筆者は，日本に紹介されて間もない認知療法を担当した。当時，認知療法は，精神分析と行動療法を統合したアプローチだと紹介されていたので，統合に関心を持ち始めていた筆者は非常に惹かれた。そして，統合に関心があるならということで，B先生からCarl RogersとMilton Ericksonの類似点と相違点について書かれた英語論文を渡された。両者はクライエントに対する深い信頼と共感という点では非常に似ているが，セラピーにおけるアプローチはある意味では非常に対照的である。ともするとその違いばかりに注目されがちであるが，筆者自身は，類似点あるいは共通点がありつつも異なる，ということに関心を持った。

現在は，25年前の当時とは比べものにならないくらいの心理療法理論が紹介されているが，ともするとそれらの違いばかりが強調されているように思われる。そして，それは学生はおろか現場の心理臨床家に迷いを生じさせるだけでなく，ときに臨床家同士の対話と協働を困難にし，対立を助長していることもあるようである。しかし，さまざまな心理療法理論にある共通性とそれぞれの独自性に関心を持てることによって，自分が依拠する理論について自信を持ちつつも，他の理論に依拠する臨床家との対話を可能にし，最終的にはクライエントの援助にプラスになるのだと考えている。

2. セラピストがクライエントを傷つけてしまうこと，自分自身が傷つくこと

大学院を修了し研究所に入って間もない頃，インテーク面接のロールプレイをやらされた。筆者はセラピスト役で，クライエント役は先輩がやってくれたが，その様子はカメラを通して別室でB先生や数人の先輩たちが見ていると

いう，家族療法では当たり前の構造であった。しかし，大学院で面接場面のロールプレイすらやった経験はほとんどなく，しかも別室で数人にモニターされているという構造にすっかり舞い上がってしまった筆者は，まともな質問もコメントもできずに60分が終わった。

そして，ロールプレイの振り返りの際，セラピスト役や別室で観察していた先輩たちからは慰めや褒め言葉をいただいた。しかし，B先生は筆者の緊張をねぎらった上で，「セラピストが何か言葉を発することによって，クライエントを傷つける可能性がある。そして，傷ついたクライエントを見てセラピストも傷つく。しかし，セラピストはその傷つきに耐えなければならない」とおっしゃった。初心者であった当時の筆者にとっては，あまりにも鋭い指摘であった。心理療法家としてだけでなく，一個人としての自分の弱点と自己愛的な脆弱性が一気に露呈され，元々強迫的で完全主義だった筆者は，強烈な恥の感覚に襲われた。しかし一方で，どこかホッとしたような安堵感も覚える不思議な体験だった。それをあえて言語化するならば，「これまでの自分のあり方では，心理臨床の世界ではやっていけない。でも，自分の失敗や傷つきは避けられないし，そこから学ぶしかないのだ」と実感させられるものであり，覚悟を迫られる体験だった。

多くの心理療法家は，クライエントを傷つけないようにと教えられたり，教えたりしているだろう。もちろん，それは非常に重要なことは言うまでもないし，それによって，受容や共感的理解を大切にすることにもつながるだろう。しかし，それはもしかしたらセラピストの臆病さと消極性を助長することにもなりかねない。私がB先生から学んだのは，クライエントを傷つけないために，セラピストは何を言わないかしないか，クライエントをどう受容し理解するか，だけではなく，セラピストは，意識しているようがいまいが必ずクライエントに影響を与えるのであり，より望ましい影響を与えるため

に，セラピストとして，自分自身ともクライエントとも真摯に向き合わなければならないということであった。

3．セラピストの良いところを伸ばす

大学院修了後に仕事を始めて最初の5年間は，経験と自信のなさを何とかカバーしようと必死になって文献を読み漁り，なけなしのお金をはたいて研修会やWSに参加していた。そんな中で，B先生には，精神科クリニックや学生相談でのケースの個人SVを受けた。学生時代から筆者はさまざまな心理療法理論をそれなりには学んでいたつもりだったが，実際に自分でセラピーを進めていくスキルはほとんど身につけていない状態だったために，SVのために記録をまとめていても，いつも自分ができなかったことばかりが目につき，毎回が自己嫌悪との戦いだった。しかし，B先生のSVでは，「このときはどんなことを考えてた？」とか「こういう風にクライエントに言われて，どんな気持ちになった？」という質問が多かった。また，「私だったら，こういうときにはクライエントにこんな風に言う」と言って具体的な言葉を教えてくださった。そして，「どうしてこんなこと言ったの？」とか「こういう風にしなければダメだ」と言われることは皆無だった。そのようなSVは，筆者にとっては批判されないという安心感はあまり感じられず，むしろ何か物足りなさを感じるものであり，ときに「本当は，B先生は自分に能力がないことに失望しているんじゃないか。」「いらいらしているんじゃないか。」「いつかダメ出しされるんじゃないか。」という見捨てられ不安を感じることがあった。

そして，ある日のSVで率直に「自分はできていないところがたくさんあるのに，B先生はなぜそのことを指摘しないんですか？」と尋ねたことがあった。それに対してB先生は，「確かにできていないところはたくさんある。でも，自分はできていないところをどうにかすることよりも，セラピスト自身が持っているその人ら

しさや良いところを伸ばすことの方により関心がある」とおっしゃった。当時の筆者は，SVとはスーパーバイザーがスーパーバイジーにあるべき心理療法を教えることだと思っていたが，B先生のSVは，私自身が初心者だったことやできが悪かったこととも関係しているが，心理療法家としてのスーパーバイジーを支え育て自立させることだったように思う。

しかし，この相手の良いところを伸ばすということは，筆者自身が指導者としての立場になった現在できているかと問われれば，まったく不十分であることを認めざるを得ない。相手が大学院生であれ臨床心理士であれ，そこそこにできている人であれば，その人の良いところに注目して伸ばすということを考える余裕もできるのだが，ときにそれは非常に難しく，指導者としての自分の力量の無さを痛感させられることもしばしばある。

4．クライエントに影響を与える存在としてのセラピストの伝える能力

研究所では，初期の海外の夫婦・家族療法では珍しくなかった治療形態として，二人のセラピストによるコ・セラピーを発足当時から取り入れており，筆者もいくつかのケースでB先生のコ・セラピストを務めた。とはいえ，初めの頃はセッション中の自分の発言がセラピーのプロセスに悪影響を及ぼしてB先生や家族に迷惑をかけないようにと，発言は非常に控えめであった。しかし，ある家族療法のセッションの後でB先生から，「セッション中に思ったことは何でもいいから言ってごらん。たとえその後に変な方向に行ったとしても，あとは自分がどうにかするから」と言われ，それ以降は徐々に自分が考えたことや感じたことをセッション中に発言できるようになっていった。

指導者は，SVという閉ざされた空間の中ではどんな立派なことでも言えるし，偉そうにも振る舞えるし，セラピストとしての実際の姿を見せなくても済む。しかし，実際のセッション

を見せるとなると，ごまかしようがない。まして や，コ・セラピストがいるとなれば，クライエントだけでなくコ・セラピストの動きにも対応しなければならず，より複雑なプロセスへの対処能力が問われる。その中でB先生は，未熟な筆者の発言を尊重し，それをクライエント家族が受け入れられるような言葉に変換し，それに加えてB先生自身のコメントを伝えるという，少なくとも三つのことを同時に行っているようだった。

このような複雑なプロセスを活かしつつセラピーを行うには，B先生がセッションを決して権威的でない形で適切にコントロールしリードできなければならない。そして，それを可能たらしめるのは，その場にいる一人ひとりのメンバーの内的プロセスとメンバー間の相互作用プロセスを理解しつつ，適切な言葉を用いて影響を与える能力である。つまり，自分が何についてどのような言葉を用いて言ったら，どのようにメンバーに伝わるかを推測し，「伝える」「表現する」ということによって影響を与えようとする積極的な関わり方である。それは，「聴く」「支える」「受け止める」ということことと相対立するものではなく，じゅうぶん共存しうる行為である。

一般的に心理療法のトレーニングでは，セラピストがクライエントの話を「聴く」ことの重要性は強調されるが，セラピストがクライエントに何かを「伝えること」や「表現すること」については，ほとんど教えられていないのではないだろうか。しかし，とりわけ複数のメンバーが同席する夫婦・家族療法では，「聴く」ことや「受け止めること」を重視しているだけでは，夫婦・家族内で生じている葛藤や悪循環を理解し解決することは不可能であり，セラピストが一人ひとりのメンバーを尊重しながら，負担を最小限にしつつさまざまなことを伝えていかなければならない。

しかし，よくよく考えれば，夫婦・家族療法に限らず，多くの心理療法は言葉を介してセラピストとクライエントがやりとりをするものであり，クライエントは何らかの変化を求めてやってくる。そのクライエントの変化のためには，セラピストは「聴く」ことや「受け止める」ことだけでなく，「伝えること」や「表現すること」という積極的な関わりも必要であるということを，B先生から学んだ。そして，実はセラピストがクライエントに与える影響を最小限にしようとして「聴く」ことや「受け止める」ことを重視していたとしても，影響を最小限にしようとすること自体がクライエントに大きな影響を及ぼすという逆説があり，そのことを自覚しながら心理療法を実践することが大切であるということを学んだ。

5．学びたくても学べないもの

B先生からは，ここに挙げた以外にも実に多くのことを学んできたが，学びたくても学べないもの，私には身につけられないものもあり，実はそれが最も重要なB先生の本質であり核の部分でもある。

その一つは，人からの信頼の厚さである。さまざまな理論に依拠する心理療法家，心理職の資格に関して異なる意見を持つ団体，心理臨床家のみならず看護，医療，福祉，教育，司法領域の専門家，そして老若男女を問わず一般市民など，実に多くの人たちから深く信頼されている。これは，心理療法家としての訓練をしっかり受ければどうにかできるものではない。むしろ，一人の人間としてどう生きているかが深く関わっているのだと思う。こうした本質的な部分は，心理療法実践とも分かちがたく結びついているはずであるが，それをどう学び少しでも近づいていくことができるかは，私のみならずB先生を師と仰ぐ者にとっての一生の課題である。

そしてもう一つは，多方面にわたる活躍である。B先生がこれまでしてきたさまざまな領域における仕事を誰かが引き継ごうとしたら，恐らく10人では足りないくらいである。「世代交代」と言うのは簡単だが，実際には受け継ぐ人

間の能力やキャパシティの問題だけでなく，受け継ぐべきものの大きさや重さや多様さによっても，その大変さは大きく異なる。その意味で，学びたくても学べないもの，自分には到底できないと感じられることがたくさんあることは，今後の筆者の課題であるし，そのような指導者と巡り会えたことによってもたらされた大きな幸せでもあるだろう。

おわりに

　二年前から，筆者は大学院の家族療法の授業で，学生が用意した架空のケースの家族役割を学生にやってもらい，筆者がセラピスト役となって１時間の初回面接をロールプレイでやって見せることを試みている。その場面を録音して逐語記録を作成し，面接のプロセスで筆者が何を感じ，考え，迷い，選択し，どのような意図で介入したかを記入し，それを読んで学生たちが感じたことや疑問に思ったことを自由に話してもらって答える。筆者がA先生やB先生から学んだのと同じくらい多くのことを教え伝えることは到底無理ではあるが，心理療法の最も重要な道具は理論や技法ではなく，セラピスト自身の自己であることを伝えられたらと考えている。

文　献

河合隼雄（1992）心理療法序説．岩波書店．

精神療法を学び生かす

Norifumi Kishimoto

岸本　寛史*

I　臨床心理学との出会い

　まず，筆者が臨床心理学を学ぶ上で大きく影響を受けた人物として，本稿では，出会った順に，河合隼雄，山中康裕，井筒俊彦の三名の先生の名前を挙げておきたい（ただし，井筒先生とは直接の面識はない）(注)。私が臨床心理学に関心を持つようになったのは，1985年（もしくは86年）に，NHKの番組を見たのがきっかけである。番組の中で「科学が進歩したら心のことは解明されるか」という問いについて，利根川進（1987年に日本人初のノーベル生理学医学賞を受賞。番組は受賞前）先生が「科学が進歩すればいつかは心のことはすべて解明される」と述べられたのに対し，河合先生が「どれほど科学が進歩しても心についてはわからないことが残る」と穏やかではあるが確信を持って（少なくとも私にはそう感じられた）述べられた様子が強く印象に残った（ただし，これらの言葉は筆者の記憶に基づくもので文責は筆者にある）。

　河合先生の様子から何か大切なものがそこにあるのではないかと直感し，もう少し詳しく知りたいと思って最初に手にしたのが『カウンセリングを語る』だった（河合，1985）。「人間の心は矛盾に満ちている。したがってそれを扱うカウンセリングにおいては，多くの二律背反が生じてくる。あちらを立てばこちらが立たず，というような状況にカウンセラーが追い込まれるのである。そんなときに，おきまりの理論に縛られて行動すると必ず失敗する」。この「矛盾」に取り組むための方法を医学は教えない。医学的治療は日進月歩で薬や治療法も増え続けているが，基本的な治療観は，悪いところを取り除く，ということに窮まり，「心の矛盾」に取り組む術を持っていない。私はこれを皮切りに河合先生の著作を貪るように読み始めた。

II　夢の世界に開かれる

　そのような中で1987年8月14日と15日の二日間かけて読んだ『明恵夢を生きる』（河合，

注　本稿の執筆について，指導が役立っていると思われる点，具体的な指導の内容，そのプラス面とマイナス面，人間的もしくは思想的な部分の影響について，指導者が特定されないようにした上で執筆をという依頼を受けた。これに対して，筆者は僭越ながら，名前を明示して自由に書かせていただくということであればお受けしたいと申し出て，編者に認めていただいたという経緯がある。それゆえ，書式や内容が他稿とは異なるかもしれないが，ご容赦願いたい。
　また，筆者は内科医であり，心理療法のみを専門とする者ではない。筆者が臨床心理学に関心を持つようになったのは医学生の頃であり，以後，医学的観点と臨床心理学的観点を同時に持ちながら診療を行いたいと考えてきた。臨床心理学の学部や大学院で正式に臨床心理学を学んだのではなく，後で述べるような恩師との出会いを通して非公式な形で学び始めたので，状況がかなり特殊だと思われるが，この点についてもご容赦いただきたい。

---

*高槻赤十字病院　緩和ケア診療所
　〒569-1045　高槻市阿武野1-1-1

1987）は衝撃であった。鎌倉時代の仏僧明恵が生涯にわたって書き残した「夢記」を読み解いた書物だが，覚醒時の人生の流れと，夢の流れとが，縦糸と横糸のように織り合わさって人生を紡いでいるというその見方が私の胸を深く打った。その衝撃の強さは，その夜から溢れるように夢を見始めたことが示している。ちょうど私は医学部の3回生で，その年の4月から7月にかけて行われた解剖学実習が終わって間もなくの頃だった。実際の人間のご遺体を解剖していくこの実習は，すべての医師が通る道であり，医師にとっては一つのイニシエーションという意味も持つが，そういう時だったからこそなおさら，河合先生の夢に関する論考が心に響いたのかもしれない。

結局，その後，医学部を卒業するまでの約3年半，夢を記録し続けることになった。その数は694におよび，夢の中でさまざまな体験をしたことが，後の私の臨床の礎石となった。エビデンスの波が押し寄せている現代では，今さら「夢」なんて…と思われるかもしれないが，私からすれば，医学部で癌について学んだり考えたりすることは所詮外からの知識にすぎず，夢の中で自分が癌になる方が，よほど，癌について，特にその体験について考えることができると思う。また，自分が思うような夢を見ることはできない。癌について勉強したからといって癌の夢が見られるとは限らない。しかし，意識とまったく無縁かといえばそうでもない。意識のコミットなくして夢を意味あるものにすることもできない。近年の脳科学においても，夢には意味がないと主張したハーバード大学のホブソンの説（Hobson & McCarley, 1977）は，神経精神分析の主導者マーク・ソームズによって覆され，夢は情動に深く動機付けられた体験であることが明らかにされている（Solms, 1997, 岸本編, 2015）。ともかく，医学生の間の夢体験は私の臨床の土台となったのであり，その中で河合，山中，井筒の三先生は重要な位置を占めているのである。

Ⅲ　イメージの世界に開かれる

夢と取り組む中で，実際に臨床心理を学びたいという気持ちが強くなってきた。折しも京大では自主研修という制度が我々の学年から新設された。これは医学部4回生の秋の3カ月間，一切の授業が中止になり，自分の好きな研究室で研修するというもので，研修先に制限はなかった。私は関心を同じくする数名の同級生と京大教育学部臨床心理学教室での研修を計画し，1988年3月に当時教育学部の助手をしておられた山下先生のところに相談に行った。先生は我々の話をよく聞いて下さったが，話は一向に進む気配はなく，2カ月が過ぎた。ただ，そのとき，参考までにと渡していただいた文献リストの中に山中先生（当時は教育学部助教授）の『少年期の心』（山中, 1978）があり，早速これを読んで強く感銘を受け，心理療法への関心は高まるばかりであった。

自主研修の方は，やはり教育学部での研修を希望していた同級生の西さんが山中先生に直接相談されたところ，即快諾していただいて話は一挙に進むことになった。山中先生はせっかくの機会だからと，研修予定の医学生5名と，当時臨床心理学教室の大学院1回生の数名にも声をかけられて，特別講義をして下さることになった。1988年6月2日の19時から始まったその講義が私の進路を決定付けることとなった。この日，私は山中先生と「出会った」のである。

この事例は後に公刊された（山中, 1989）が，絵画を通して表現をする中で節目節目に生じるさまざまな出来事が治療的に深い意味を持ちながら展開していて，心だけでなく体も文字通り震えた。この事例を通して私はイメージの世界に開かれた。治療構造，表現，解釈，象徴，共時性（縁起律），描画，コラージュ，バウム，風景構成法，夢，身体，動物，影，鍵，女性性など，たくさんのキーワードが凝集していた事例で，心理療法の範例として私の心に刻まれた。先にも述べたように，医学で習う治療モデルは，

突き詰めれば，悪いところを取り除くというシンプルなものである。しかし，実際に治療を行うとなると，そういう単純なモデルでは如何ともしがたいことがままある。この講義で，人が治っていくというのはどういうことなのか，本物の治療とはどういうものか，見せていただいた思いがした。

1988 年 9 月から実際に教育学部での自主研修が始まり，インテーク面接に陪席させていただいたり，事例検討に参加させていただいたりして，衝撃の連続であった。話の聞き方，面接の構造，記録の取り方，事例検討の仕方など，医学のそれとはかなりのギャップがあることを目の当たりにして，深く考えさせられた。このような方法を医療の中に取り入れることができないかと考え，心理臨床で行われる事例検討に出せるように，カルテとは別に診療記録を残そうと考えた（岸本，1999）。

3 カ月の自主研修が終わった後は，山中先生が我々医学生を対象に，毎月 1 回研究会（コラソン研究会と命名された）を開催して下さることになった。月に 1 回，平日の夜に開催されたこの研究会は，山中先生が選ばれた本の翻訳を分担し，訳文を読み上げると山中先生が解説を加えられるという形で進行した。訳文を検討しながら，心理療法や精神医学の知識や概念のみならずその背景にある物の見方も逐一教えていただける珠玉の時間であった。さらに研究会が終わると食事も振舞って下さり，そこでまた，さまざまなお話を聞かせていただいたことも，私の臨床家としての根本姿勢に染み渡り，その基礎を形作って頂いたと思う。

Ⅳ　臨床の土台としての夢体験

こうして，医師になるまでの 2 年半ほどの間，山中先生には，自主研修の 3 カ月間とその後は月 1 回の研究会で直接お目にかかってその薫陶を受けたが，『明恵　夢を生きる』を読んだ後で開かれた夢の世界での体験も，それと同じくらい私の臨床家としての土台になった。この点については，すでに拙著（岸本，1999）で 13 の夢を取り上げて論じているので，関心がある向きにはそちらを参照していただくとして，本稿では，特集の趣旨も鑑みて，河合先生と山中先生の夢をいくつか取り上げておきたい。

夢の内容に入る前に，量的側面について触れておくと，1987 年 8 月から 1991 年 3 月までの約 3 年半の間に 694 個の夢を記録し，そのうち河合先生の夢は 36 個（5.2%），山中先生の夢は 46 個（6.6%，山中先生に出会って以後の約 600 個を分母にすれば 7.7%）であった。これらの数を多いとみるか少ないとみるか，比較しうるデータもないので何とも言えないが，自分が思うように夢を見ることはできないことを考えれば，少なくないのではないかと思う。

まだ医学生であり，夢分析を受けることも叶わなかったので（山中先生には勇気を奮ってお願いしたことがあるが，医師として一通りのことができるようになってから，その時にまだ分析を受けたいと思っていたらいらっしゃいとのお返事をいただいた），独りで取り組むよりほかなかった。夢を見るとそれを書き留めて，その内容についてあれこれ連想を膨らませながら反芻し，折に触れて夢の記録を読み返してはまた考える，ということを繰り返した。だから，夢の体験はただ体験として終るのではなく，覚醒してから考える素材となったし，そうして考えたことがまた次の夢に明示的・暗示的に反映されるというサイクルを体験することになった。そんな作業を黙々と行っていたのだが，両先生の夢をあわせると全体の 1 割を超えることを考えれば，私は実際に対面して教えを受けるよりもはるかに多く，夢の中で山中先生と河合先生に学んだといえるかもしれない。いくつか例を示してみよう。

〈真中で切る夢〉1987 年 8 月 18 日（タイトルは夢を記録した際に私がつけたものである）

何かの試験で私だけ解答を出すのが遅れ，教授室まで持っていく。中に入ると河合隼雄先生がおられ，一度は解答の受け取りを拒否

されるが，何とか頼んで受け取ってもらう。先生は紙テープを適当に切って私に手渡され，広げて持つように言い，「よく見てなさい」と無造作にハサミを入れられる。できた二つのテープの長さを比べるとまったく同じ長さなのでびっくりしてしまう。先生は，さらに自分の目をよく見るようにと言われ，その目を見つめていると，眼球が異様に大きく見え，私の目の錯覚かと思う。先生は，これからも遊びにきなさいといってくださる。

この夢は『明恵　夢を生きる』を読んで3日後に見た夢で，拙著（岸本，1999）でも取り上げて論じているが，いろいろと考えさせられた。一番印象に残ったのは，無造作に切られたテープの長さがまったく同じ長さだったというところである。「二」は私にとって大切なテーマだと徐々に気付くのだが，夢の中で視覚が強調（二つの眼球が大きく見える）されていることから，医学的観点と臨床心理的観点という二つの観点を，同じ比重で（二つのテープの長さが同じ），しかもあれこれ考えるのではなく，自然な形で（無造作にハサミを入れるように）もてるということが，課題なのではないかと繰り返し考えた。考えるといっても，単に知識として頭の中で思いを巡らすのではなく，上述のように，夢のイメージを想起しながら，身体感覚も伴いながら考えるので，知識を習得するというよりは，ある種のイメージトレーニングをしていたといえるかもしれない。

これが臨床とどのようにつながるのかと訝しがる向きもあるかもしれないが，私の中では多いに関係する。たとえば，患者が胸が痛いと訴えてきたときのことを考えてみよう。医者の頭の中には聞かねばならない項目が一通り浮かんでくる。いつから痛いのか，どこが痛いのか，どんな痛みか，持続時間はどのくらいか，どんなときに痛みが強くなるかなど。こうして問診を行うことで診断の目星をつけ，検査や治療の方向性を組み立てていく。ところが，心理療法

家であれば，「胸が痛い」という言葉をそのまま受け取り，さらに聞き続けるだろう。そうすると，たとえば胸が痛いという話から夕食を作る話になり，ご主人の話，ひいては自分の父親の話まで出てきて，「胸が痛い」という訴えの背景の全体像が朧げながら見えるだけでなく，胸の痛みが治まったりすることさえある。

実際の臨床場面において，このような二つの観点を，同じ比重をもって自然に聞いていくのは至難の業である（後者のような聞き方をしていると狭心症を見落とす危険がある）が，折に触れて，この「真ん中で切る夢」のイメージを思い出しながら自分の聞き方を振り返るという形で，夢の体験知が臨床実践に生きてくるのである。もう一つ河合先生の夢を記しておこう。

〈一挙手一投足〉1990年4月15日
私は河合先生と歓談している。「私は先生の一挙手一投足を見逃さないようにしているんです」と申し上げると，河合先生は手と足を同時に動かし始められた。近くでは，手と足の両方の動きがみれず，少し離れてみていると，「ほら，両方見ようと思うと，距離をとらないといけないだろう。そこが難しいところだ。二人が一体になるほどのときは，お互いが見えなくなるものだ」と含めるように話される。

この夢も本当によくできていると感じた。一挙手一投足を見逃さないくらい河合先生と同一化しようとする動きに対して，手と足を動かすという，文字通り「一挙手一投足」という形でユーモラスに応答して，距離をとることも大切であることを諭される。このように，心理療法の根本に関わるようなパラドックスが示されるところが非常に不思議である。

山中先生には，夢の中で「喝」を入れてもらうこともあった。

〈山中先生の「喝」の夢〉1989年10月25日

— 137 —

臨床心理学教室の音楽会で何人かの方々がリコーダー演奏をしている。突然，山中先生が「〇〇君，降りろ」と大声で叫ばれる。見ると近くをバスが通り過ぎていく。そのバスの中にいた呆然と立ち尽くしている男の人が，山中先生の喝で我に返り，バスを飛び降りる。すでに先生はそちらに向かって走り出されていて（足の手術をされたばかりなのに必死で走っておられる），ついに彼に追いつき，抱きかかえるように摑まえる。山中先生の後を追って，私も他の人たちも少し遅れて駆けつける。

山中先生に「喝」を入れてもらって我に返ってバスを飛び降りたその男の人が誰なのかは，夢の中でも定かではなかったが，彼の危険を救うべく身を賭して行動される山中先生のお姿が，診療の範として私の心深くにしっかりと刻み込まれた。山中先生があるとき，「河合先生は"Do nothing with full energy."（何もしないことに全力を尽くす）ということを言われるが，その陰に"Do everything with full energy."でやる者（山中先生ご自身のこと）がいないと，まわらないのです」（文責は筆者）と言われたこともこの夢に影響しているかもしれない。

V 「人間的もしくは思想的な部分の影響」について

このように，夢のイメージをインキュベーションする中で，山中先生と河合先生のイメージは私の中に内化されていった。山中先生に教育分析やスーパービジョンを受けるのは私が医師になって7年目のことであり，もちろんそこでも多くのことを学んだり気付かせていただいたりしたが，夢を通して内化された山中先生や河合先生，さらには（紙数の関係で触れられなかったが）井筒先生のイメージが，医師として臨床実践をスタートするときに支えとなったので，本稿ではそちらを中心に述べた。

恩師から人間的もしくは思想的な部分の影響

を受けたかという編者の問いについては，「山中先生の部屋で読書会。ディスカッションの途中で先生は「毎日の掃除とか炊事といったことが些細なことが非常に大切である」と強調される」（1989年1月2日）という夢がその答えとなっていると思うが，兵庫県立美術館で開催中（本稿執筆時）のイタリアの画家モランディ展（この展覧会のことを教えていただいた愛知県がんセンターの小森先生に感謝します）に触発されて読み始めた『モランディとその時代』（岡田，2003）に見つけた次の一節の「ロンギ」を「山中先生」に置き換えれば，そのまま私の心境と重なるので引用しておきたい。ロンギはボローニャ大学で美術史の教鞭をとり，優秀な弟子たちを育てていったが，モランディを高く評価し，その交流はモランディの死まで続いたという。そのロンギの学生であったパゾリーニ青年が記した「師とはなんであるか」という文章の一節である。

……彼〔ロンギ〕が教えていた教室は，他のどんな教室とも異なる場所で，教条的なエントロピーの外にあった。……この異なる環境の中心に，ひとりの男，まさしく一人の人間がいた。……ロンギは，教授であるよりも前にまず人間であった。なぜなら，削ぎ落とせばその本性をあらわしてくるような，学者ぶったところなどまったくなかったからである。彼は，まさしく彼であるところのものであった。つまり，卓越せる人間であった。

人づきあいや集団行動が苦手でお酒も一滴も飲めなかった私が，曲がりなりにも社会の中でやっていけるくらいの社交性を身につけ，お酒も人並みに飲めるようになり，外国にも出かけられるようになったのも，ひとえに山中先生の生き方に触れさせていただいたおかげだと思っている。心理療法にはセラピストの生き方が滲み出る。心理療法をクライエントの関係性抜きに論じることができないように，心理療法の学

びも師との関係性抜きに論じることはできないのではないだろうか。

文　献

Hobson JA, McCarley RW（1977）The brain as a dream state generator: An activation- synthesis hypothesis of the dream process. American Journal of Psychiatry, 34；1335-1348.

河合隼雄（1985）カウンセリングを語る（上）. 創元社.

河合隼雄（1987）明恵　夢を生きる. 京都松柏社.

岸本寛史（1999）癌と心理療法. 誠信書房.

岸本寛史編（2015）ニューロサイコアナリシスへの招待. 誠信書房.

岡田温司（2003）モランディとその時代. 人文書院.

Solms M（1997）The Neuropsychology of Dreams：A clinico-anatomical study. Psychology Press.

山中康裕（1978）少年期の心. 中公新書.

山中康裕（1989）絵画療法と表現心理学. 臨床描画研究Ⅳ；63-81.

精神療法　増刊第3号　2016

認知行動療法の指導者から学んだこと

Yoshihiro Kanai
金井　嘉宏*

　指導を受けた先生の名前を伏せた上で，どのような指導を受けてきたか，日々の実践においてその指導が役立っていると思われる点やマイナス面，指導者の「人間的もしくは思想的な部分」の影響について述べるというお題をいただいた。私の場合，これまで認知行動療法のトレーニングを受けてきたため，指導を受けた先生の名前を伏せても匿名性が保たれるか不安であるが，認知行動療法という固有名詞は出して本テーマについて述べる。なお，ここであげる指導者には，大学院の修士課程から博士後期課程にわたって指導を受けた。

I　受けた指導と役立っている点

　指導者がクライエントのカウンセリングを実際に実施している臨床場面をみる機会は限られていた。私が指導者の臨床場面に同席したのは，精神科の病院で社交不安症に対する集団認知行動療法を実施する際に補助スタッフとして参加したときのみである。そうではあっても，現在の私の臨床において，指導者から学んだことは多い。それは，指導者の講義や講演を聴いたり，普段の日常生活で指導者と行動を共にするなかで，観察学習や"つぶやき"のようなアドバイスによって学んだところが多い。

＊東北学院大学
　〒981-3193　仙台市泉区天神沢2-1-1

1．講義や講演からの学び

　指導者の臨床場面に同席した際に気づいたことは，クライエントに対する心理教育の内容や説明の仕方が，指導者の講義や講演で聴いた内容と共通する部分が多かったことである。そのため，講義・講演を聴くことが，自分がクライエントに心理教育を行うときの知識および説明方法にそのまま結びついている。特に学部生に対する講義では，学生自身も体験しているような身近な例を豊富に取り入れながら，心理的な現象を説明していた。それを参考にすることによって，心理学的な背景知識をもたないクライエントにとってもわかりやすい話となる。心理教育だけではなく，臨床を行う際のコツ，気を配る点についても指導者の講義，講演，研修会で学び，自分の臨床で実践することによって身につけることができた点は多い。たとえば，講義のなかで，リラクセーション法として漸進的筋弛緩法が実施されたことがある。受講している学生に対する説明の仕方，一つの身体部位に対する筋弛緩を行っている時や終わったときの言葉かけの仕方は，臨床のなかでクライエントに実施する際にもそのまま援用することができた。そのほかに，講義などで学んだ臨床に役立つアドバイスの例を以下にあげる。

　・認知行動療法では，クライエントが治療セ

— 140 —

ッション中に学んだことを日常生活の中で実践するために、あるいは実際の体験のなかで認知行動モデルを理解するためにホームワーク課題を実施することが多い。クライエントにホームワークの課題を提供するときには、治療セッションで行ったことを課題にすることが重要である。セッションで行っていない発展的なことをホームワークとして出してしまうと、クライエントは「できなかった」という体験をすることになりかねない。たとえば、洗浄強迫の強迫性障害を抱えるクライエントの治療においては、嫌悪感をもたらす刺激に曝露するエクスポージャー＆反応妨害法（Exposure and Response Prevention：ERP）が実施されることが多い。ERPのホームワークを出す場合にも、セッション中に治療者がいる状態でエクスポージャーを行い（例：恐れている物に触れた上で手の洗い方を変えたり、洗わないようにする）、成功体験を得たり、治療的な意味が感じられた上で、セッション中に行った内容をホームワークにする必要がある。また、クライエントの生活の中のどのような場面で行うかをイメージできるように、セッションの中で具体的に話し合うことによって、クライエントがホームワークをできそうだと思えるようになる（セルフ・エフィカシーが高まる）。

・認知行動療法では、アセスメントのデータを収集するためにクライエントに記録を求めることが多い。この記録の取り方にもスモールステップの発想が必要である。治療開始当初、記録をとるという習慣が形成されていない段階であれば、最初から多くの内容（例：出来事、感情、認知、行動、身体反応）の記録を求めることは負荷が高く、記録できなかった、という結果につながる可能性がある。クライエントと相談しながら、最初は出来事と感情のみ、あるいは感情のみとすることが必要な場合もある。ま

た、体重を記録する場合であれば、最初から体重を記録するのではなく、体重計に乗ったら○、乗らなかったら×という簡易な記録から始める必要があるかもしれない。さらには、体重計に乗る行動を誘発するための刺激である「体重計」の準備（例　自宅に体重計があるかどうか）にも配慮する必要がある。刺激（体重計）がなければ、「体重計に乗る」という行動は誘発されない。

2．日常生活におけるアドバイスからの学び

　本稿を書くにあたって、指導者から受けたアドバイスで気づいたことをまとめたノートを見返した。そこには、200X年7月「先生宅で」の後に、終結時の言葉かけを具体的に教えてもらったことが記録されていた。「よくがんばりましたね。ずいぶんよくなりましたね」とフィードバックした上で、「今度、同じことが起きたときにどのように対処しますか？」、（患者から一つの対処法があがったら）「他にどのような方法がありますか？」というように問いかけ、2〜3の対処法を持ってもらうようにする。そして「それがあなたの武器になりますから」と言葉をかける具体例が記録されていた。カウンセリング終結後に同じような問題が生じた際、クライエントが自分で対処できるようにスキルを身につけること（セルフ・コントロールできるようになること）が認知行動療法の目標の一つである。上記のやりとりは終結時にその点を再確認し、終結に対するクライエントの不安を和らげることを目的としている。

　指導者の自宅では研究室メンバーでのバーベキューだけではなく、臨床仲間によるケース検討会などが開催されていた。こうした機会においても臨床に関する具体的なアドバイスをもらったことを示す記録がある。そのほかに、「去る患者さんは追わない」、「実際の臨床では患者さんを選べない。患者さんが治療を求めてくる限り、患者さんが『ここがよくなった、来てよかった』と思えるように必死で考える」とメモされていた。

— 141 —

また，指導者の臨床をみて気づいたことがもう一つあげられる。普段，指導者が学生やほかの先生と話しているときと，クライエントと話しているときの様子が変わらない，ということである。たとえば，話し方，うなずき方，あいづちのうち方，そしてほめ方，という点にみられる。私はそれを観察学習（モデリング）し，自分の臨床や学生への接し方にも多分に表れていると思う。

認知行動療法はマニュアル化され，「誰が行っても」同じような効果が得られる，ことが特徴の一つと言われてきた。しかしながら，認知行動療法のマニュアルやワークシートに関する本が普及するにつれて，マニュアル通りに行ってもうまくいかない，と訴える臨床家の声が聞こえるようになった。マニュアルに書かれているさまざまな技法を実践するにしても，クライエントが十分な動機をもって課題に取り組み，その効果を得るためには，臨床家の細かい言葉かけの仕方，説明の仕方，うなずき方やほめ方（強化の仕方）といった治療者の反応の仕方，の影響力が大きい。それがクライエントの治療に対する前向きな行動や問題解決行動を強化する（頻度を増やす）ことになる。認知行動療法のマニュアルやワークシートが重視されるところでは見逃されがちな点である。近年の学会における指導者の講演を聴いていても，その点が強調されているように思う。

話題は少しそれるが，大学の講義がインターネットで配信されるようになった。海外の著名な先生の講義をみることもできる。上述のように，精神療法の指導・伝承には，講義だけではなく，指導者と日常生活の中で行動を共にすることで得られる部分が大きい。臨床心理学，とくに精神療法に関しては，インターネット配信がいくら普及しても対面式の授業や指導が欠かせない分野の代表であろう。

しかしながら，これらの伝承方法は療法によって制限されるところが大きいかもしれない。私が学んだ認知行動療法に特有の部分もあるだろう。講義で学んだ内容が心理教育に結びつき，自分の生活体験への変容方法にもつながるということは，すなわち，クライエントも認知行動療法を学びやすいことを意味する。この教育・伝承しやすさも認知行動療法の特徴といえるかもしれない。

3．研究指導から臨床へ

指導者から直接的に受けた指導は研究に関することが中心であった。ただ，研究に関する指導が臨床実践に活かされている。たとえば，「臨床で必要な事実を見る目，出来事を見る目は修士論文に取り組む中で養うものであり，今までの研究室出身者は修士課程在学中に臨床経験を持たなくても，その後，臨床に出て立派にやっている」という指導者のコメントが記録に残っていた。また，「自分の関心のあることしかやらない学生もいる。臨床に出るのであれば（研究者になる場合にも）何にでも貪欲に取り組んでいくことが大切」など，厳しいコメントも当時の研究室所属の大学院生に対して与えられていた。

最後の「何にでも貪欲に取り組む」というコメントに関連するところでは，私が繰り返し指導者から教えを受けたことの中に，「臨床家にはヤジウマ的興味・関心が必要」ということがある。これは，現在，臨床を行っているときに「その通りだ」と納得することが多い。クライエントの中にはさまざまなことに興味をもっている人がおり（芸能，ゲーム，キャラクター，旅行，など），その話題からクライエントとカウンセラーの関係が進展する。また，認知行動療法の技法である行動活性化の活動内容を探るときにも，カウンセラーが日頃からさまざまなことに興味をもって収集した知識が活かされることが多いように思う。

研究指導の際，とくに修士論文の計画をたてる初期の頃には「まずは何の制約もない状態（データ収集できるフィールドの可能性や測定機器の有無など）だったら何ができるかを『風

呂敷を広げて』考える。その後に現実的な問題もあわせて考える」という教えを受けた。これは認知行動療法の一つである問題解決療法の発想と類似した点であり，臨床にもつながっている。うつ病を抱えるクライエントに対して行動活性化を行う際に，現実的にできるかどうか，気分を変える効果がありそうかどうかはまずは考えずに，活動をできるだけ多くあげる（ブレイン・ストーミング），それから取り組めそうな活動を二〜三つ選ぶ，という手続きになる。最初からできるかどうかを考えてしまうとアイデアが浮かばず，そのような自分を否定的にとらえてしまう。さらに，活動内容をしぼる段階において一つの活動のみを選んでしまうと，実施してうまくできなかったときに，「やっぱり自分はダメなんだ」とネガティブに考えてしまう可能性がある。こうしたことを臨床において未然に防ぐためにも，上記のアドバイスが活きている。

4．指導者から教えを受けた先生や先輩からの教え

指導者の特徴として，国内のさまざまな領域および海外におよぶネットワークの広さがあげられる。学会で研究者を紹介してもらったり，海外からの研究者が指導者の研究室を訪問し，研究室で一緒に過ごす中で，弟子である私たちはその恩恵を多分に受けた。

また，研究室では先輩方が研修に行っている病院やクリニック，教育機関が複数あり，その臨床先に後輩が参加し，受け継がれるという伝統があった。これは臨床先だけではなく，研究指導においても，博士後期課程の院生が修士課程の学生を指導し，大学院生が学部生の指導を行う，という親子制度といわれるようなシステムがあった。多忙をきわめる指導者からの直接的な指導が受けられなくても，学生が組織する研究会や親子制度によって指導者からの研究および臨床に関する教えが受け継がれるという伝統があった。

私も総合病院や診療所など，複数の機関において臨床の研修を受けることができた。その一つである診療所においては，かつて指導者から認知行動療法の教えを受けた心療内科の医師から直接的に認知行動療法の指導を受けることができた。また，研究室の先輩も複数名がこの診療所において心理士として勤務しており，そのカウンセリングに陪席することができた。半年間ほど陪席を経験した後，自らもカウンセリングを担当するようになった。さらに，1日の業務が終わると，医師のスーパーバイズを受けることができた。治療の開始と展開，終結のそれぞれにおいて具体的にどのようなやりとりの中で進めていくのか，認知行動療法をどのように展開していくとよいか，という点について丁寧なスーパーバイズを受け，最初のカウンセリングをスタートすることができたのは幸運であった。

Ⅱ　指導者から受けた影響のマイナス面

これは思いつくのがなかなか難しい。前述したように，指導者の臨床場面を直接見る機会は限られていたが，観察することができたときの印象は，治療がスムーズに，「スッキリ」と（クライエントがあまり疑問を抱かずに）進んでいくものであった。指導者は経験を積む中で説明の仕方などが洗練され，治療の展開もムダがなく進むようになったのだろうと思われる。また，認知行動療法に関する本の中には，短期（極端な場合には1回の介入）で劇的な変化がみられたような症例報告もある。これは，入念な情報収集とケースフォーミュレーションの上に成り立つ介入によるものであるが，経験が浅い段階で，指導者や先輩方のように，スムーズに，「きれいに」，短期間で治療を展開しようとすると焦りが生じ，不全感を抱きやすい。

一方，認知行動療法の臨床が「きれいに」進むとは限らず，「泥臭く」情報収集することや，必ずしも劇的な変化が生じるわけではなく，小さな変化をつかみながら治療を展開し，最終的にクライエントが生活しやすくなる，というこ

とを研究室の先輩方から直接的なアドバイスや著書を通じて学ぶことができた（神村，2014；鈴木・神村，2013）。以下は，私にとって学部時代の指導者でもあり，研究室の先輩でもある先生方から学んだことである。

・認知行動療法を展開するためには，クライエントの具体的な体験をとりあげ，その出来事についてカウンセラーがショートムービーを作ることができるほど，質問を重ねながら丁寧に話を聞く。このやりとりによって，クライエントが自分自身の体験をさまざまな視点から理解できるようになり，後に展開される認知再構成の種をまくことになる。
・クライエントが認知行動モデルを理解するために，ストレスを感じる出来事，認知，行動，感情，身体反応の記録をとることがあるが，必ずしもワークシートを利用する必要はなく（もちろん，ワークシートが有用な場合は多いが），クライエントが記録しやすい媒体（スマートフォンや手帳）を利用しながら記録を継続してとっていき，「しみじみと」認知―行動―感情―身体反応のつながりについて理解する必要がある。それが理解できれば，認知行動療法として治療がだいぶ進んでいると判断できる。
・終結時には，認知行動療法のスキルをバリバリに身につけたスーパーマンのようになってカウンセリングが終わるわけではなく，クライエントがもともと持っている特徴（例：神経質なところ）も抱えながら，生活に困らないように，なんとかやっていけるようになった状態で終わることもある。現実的な治療終結時の状態をカウンセラーがイメージできることが治療効果を予測する面もある。

また，研究室の先輩ではないが，指導者が所属する学会の先生方の本から，「刺激―反応」

の枠組みによる地道な情報収集によってクライエントの状態を把握する技術と行動を変容する技術の具体的な例を補うことができた（山上・下山，2010）。

指導者の臨床場面をみることができたのは集団療法であったため，上記のようなことを感じたのかもしれない。おそらく，指導者も一対一のカウンセリングでは，「泥臭く」はないかもしれないが地道な情報収集と試行錯誤的な介入プロセスがあるのではないかと想像している。

Ⅲ　指導者の人間的もしくは思想的な部分の影響

指導者は認知行動療法をそのまま実践した生き方をしているようにも見え，それを観察することで学生は学びを得ている側面があるように思われる。また，指導者は学生からみていても積極的にさまざまなところに出向き，さまざまな臨床家・研究者と交流していた。学生に対しても「自分からどんどん動いていくことが大切である」と教えていた。学会や研究会など，最初はあまりわからなくても興味あるものに積極的に参加することを奨励していた。

指導の基本には厳しさがあり，学生たちはそれに必死に食らいついていくことで力を養う側面があった。一方，いざというときの暖かさ，守ってもらえるという安心感が信頼につながり，師弟関係は続いていくのであろうと思う。これは指導者の基本的な人間性であり，指導者がカウンセリングを行う際にクライエントとの間に形成される信頼関係とも共通するだろう。

また，研究室に所属しているときはもちろん，臨床先として新たな組織に属した際にも「雑用」を一生懸命に行い，そこでマネジメントの仕方を学ぶことや他職種の方々との関係が形成される，というアドバイスを受けたことがある。こうした教えは，臨床実践に関する直接的な内容ではなくても，カウンセリングのマネジメントを行ったり，他職種の方々と協力しながらチームとして治療に取り組むときに非常に活きた助言であった。さらには，進路選択に際しても

「最初からホームランを打とうと思わず，コツコツやっていれば誰かが見ている」，このようなアドバイスをもらうことがあった。こうした臨床家・研究者としての基本的姿勢，情報収集の仕方，成長していくための振る舞い方などを，指導者は適切なタイミングでの言葉かけと環境を整える中で，学生に見つけさせてくださっていたと感じている。著者もこうしたことを後進の指導に活かしていきたい。

文　献

神村栄一（編）(2014) 認知行動療法　実践レッスン　エキスパートに学ぶ 12 の極意．金剛出版．

鈴木伸一・神村栄一 (2013) レベルアップしたい実践家のための事例で学ぶ認知行動療法テクニックガイド．北大路書房．

山上敏子・下山晴彦 (2010) 山上敏子の行動療法講義 with 東大・下山研究室．金剛出版．

完全でないことと，プロフェッションであること

Joichiro Shirahase

白波瀬　丈一郎*

はじめに

　昨年の「増刊第2号」に続き，今回も執筆の機会を与えられた。前回与えられたテーマは，大学病院で臨床実践を開始した若い精神科医に向かって，メッセージを送ることだった。今回のテーマは，先達から教えられ伝えられたものから，自らがどのような学びを得，実践に生かしてゆくのかを述べることである。前回のテーマと今回のテーマにはつながりを見出すことができる。

　先の論文（白波瀬，2015）では，まず先達との交わりが自らの自学自習の原動力あるいはスイッチとなることを「学ぶことをめぐる『同行二人』」および「知性が好調に回転しているときの，高揚感と多幸感」として述べた。続いて，その学びの結果として日々心がけるようになった臨床実践を，「精神療法家としての『同行二人』」，「患者の話をよく聞くこと」，「見つけ，伝えること」として述べた。見方を変えれば，自学自習を始めた筆者が何をどのように学び，その学びをどのように臨床実践へとつなげていったかという過程の部分を端折った構成になっている。その意味で今回のテーマはまさにその端折った部分をつなげ補完するものとなり，先の論文と対をなすことになる。つまり，先達との交わりは筆者にとって，学びの原動力やスイッチとなっただけでなく，その交わり自体が学びとなり，臨床実践の基礎をなしているのである。

　結論を先取りすれば，先達との交わりから筆者が学んだのは，自らが完全でないことに常に開かれていることであり，同時にそのことを引き受けてなおプロフェッションとしてある態度である。

I　三つの体験

　先達との交わりから学んだこととして，筆者が思い出すのは次の三つの体験とそれに伴う言葉である。

当直で本当に困ったら，ただ患者のそばにいて朝がくるのを待てばよい。

　医師になり見習いとしてはじめて当直した際に，先輩の精神科医に教えてもらったことである。

　当直で本当に困ったときは，夜中に自分一人で何とかしようとするのではなく，ただ患者のそばにいて朝がくるのを待てばよい。朝になれば，仲間が出勤してくるし，世の中が稼動しはじめる。そうなれば，活用できる資源が増えて，よりよい判断を行うことができるようになるという意味である。

　当時の筆者は，医師になった以上は，目の前

* 慶應義塾大学医学部精神・神経科
〒160-8582　新宿区信濃町35

の問題は自分が必ず解決しなくてはならないと考え，それこそ肩に力が入っていた。この言葉のおかげで，肩の力がスーッと抜けて，大変気持ちが楽になった。加えて，この言葉には人間のもつ限界性が含蓄されていることも感じた。人は常に正しい判断をできるわけではなく，間違った判断をする可能性がある。その限界を補うために，「待つ」ことや，「他者に支援を求める」ことを学ぶ必要があることを教えてくれている。

後日，中井久夫（1982）の一文を目にした。そういえば，その先輩医師が大学の山岳部出身だったと思い出し，とても合点がいった次第である。

（登山に関して）こういう話をきいた。初心者は「道に迷った！」と思った途端，頭に血がのぼり，正しい道を求めてさまよい歩いたあげく眠り込んでふたたび醒めない。しかし，ベテランは，「迷った」と思った時，まず，雪洞を掘るなり，岩かげにビバークするなどして，よく眠り，好天を待って，はっきりした頭で見回すという。すると実際に道がすぐそこにあったり，山小屋が目の前だったりする。

病気は悪くなるものだ。だから，当たり前だ。

精神科医になり半年が過ぎた頃には，筆者はすっかり一人前気分になっていた。その頃，一人の統合失調症の男性を担当した。彼が筆者によく話をしてくれた。彼が「先生のおかげで，随分よくなりました。薬を減らしてもらって，大丈夫です」と言うままに，薬をどんどん減らしていった。それと共に，筆者は自らが患者の話をよく聞き患者の願いを叶える素晴らしい精神科医であると自画自賛し，内心ほくそ笑んでいた。ところが，3週間が経った頃，患者に会いに行くと，彼はとても悲しそうな顔をしていた。理由を尋ねると，彼は苦しそうに答えた。「先生，実は幻聴はずっと続いていて，最近強

くなってきているのです」と。その瞬間，筆者は自惚れを痛感し，病気の悪化を見逃した失態を責めた。この気持ちは病棟医長に投影され，こっぴどく叱られる場面を想像した。そう思いビクビクしながら，病棟医長に報告と善後策の相談に向かった。報告を聞いた彼は，あに図らんや破顔一笑「病気は悪くなるものだ。だから，当たり前だ」と言った。その言葉で筆者がどんなに救われたことか。

筆者には，病棟医長の言葉が次のように聞こえた。病気なのだから，病状は当然悪化する。病状を維持することだって，悪化を防げているのだから，それだけで上出来ではないか。その上，病状を改善できたならば，それは医師として望外の喜びではないかね。だから，医師になってまだ1年も経っていない君が，病状を悪くしたとしても，それはある意味当たり前のことだよ。

この言葉のおかげで，筆者は卑屈になったり被害的になったりするのを免れることができた。そうなる代わりに，もっと学ばなくてはならないという気持ちを強くすることができた。

精神科医など辞めてもよい。そんなことより君が死なないことのほうが大切だ。

医師になり10年が過ぎようとする頃，体験ループの中でコンダクターに言われた言葉である。

その頃どういうわけか，自分の担当する患者の自殺が続いた。そんな彼らに対して，「自分はこんなに一所懸命治療している。なのに，どうして君たちはその努力を裏切るようなことをするのだ」という思いを抱き，ひどく腹立たしい気持ちになっていた。その腹立たしさとうんざりした気持ちを体験グループの中で話した。それに応えて，コンダクターは「精神科医はね，因果な商売なのだよ。だから，精神科医など辞めてもよい。そんなことより君が死なないことのほうが大切だ」と言った。その瞬間，怒りは一気に背景へと退き，筆者の中に自責感が溢れてきた。

筆者は，彼らの自殺は自らの至らなさのせい
だと感じていたのである。感じてはいたものの，
その気持ちを受け止めることができなかった。
だから，受け止める代わりに，怒っていたので
ある。コンダクターの言葉は，筆者の自責感を
解放した。それにより，筆者はようやく自分が
死にたいほど悲しく申しわけなく思っているこ
とに触れることができた。

三人の先達が果たしてくれたのは，精神分析
でいう「コンテイン」という機能にあたる。人
は，何らかの情緒を体験しても，そこに自らが
受け止めきれない不安が伴っていると，その情
緒を自分のものとして体験することができない。
その代わりに，その情緒を他者に投影すること
で無意識的に処理する。筆者でいえば，大変な
失敗をしたという自責感は，医師としての生命
が絶たれるのではという不安を引き起こし，そ
のため自責感を自らのものとして受け止めるこ
とができなかった。結果，その情緒を病棟医長
に投影し，病棟医長からひどく叱責されるとい
う恐怖として処理したのである。ここで仮に投
影した情緒に沿った反応が他者から返ってきた
場合，本人にとって不安が現実化したことにな
り，自らの体験した情緒に触れることが一層困難
となる。これに対して，投影した情緒が他者に
より咀嚼され，本人の受け取れる形に加工され
たならば，本人はその情緒を受け取ることがで
きるようになる。結果，本人はその情緒に触れ，そ
こで自らがどのような体験をしていたのかを考え
ることができるようになる。三人の先達は，まさ
にこの咀嚼し加工するという「コンテイン」機
能を果たしてくれた。おかげで，筆者は自らが
どのような体験をしているのかを考え，その体
験から学ぶという作業が可能になったのである。
　ではなぜ，彼らは「コンテイン」機能を果た
すことができたのだろうか。筆者はその答えが，
完全でないことに開かれていることとそれを引
き受けていること，そしてプロフェッションで
あることの二つだと考えている。

Ⅱ　完全でないことに開かれていることと，それを引き受けていること

　その要因の一つは，彼らがいずれも，自らが
完全でないこと，すなわち自らが間違いを犯し
うる存在であることを認め，そのことを引き受
けていたことではないかと考える。
　Freud S（1937）は，内科医と比較しながら，
精神分析家には「相当程度の心的正常性と欠点
のなさ」が必要であるとする。自らの内臓が健
全でない内科医には患者の内臓疾患を治療でき
ないと主張する人は誰もいない。仮に何らかの
内臓疾患があったとしても，その内科医に診療
を行う能力があるかぎり，患者の訴えを適切に
診断したり治療したりすることに支障が生じる
ことはない。そうであるなら，分析家の場合も，
精神分析に関する診断および治療能力があれば，
彼あるいは彼女の心の健康度を問う必要はない
のではないか。残念ながら，事情はまったく同
じというわけにはいかない。なぜなら，精神分
析においては，分析家自身の心を診断器具とし
て治療器具として使用しなくてはならないから
である。その器具に異常や欠陥があれば，当然
診断や治療に影響がおよぶ。そのため，Freud
は精神分析家を目指す人は自らも精神分析を受
けることを義務づけた。とはいえ，それにより
申し分ない精神分析家になることができるかと
いえば，Freud の答えはノーである。その分析
は短期の不完全なものにしかなりえず，その後
にゆだねるしかないと述べている。さらに，彼
は，後進の精神分析家に深い同情を示しつつ，
精神分析とは，三つの不可能な職業のうちの一
つであると述べている。この「不可能な」の意
味するところは，その結果が満足いかないもの
となることが予め確信できるということである。
因みに残りの二つは，教育することと統治する
ことだという。
　土居健郎（1991）は，Schwaber E を引用し
て，治療とはチャレンジであり，その中で治療
者はいつも失敗する，しかし失敗してもその失

敗が成功に転じることがあると述べている。なぜ，失敗するのか。それは治療者がしばしば自分がまだ分かっていないことを分かった気になったり，その分かった気で患者に何かを教えようとしたりするからである。土居はそれを，玄人気取りになることによる治療のマンネリ化と表現する。こうしたマンネリ化を回避するために，治療者はまだ分からないことを分からないこととして分かり，患者から学ぶという姿勢を忘れないこと，すなわち素人の心性を持ち続けることが重要であるという。とはいえ，Schwaberも述べている通り，それは言うは易し行うは難しである。だからこそ，土居は，専門家に安住することなく素人であり続けることこそが，心理療法家，精神療法家が玄人たる所以であるという。

Leiper R（1994）は「専門資格（professional qualification）とは，失敗のためのライセンスである」という言葉を引用している。そして，だからこそ，プロフェッションは，経験に含まれる教訓を学ぶために自らの仕事を振り返り，それを評価する責任という重圧を背負っていると述べている。評価という言葉には，品定めされるという感覚や，不十分さを非難されるという脅威がつきまとう。そのため，人はしばしばとにかく失敗しないことを最優先事項として仕事の仕方を考えたり，ときには失敗を少しでも隠蔽しようとしたりすることがある。しかし，こうした考えや動きは生産的な結果につながることはない。だからこそ，評価するという作業を自分たちが進歩しよりよい仕事をできるようになりたいという願望につなげなくてはならない。その作業を可能にしてくれるのが，自らが至らなさに開かれ，それを引き受けているコンサルタントであり，スーパーバイザーであり，先達という存在なのである。

Ⅲ　プロフェッションであること

プロフェッションとは，古くは神学，医学，そして法学に従事する学問的職業を指しており，その言葉はラテン語のプロフェス profess，すなわち公約することに由来する。この公約することは社会との契約の基礎を成している。社会との契約とは，プロフェッションが社会から一連の知識の適用に際して独占権，および相当の自律権，名声，そして経済的報酬を得ることを認められるが，同時に社会に対して自らの力量を保証し，それを利他的な奉仕に提供し，道徳心と誠実さをもって業務を遂行するという義務を負うことを意味する（Cruessら，2002）。

土居（1980）は，東京大学の最終講義において学生に向けて次のように述べている。「医者は人を裸にできる。医者は人に針を刺したり，人の肌にメスを振るうこともできる。人は人に対して，普通は聞いちゃいけないことも聞くことができる。なぜか。それはプロフェッションだからです。プロフェッションとして相手の利益のためにやることが社会によって承認されているからです。だから皆さん，必ず自分のやることがプロフェッションであるということを肝に銘じてほしい」と。心理療法家，精神療法家は，普通聞かないようなことを患者に尋ね，他人に言いたくないことを話すように求める。さらに，患者自身が見たくないと思っている自分の部分に目を向けるように促す。結果，患者は痛みや悲しみを体験することになる。なぜそんなことをするのかといえば，その作業が患者を苦しめている問題の解決につながるとプロフェッションとして判断するからである。そして，プロフェッションとして，そうすることを社会によって承認されているからである。別言すれば，プロフェッションとして必要と判断するのであれば，心理療法家，精神療法家自身がどんなに聞きづらいと思ったことであっても，それを毅然と患者に聞かなくてはならないということを意味している。そういう責任を心理療法家，精神療法家は負っているのである。責任の自覚は，専門知識や専門技術を学ぶという姿勢にも表れるが，同時に日常臨床における態度振る舞いにも表れる。

— 149 —

相田信男（1995）は，下坂幸三を引用しながら，精神療法を行う上での，相互の挨拶，同時の着席と起立，くやみや祝い，礼の言葉，さらに率直に詫びる言葉といった，心遣いや礼儀の重要性を述べている。また，小倉清（1993）は，治療者が覚悟をもって治療に臨むことの重要性を指摘する。精神科医が時に使用する，相手の意志を尊重するとか，直接本人に会わなければ何も言えないといった言葉には，そうした覚悟を持てないことへの合理化が潜んでいる可能性があるという。狩野力八郎（1996）は，その覚悟を，青年に対して大人がとるべき態度として述べている。それは「対峙すること」だという。青年に対して，大人は安易にその地位を譲り渡すのではなく，責任をとらなくてはならない。「非報復的でありながら束縛する力をもつような態度を個人的にとるべきである」という。この「個人的に」という言葉はおそらく，地位や立場を笠に着るのではなく，一人の人間としてということだろう。こうした態度は，自らの判断や言動が患者に影響を与えることへの自覚の表れであり，加えてその影響に対して最後まで責任をとるという覚悟の表れでもある。

先に述べた3人の先達はいずれもプロフェッションである。彼らは，自らが行う治療行為には患者に苦痛を与える側面があることを知っていたし，その苦痛が如何なるものであるかも知っていた。それらを知った上で，なおその行為が患者に利益をもたらすという判断に基づき，臨床実践を行っていた。彼らには，患者に対して遠慮なくズケズケものを言うという共通点があった。それでいて，彼らはみな患者に礼儀正しく優しかった。さらに，その態度や言葉には偉ぶるところや外連が一切なかった。だから，彼らはみな不思議なくらい患者に慕われていた。また，彼らのそうした態度は，後進の者に対しても変わることはなかった。彼らは後進の者にも一人の人間として尊重する態度を常に示し，同時に必要なときはズケズケとものを言った。さらに，後進の成長をわがことのように喜んだ。

IV　もう一つの完全でないこと，あるいはもう一つのプロフェッションであること

プロフェッションという言葉は，高貴なとか本物のといった連想につながりやすい。そうした連想の妥当性はすでに述べてきたとおりである。しかし，話はそう単純ではないことを土居（1991）は指摘している。それは，娼婦は人類史上最古のプロフェッションであるという言葉に端的に表れている。そこには，売買の対象とすべきでないものを商品にして金を稼ぐという背徳的な意味合いが含まれてくる。同様に，たとえば professional baseball というと，専門的な高い技能を連想する。ところが，それを職業野球と呼んだ途端に，スポーツがもつ神聖なアマチュア精神を冒涜するかのような雰囲気が醸し出される。さらに，古典的プロフェッションについても生臭坊主，悪徳医師，悪徳弁護士という言葉があるように，そこには危うさと背中合わせの部分がある。その危うさが，プロフェッションにおいて専門的技能と並んで倫理や利他的態度が強調される所以である。

そう考えると，プロフェッションとは一旦到達すれば安泰であるものではなく，常にバランスをとりながら維持し続けなくてはならないものであることが分かる。一例を挙げれば，プロフェッションはその技能を利他的目的に活用することを旨とするが，その一方で自身はそれにより身過ぎ世過ぎしている。職業なのだから，自らの利益を追求するのは当たり前だという考えも可能である。それはそれでそのとおりだが，過ぎたるはおよばざるがごとし，バランスを欠けば当然本来の目的に影響がおよぶ。

心理療法家，精神療法家においては，自らの欲望をめぐるバランスが特に重要であると思われる。それを否認すれば，患者がもつ欲望への感受性も失われ，患者を理解することに支障をきたす。とはいえ，それを無批判に認めてしまえば，患者を自らの欲望満足のために搾取することにつながる。その意味で，心理療法家，精

神療法家は，自らの欲望に対して開かれ，それを引き受けつつ，なおプロフェッションであるというバランスをいつも模索し続ける必要があるのだろう。

おわりに

先の論文で，多くの優れた先達に恵まれたおかげで，筆者は何とか精神医学や精神療法の勉強を続けることができたし，精神科医としてそして精神療法家としてここまでたどり着くことができたと述べた。その延長線で今は「若い人を育てる」立場にもたどり着いているように思う。そのため，今度は自分自身がその先達の役割を果たさなくてはならないと考えている。考えているが，筆者の先達は今も相変わらずずっと先を歩いている。歩むべき道にはまだまだ先があることを示してくれるという意味では誠にありがたいかぎりである。とはいえ，そろそろこの辺りで自らの道行の上がりにしたいと思ってもなかなか勘弁してもらえないだろうとも感じる。

聞いた話である。ある精神科医は長年院長を務めた病院を辞するにあたり，恩師である先達に「病棟を回診しているときに倒れて死ぬのは嫌です。その前に時間がほしいと思いますから」とその理由を説明した。その説明を聞いた先達はひどく憤慨し「どうしてそれが嫌なのか，それこそ名誉の戦死ではないか」と述べたという。先達とは，あってほしいものではあるものの，いやはや骨の折れる代物であると言わざるを得ないとも思う次第である。

文　献

相田信男（1995）人格障害の精神力動的個人精神療法．福島章他編　人格障害．金剛出版.（改題　精神力動的個人精神療法の始め方・構造化．実践・精神分析的精神療法（2006），pp.45-56．金剛出版）

Cruess SR, Johnston S, and Cruess RL（2002）Professionalism for medicine: Opportunities and obligations. Medical Journal of Australia, 177；208-211.

土居健郎（1980）人間理解の方法「わかる」と「わからない」（土居健郎選集5　人間理解の方法（2000）所収．岩波書店）

土居健郎（1991）専門性と人間性．心理臨床学研究，9（2）；51-61.（土居健郎選集8　精神医学の周辺（2000）所収．岩波書店）

Freud S（1937）Die endliche und die unendliche Analyse.（藤山直樹編・監訳（2014）終わりのある分析と終わりのない分析．フロイト技法論集，pp.101-147．岩崎学術出版社）

狩野力八郎（1996）誰にとっての課題か？思春期青年期精神医学，6（2）；159-165.（方法としての治療構造論―精神分析的心理療法の実践（2009）金剛出版）

小倉清（1993）治療的な接近を模索して．思春期青年期精神医学，3（1）；2-9.（小倉清著作集2　思春期の臨床（2006）所収．岩崎学術出版社）

Leiper R（1994）Evaluation：Organizations learning from experience. In Obholzer A and Roberts VZ.（ed.）The uncouscious at work：Individual and organizational stresss in the human services, pp.197-205. London, Routledg,（武井麻子訳（2014）評価―経験から学ぶ組織．組織のストレスとコンサルテーション―対人援助サービスと組織の無意識，pp.271-283．金剛出版）

中井久夫（1982）治療の滑り出しと治療的合意．[新版]精神科治療の覚書，pp.42-59．日本評論社．

白波瀬丈一郎（2015）精神療法をめぐる「同行二人」―〈私の〉役割を考える―．精神療法，増刊第2号；114-119.

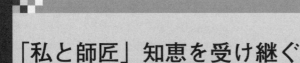

「私と師匠」知恵を受け継ぐ

牧　久美子*

はじめに

　いわゆる OL 生活を長らく送っていた私は，あるとき，心理臨床家になろうと決めた。それには大学院で学ばないといけないらしい。さて，どこに入学すればよいか。迷っていたところ，ある心理臨床家の先生から家族療法のことを教えてもらった。その基本的な理論を初めて聞いたとき，ワクワクしたのを覚えている。もっと学んでみたいと思った。大学院で専門的に学びたいことができ，漠然としたモノクロの目標にカラフルな色がついたような気がした。

　家族療法を学べる大学院を探してみたところ，のちに私の師匠となる A 先生の存在を知った。

　大学院の願書を出す前に，A 先生のあるインタビュー記事を見つけた。先生はそこで若い臨床家をどのように育てるかが今の最大の関心ごとだとおっしゃっていた。よくはわからないものの，この先生について行けば，なにか良いことが起きるという確信のようなものが生まれた。いったいなにが学べるかなど想像すらできてなかったというのに，根拠のない思い込みと勢いだけで弟子入りを志願した。

　月日が過ぎ，私が師匠の A 先生に教えを乞うてから，もうじき十年になる。修士課程を修了し，スクールカウンセラーの職に就いてからは，まだまだ学びたいことはあるというのに，自然と，A 先生にお目にかかる機会が減った。もう少し師匠からの学びを得たくなり，2 年前（修士課程修了 5 年後）に再び A 先生の研究室の門を叩いた。

　したがって，現在も博士課程で A 先生から直接ご指導をいただいている。

　心理臨床家としてこれまで自分がいったいどれほど成長できたのかと考えると，いささか（多分に）不安になるが，A 先生から受けたご指導を中心に，これまでの学びについてこれを機に振り返ってみたい。

I　大学院での教育システム

　各大学院によって違うと思うが，私の大学院では比較的入学後の早い段階から所属ゼミの希望を出し，どのようなオリエンテーションで心理臨床を行うかを決める習わしがあった。オリエンテーションを早い段階で決めることについては是非があるかと思われるが，個人的には大学院時代に 2 年間インテンシブに家族療法を学ぶ機会に恵まれたことが大変役に立っていると感じている。

　大学院の週 1 回のケースカンファレンスでは，オリエンテーションのそれぞれ異なる院生がケースを発表するので，良い意味でカンファレン

---

*神戸市スクールカウンセラー

スが白熱（糾弾？）した。それは，オリエンテーションが異なるからというよりも，あくまでも発表者が自分のケースをあるオリエンテーションの枠組みでもって十分に説明できていないからに他ならなかった。力動系の諸先生方から「なぜこの場面でこの質問をしたのか」「なぜこのことに疑問を持たないのか」「もっとわかるように説明してみてごらん」などいろいろな角度で質問をしていただいた。未熟な私たちに根気強く質問をしてくださったことは，今振り返ると感謝以外のなにものでもない。

自分が当たり前だと思っていることが，別角度から見れば当たり前ではなくなる。ちょうど外国に行ったときに，自分が日本人であることや日本の文化の特色についてまざまざと感じさせられるのと似ているかもしれない。カンファレンスは，自分の拠って立つ理論とはなにか，それをどのように説明できるかを考えるかっこうのトレーニングの場であった。同時に，そのような議論が存在し得るカンファレンスのシステム自体が，先生方のご理解と院生を育てるという共通の目的のもと成り立っていたのだと考えると，つくづくよい環境で学ばせてもらったと思う。

Ⅱ　グループ・スーパービジョンでの学び

A先生のゼミでは，ゼミ生が担当しているケースのグループ・スーパービジョンがよく行われた。

行き詰まったケースを相談するとき，A先生にしてはならない質問の代表は，「どうしたらいいですか」とはじめから聞いてしまうことだった。

先生が私たちに口を酸っぱくして言うのは，「客観的にコミュニケーションを観察せよ」ということだった。観察可能なデータ収集→仮説設定→介入，これを繰り返す。実験心理学や行動療法をルーツにもつA先生の得意分野である。それが私たちにはなかなかどうしてできない。しかし，上手にできないからといって叱ら

れたりはしなかった。ただ，自分なりに今面接の中で起きていると思われることを説明し，自分なりにストーリーを仮説設定してみて，それを言葉にする，ということが求められた（正直そこまでできないことが多かったのだが）。その上で介入方法がわからないので「どうしたらいいですか」と問うならば，先生からの返事も期待できるというわけだ。

先生は，この面談で起きていることをそう見るならば，次はこういう展開が考えられるのではないか，こういう介入の手もあるということを助言してくださったが「このケースはこう見るべきだ」とはおっしゃらなかった。あえて言うときでも「僕ならこう見るけれど」「僕ならこうするだろう」だった。「大切なのは僕の仮説が正しいというのではなく，君たちが自分なりのストーリーをつくって，それに沿って面接を進めているかどうかだよ」と教えられた。

常々言われたのは，「この面接では何が起きているの？」「何についてやりとりをしているの？」「コミュニケーションのパターンに早く気がつきなさい」等々だ。これは先生に師事して十年近く経った今でも色褪せることがない基本の言葉だ。

指導の際には，実際の面接の逐語録や音声記録もみていただいた。音声記録を流し始めて1分も経たないうちに，あいづちが多すぎることを指摘された。初学者の頃は，自分がどのような声のトーンでどのような癖をもってクライエントと話をしているかは客観的に見えていないことが多い。先生からは，セラピストの本音が出た「うん，うん」はまだまだトレーニングが足りず，共感するということがどういう意味をその場では持つのかを考えなければならない，自分のうなずき一つが武器やメスとなるということ忘れないようにと言われた。

本稿を執筆するにあたり，大学院時代にA先生の授業やゼミの時間に取ったノートを見返してみた。先生からその日聞いた大切なことを忘れてしまわないように，必死にメモを取った。

その際，できるだけ先生の話し言葉のままメモを取るようにした（なので，ノートはコテコテの関西弁だらけ）。自分の言葉でまとめてしまうと，本来先生が言おうとしたその本質やそのときの匂いというものが消えてしまいそうだったからだ。また，先生の許可を得て，ゼミの様子を録音し，あとでノートと併せて繰り返し聞いた。そのような学びの連続で2年はあっという間に過ぎていった。

ゼミの時間にはどんな些細なことでも疑問に思ったことはとにかく質問した。なんでも質問してよい環境を用意してくださっていたのだと思う。ゼミ生が次々と質問をすると，相互作用なのかA先生の解説にも熱がこもった。あまりにおもしろく，ゼミの時間を密かに「ショータイム」と呼んでいたほどだ。ゼミ仲間の質問で自分が気付いていない点を見出せることもグループ・スーパービジョンから受けた恩恵であった。

Ⅲ　面接の陪席での学び

大学院併設のカウンセリング室では，A先生の面接に何度も陪席させてもらった。大変貴重な経験であった。

A先生が以前書かれた本や事例論文を読むと，そのあまりに鮮やかな面接展開と解決に，無力感を覚えたものだ。「これはA先生だからできることなんだ」「あの先生にしかできない神業だよ」このような台詞は先輩諸氏から何度聞いたことか。私も幾度となくそのような心境になった。実際のところ，そうなのかもしれない。しかし，そのたびに思い直すことにしている。師匠が弟子になにかを伝承するときには，いつかは，弟子が自身のやっていることを見よう見まねで会得し，一人でやれるようになることを望んでいるはずだ。「いつか，できるようになる」そう自分に言い聞かすようにしている。

A先生の面接に陪席すると，その「神業」が少しずつ紐解かれていった。面接内でのクライエントに対する行き届いた「配慮」に驚き，

感動を覚えた。巧みで派手な介入が注目されることが多いA先生だったが，実際の面接は，クライエントへの気配りと肯定的な雰囲気に満ちたものであった。派手さよりも，どちらかというと地味で地道な配慮の積み重ねが印象的だった。ただ単にクライエントに対して「優しい」というのとも少し違った。次第に，その場に「なんとかなる」という空気が漂っていく感じ，その雰囲気。それらを味わうこと，それが初学者の私にとっては実に良い経験になった。日々多くのケースを担当するようになった今，あのような「雰囲気」をつくり出せているか，ということが私の面接に対する一つの指標となっている。

陪席は授業やゼミで習った理論や技法が，実際の面接でどのように活かされているのかを知ることのできる貴重な場であった。面接内で起きていることが完全にわからないながらも，面接の雰囲気を必死で感じ取ろうとした。しかも毎回贅沢な解説付きだった。いつも面接が終わると，すぐさまレビューが行われた。どういうことがセラピストとクライエントの間で起こっていたか，A先生がどのようにこのケースを見立て，仮説を立て，なにをしようとしていたかを説明することが求められた。理解度を試される緊張の場面ではあったが，先生の頭の中を覗かせてもらえる何重にもありがたいトレーニングであった。

Ⅳ　守られた環境での心理臨床

大学院生の頃，うまく面接を運ぶことができずに皆よく落ち込んでいた。次回の面接に向けてナーバスになっているときに先生からよく言われたのは「自分のケースをもっと自由に楽しみなさい」だった。肩の力が不思議と抜けた。

当時，自分の担当ケースの面接時間が近づくと，とりあえず先に先生の研究室に立ち寄って，気持ちを落ち着かせるということを私やゼミ仲間もよくやっていた。今思うと可笑しいが，その頃は先生の研究室をまるで神社か家の神棚に

拝むような気持ちで「参って」いたのだと思う。当時は本当に守られた環境で心理臨床に携わらせてもらえた。

V クライエントを肯定的にみる

ケースに行き詰まっているときというのは、たいてい「問題」ばかりに目がいっているときだった。とにかくセラピストが「問題」をつくってはいけない、「肯定的な存在のクライエント」を構築していきなさいと常に指導された。

大学院生時代、ある夫婦面接を担当しているときのことだった。夫の母親との関係に悩む妻が、面接に訪れるたびに夫の母親や夫に関する不満を話す。私の否定的な見方は、ときに妻に、ときに夫へ、またあるときは妻の怒りの矛先である夫の母親へと向けられた。「なんだか嫌だな」というような気持ちが押し寄せる。そんな私の心の状態を先生は見抜いておられたのだろう。「クライエントを肯定的に見てみなさい。肯定的な存在の妻、肯定的な存在の夫、みんな肯定的な存在なのですよ」と言ってくださった。この一言のおかげで、私は、妻も夫も夫の母親もみんな肯定的に捉えるよう心がけた（心から思うには当時は難しかったが）。すると、意識を変えただけなのに、その後は硬直していた面接がいくぶん緩やか進むようになっていった。

クライエントを肯定的に見るということは、単に道徳的な教えや宗教的な教えではないだろう。クライエントに対する否定的な見方は、下手な巻き込まれや否定的な循環を生みはしても、クライエントにとって良いものは何も生まないとわかった。クライエントを肯定的な存在として捉え続ける意識が、面接がうまくいく鍵となる。正直、今でも「このお母さんが問題」「この先生が問題」「この親子関係が問題」……などの思いが脳裏をかすめることがある。しかし、少なくとも自分のそんな否定的な見方に気がつくようになり、肯定的な見方への立て直しが以前より早くなってきたと感じる。結局は、そのほうがセラピストである私を楽にしてくれると

数々のケースが証明してくれた。

先日、A先生から一番のセラピーの対象は、クライエントではなく「セラピストの頭の中」だと教えられた。今まで教えてきたことと同じことだよと言われるだろうが、もしかすると先生の教えの最終形と言えるかもしれない。自分の頭の中を面接の中で刻一刻と治療すること、これができれば、問題のクライエントも問題の家族も、もはやどこにも存在しなくなるだろう。

もちろん、「肯定的な存在としてのクライエント」を構築していくためには、家族療法の理論やシステムを見る力、細かな面接技法などが必要になる。A先生から学んだ知識、技術はたくさんあるが、中でもとりわけこの意識をもつことが一番大切なことと心に刻んでいる。

VI ロールプレイでの学び

A先生のゼミでは、家族療法の理論やものの見方を一通り学んだあと、実際の面接場面を想定したロールプレイをトレーニングに取り入れている。それは、現在在籍している大学院でも同様だ。

一つのロールプレイが終わるとディスカッションが行われる。ゼミ生はロールプレイを繰り返す中で、面接の運び方、質問のタイミング、技法の使い方を知り、コツをつかんでいく。ロールプレイなので失敗が大いに許される。

A先生がお手本のロールプレイを演じてくださることもある。ロールプレイを撮影したものをその場で再生し、面接の勘所を解説していただくのはとても有意義な時間だ。

ロールプレイの場では、やるべきことができないと叱られることも多々あるのだが（昔のA先生はもっとコワかったらしい）、基本的にはA先生は褒め上手。最後には必ずどこか良かったところを探して褒めてくださる。「いや、でも、クライエントとの関係はうまく築けていたよ」や「いいところまできているよ」などだ。励ましだとわかっていても、嬉しいものだ。ゼミ生の顔ぶれを思い出してみると、打たれ弱い

が，おだてたら調子に乗る面々が集まってきていたように思う。

この褒められるという経験は，クライエントを始め，周りの人や自分自身のポジティブな面に光を当てるという今の私の人間観に確実につながっている。

Ⅶ　師匠を真似ること

先生の事例から学んだことや，つい最近先生から聞いたフレーズがあると，自分の面接場面でふいに使ってみたくなることがある。これは他のゼミ仲間に聞いても同じらしい。むろん，先生と同じような展開を作れるわけではない。実際にクライエントという相手がいるのだから無茶はしてはならないし，訓練が大切だ。しかし，師匠の技を真似たいという思いは，上達への近道となるだろう。A先生は「僕と同じようにやる必要などないけれど，真似ているそのうちに，君たちの中で閃きもあるだろう」とおっしゃる。

私は師匠とは性別が違うので，口調や表情などまったく同じように真似ることがそもそも不可能だ。ある意味，そっくりを目指すことにあきらめがついてよかったかもしれない。師匠との「違い」や「ズレ」のようなものを，なんとか面接場面で修正しようとする試みこそが，ひょっとすると自分らしさというものを型作っていくのかもしれないと感じる。

Ⅷ　師弟関係

大学院生のときに，A先生のかつての恩師が，講義をしてくださったことがあった。その先生は，親鸞の「たとえ法然上人に騙されて地獄に墜ちたとしても，なんの後悔もない」という言葉を引用して師弟関係というものを説明してくださった。そして，「たとえば，A先生というのは，あなた方が家族療法を学ぼうとするときには，絶対的に強いんです。最初はわからないから，先生の言うことをなんでも飲み込んでいくんですよ。飲み込まないうちというのは，何

もわからないんです。どんどん飲み込んでいって，それが一通りできて，はじめて『批判』というものができるわけです」とおっしゃった。武道や芸事の「守破離」の思想にも通ずると感じた。師弟関係を考える時にいつも思い出される場面で，何年経っても心に残っている。

つい先日，ゼミ生がロールプレイ後に「なぜこのクライエントはここに来たの」とA先生から質問されていた（いわゆる表向きの主訴ではなく，本当の主訴，来談せざるを得なかった事情のようなもの）。ハッとした。基本中の基本なのだが，本当にこのことを自分の一つひとつのケースで精査することができているだろうかと疑問に思ったからだ。いろんなクライエントの顔が瞬時に頭を駆け巡った。後日，大学院のゼミ初回のノートに「この人はなにをしに来た？　なにをしてほしい？」というメモを見つけた。

内田樹氏があるインタビューで「師弟関係において，教わる側が何か本質的な気付きをある日得たときにいちばんびっくりするのは，『今までぜんぜん気付かなかったけれど，初めから師匠はこんなに素晴らしいことを教えてくれていたのか』ということ」と言っていた。まさにその通りだと思った。

A先生は弟子すべてに同じように自分の知恵を惜しげなく授けてくれようとしている。あとは弟子側が学ぶか学ばないかだけであって，それすら先生からしてみれば，ご自由にどうぞという具合だ。本稿のタイトルに「私と師匠」としたが，これはあくまでも私個人の見た師匠からの学びのプロセスに過ぎない。大学院で生まれた先生の歴代六〇余名の弟子一人ひとりに「私と師匠」の物語があるだろう。

さいごに

師匠が家族療法の知識や技法はもとより，人やものごとを肯定的に捉えるという知恵を授けてくださったそのことを本当に「有難し」ことだと感謝している。そして，何よりも自分自身

を肯定的に捉えることの素晴らしさ，強さを教えてもらった。「絶対に自分はできるという信念」を持ち続けること，このことがクライエントと私の互いの未来を支えている。

　また，私が師匠の最も尊敬するところは，すでに心理臨床の経験，知識，技術ともに頂点に達しておられるにもかかわらず，クライエントをもっとよくしたいという飽くなき闘いにある。クライエントにとって有益なことであれば，たとえそれが他分野（物理学，整体，お祈り（？）等々……）の知見であっても，なんでも貪欲に知ろう，習得しようとする「欲深い」姿勢だ。見習いたい。

　もし，今後師匠の教えを超える最新の心理療法に出会ったとき，私は師匠と袂を別つときがくるのだろうか……。否，やはりそのようなときは訪れないだろう。なぜなら，師匠なら「そのいい方法，僕にもちょっと教えて」とおっしゃるに違いないからだ。そんな師匠のもとで学べることを私は幸せに思う。

　「求めよ，さらば与えられん」
　先生の扉は学ぶ者にはいつも開かれている。

文　献
内田樹（2009）器に合わせすぎては，学びは起動しないのです〔取材・文：大越　裕，編集：戸井武史〕現代ビジネス　http://gendAi.ismediA.jp/Articles/-/58?pAge=4 閲覧（2016 年 1 月 15 日）

精神療法を学び生かす

Kyoko Shinohara

篠原　京子*

I　スーパービジョンとの出会い

　私がスーパービジョンを受けるようになったのは，3年前の夏からだ。3年前に愛知県で行われた日本心理臨床学会の春のワークショップで，現在スーパーバイズを受けている臨床心理士である指導者の一人，バイザーAと出会った。そのときの私は臨床心理士の資格をとって2年目を迎えようとしていた。それまでの私は大学院で臨床心理士になるために講義を受け，将来はDV被害者支援や子育て支援などの福祉領域で働きたいと思っていたが，そのために心理臨床家としてどのような訓練をしていけばよいのかなど，具体的には何もわかっていなかったと思う。3年前のワークショップで出会った指導者Aの率直で毅然とした印象に私には稲妻が走ったように感じた。頭ではなく身体が感じた。確固たる信念を持ち，真実を真正面から受け止め，クライエントと治療者である自分自身に正直に誠実に向き合う指導者Aの姿勢に感銘を受けたのである。そのときからその指導者Aが自分の理想とする心理臨床家像として内在化されていった。私はその指導者Aに指導を受けたく，連絡を取り，遠方であったので新幹線に乗り会いに行った。指導者Aから言われた言葉を今でも鮮明に覚えている。「DV被害者の支援をするのに，あなたのその心理療法で支援できるの？　良い対象を持ってない人たちにそれでできるの？」という言葉である。そのときの自分は核となる自分の心理療法の理論を持っていなかった。その指導者Aから，精神分析を学んでみたらどうかと助言を得た。当時の私は精神分析はフロイト，指導者Aの言う良い対象，悪い対象とは確かメラニークラインが提唱した理論だったかなというくらいの知識で，まったく興味もなく，難しそうな理論であることは予想がついていた。できれば避けようとしていたが，この指導者Aが精神分析的心理療法をやっているのだから私もやるしかない，この指導者Aのような臨床家に近づくのであれば，勉強してみようという意欲が今の私の精神療法を学び生かすというテーマに繋がっていく原点である。そして，その指導者Aからまずは理論を学ぶことを促される。遠方であったので，その指導者Aがもう一人の現在の精神科医である指導者，バイザーBを紹介してくださった。その指導者Bから3年前の夏から本格的にグループスーパービジョンを受けるようになり，2年前からも指導者Aからグループスーパービジョンと個人スーパービジョンを受けるようになっていったのが，私がスーパービジョンを受けるようになった経緯である。

＊南浦和駅前 町田クリニック
〒336-0018　さいたま市南区南本町2-1-2

Ⅱ　スーパービジョンの指導方法

　では，具体的にどのような指導を受けているのかであるが，まず最初に精神科医である指導者Ｂのスーパービジョンについて説明する。構造としては，月に一度，２時間，バイジーが４人，場所は指導者の研究室でのグループスーパービジョンである。２時間の内訳は前半の１時間は「精神分析理論の習得」と後半の１時間は事例検討である。理論の習得については当初は私を含めバイジーが精神分析の知識がなく初学者であったので，バイザーＢが基本的な本を選択し，その本を読みこなし，順番にバイジーが担当する章をまとめ発表する。皆で疑問点や学びを確認し，バイザーＢからフィードバックをうけ，学びを深めて理論を自分たちの中に落とし込んでいくということを試みている。後半の事例検討については，バイジーがそれぞれの現場で抱えている困難なケースを順番に発表し，バイザーＢ，バイジーとともに自由にその場で連想した考えや思いをディスカッションしていく。セッションの中で何が起きているのかを精神分析学的に理解して今後のセッションに治療者としてクライエントにどう関わっていくのか，どんなことに注意していくべきなのかという点についてバイザーＢが具体的な助言や指導を行う。次に臨床心理士の指導者Ａの指導について述べる。グループスーパービジョンの構造としては４人のバイジーで２時間，場所は指導者Ａの開業している相談室である。バイジーが順番に臨床現場での困難事例を発表し，それについてディスカッションしていく。先の指導者Ｂとの異同点としては，理論の習得の時間はなく，事例検討のみであり，事例を観察するという点に焦点づけられている。クライエントの言動，治療場面，いわゆる「いまここで」の関係性，そして治療者自身の体験を詳細に観察し，レポートにまとめあげ，それを発表する。発表するバイジーは事例の中で未消化な体験を抱えたまま，ある種の情緒的不安定さを抱きつつ，事例報告をする。そしてディスカッションでの事例検討する対話に対してバイザーＡが事例の理解を促進することで，事例に「新たな意味」が生まれる。個人スーパービジョンにおいては，グループスーパービジョン同様の指導とともに具体的な助言や指導も含まれる。

Ⅲ　実践において役立っている点

　以上が二人の指導者からの具体的な指導だが，次に日々の実践においてそれらの指導が役立っていると思われる点について述べる。まず，スーパービジョンでの体験そのものが，自分が日々関わっている，関わっていくであろうクライエントの体験であると考えられる。それが私が一番の役立っているという感覚を抱かせるものだ。二人の指導者Ａ，Ｂの共通点として，決してバイジーの治療者としての態度を否定しない。助言を与え，それぞれに理解を促すが，否定はしない。基本的に肯定的に支持的な関わりの中で指導を受けている。それは，バイジーがこんなことを言えば怒られるかもしれない，愚かなことを言っていると思われるのかもしれないという不安を抱くことなく，自分の正直な考えや思いを率直に自由に述べることができるスーパービジョンの雰囲気がある。また，クライエントのアセスメント，事例のアセスメント，治療者とクライエントとの関係性について，言語的な部分や非言語的な部分についての治療者が洞察することへの促進などや治療者として今後どのようにクライエントに関わるかという具体的な指示や助言はもちろんであるが，一方的に受け身で与えられるものではなく，治療者として自ら主体的にクライエント，自分自身について考えるという行動ができる場である。このような雰囲気や場を構築する要素というのは，精神分析学的な用語でいうコンテイナーという機能である。コンテイナーとは他者の未分化なこころの痛みを自分の体験として受け取り，自分のこころで消化する，すなわち自分の情緒体験から学び，意味ある理解を生成することであ

― 159 ―

る。指導者がコンテイナー機能を働かせて，バイジーの未消化の体験を消化して，そこに意味を見いだし，理解して，その理解をバイザーとともに共有するメカニズムである。このコンテイナー機能こそが実際に自分がクライエントと関わるときに必要であろう治療者としての機能であると考えられる。また，同様にクライエントとしての体験として感じている大事なことは，構造という概念がクライエントと治療者を安定させるということである。スーパービジョンを受け始めたときは，今までに体験したことのないような厳密な外的な構造化に戸惑いを感じた。1分の遅れもない時間丁度に始まり，時間丁度に終わるという，余韻もなく，時間丁度。始まるまで，部屋には入れない。それまでの大学院時代に指導を受けていた感覚とは違う。当初は指導者Ａ，Ｂとの距離を感じ，スーパービジョンが終わる際には，なんとなく指導者から突き放されるような感覚もあった。その際には，よくクライエントがセッションの終了時間になって時間を延長しようと対話を長引かせる行動化の背景にあるクライエントが治療者から見捨てられるような感覚を抱くことを理解できた。しかし，違和感を持ちながらも回数を増すごとにそのように構造化されたスーパービジョンが徐々に自分の精神的な安定に変化していった。それは，毎回，決まった部屋で決まったメンバー，変わらない指導者という器が存在して初めて自らの情緒体験を語ることができるということであること，またバイジーが，不安や混乱を表出でき，安心や安定を得ることができるということなのであろう。同時にいつも決まった構造であるからこそ，他のバイジーの変化を観察するという経験も得ることができる。このように自分がスーパービジョンで体験していることは，クライエントを理解するうえで重要である。どのようなクライエントに関わる場合においても，クライエントを理解することができると考える。

Ⅳ　受けた影響についてのプラスとマイナス面

次に指導者から受けた影響についてのプラス面とマイナス面について述べる。プラス面では，二人の指導者Ａ，Ｂは治療者像として私に内在化されていることだ。自分がクライエントとセッションが終了した後，そのセッション中での自分の治療者としての言動や態度に困惑したり，どうしていいかわからなかったときに，直接，指導者に指導を仰ぐことが物理的にできない状況でも，自分の中の内的な指導者と対話をするイメージをもっている。何を言っているのかと言えば，「先生なら，どう返すだろう……。おそらく～と返すのであろう。」や，「ああ，先生ならこのようなことはしないのであろう。」などと，対話をしている。物理的に現実的に指導者が存在していなくても，自分の内的な世界でスーパービジョンの時間を持っているのだろう。また，スーパービジョン中に指導者からの言葉がそのときにはそれほど意識化できていなかったであろう言葉が，しばらく日数や時間が経過してから自分があれこれ連想していた際に繋がるときがある。以上は二人の指導者Ａ，Ｂから受けた共通のプラス面である。

ここからはそれぞれのプラス面について述べていく。精神科医である指導者Ｂからの受けた影響では，事例全体をバイオ，サイコ，ソーシャルで捉えていかなければならないと意識づけされているということである。特に私は生物学的な側面から捉えることがなかなか困難である。恥ずかしながら身体的な病理について知識が浅いし，それほどの勉強もせず，訓練も受けてきていない。心理面ばかりからのアセスメントやアプローチをする傾向が強いと感じる。例として学校臨床の事例を挙げてみたい。指導を受けるようになってからの小学5年生の不登校であった男子児童の事例である。半年前に，お昼休みに吐いたことを他の児童にからかわれ，学校に行きたくなくなり，学校を休みがちになっていく。頭痛と吐き気が時々あった。当初は

心理的な側面を重視していたが，視点を変え，生物学的な視点に移し，児童の母親に医療受診を勧める。母親は医療を受診するが，どこの医療機関も特に問題はないとの返答を受ける。しかし，児童の頭痛と吐き気は治まらない。私は頭のCTやMRIを受けるように勧めるが，医者の判断でその必要はないとの返答を母親は受ける。しかし，児童の症状は悪化していく。私は児童に頭の検査を受けさせるように学校と母親に半ば強引に説得する。児童は結果，脳腫瘍という診断であり，すぐに手術という経過になった。今，振り返れば，そのときも後悔はあった。母親や学校側をもっと納得のいくように説得していれば，検査を受けるのが早まったのかもしれないと何度も思った。一方で生物学的な視点を早めに持てたのは，指導者Bのバイオ，サイコ，ソーシャルという視点をいつも持つようにとの指導の影響であったように思う。クライエントの問題は，精神療法のみでは改善したりできないことのほうが多いであろう。精神療法の前にすべきことがあることもある。ややもすると個人の心理的な課題や問題に視点を当てがちにあるのであるが，個人，家族，社会というようにシステムとして捉えて，その関係性について視点をうつす。指導者Bはスーパービジョンでは，必ず家族の関係性や家族の歴史など，クライエント当事者のみだけではない，家族についての質問をバイジーに問う。たとえば，DV被害者が夫からの暴力で来談したという事例においては，夫の暴力が生じている現象ということに関して，夫が今まで勤め人であったが，起業したという時期，夫の父親が亡くなっているなど，夫の家族システムや社会システムに視点を当てていく。日々の臨床では個人の心理療法ということだけが私たち臨床心理士の仕事ではない。目の前にいるクライエントのどの側面にまずはアプローチしていくことがそのクライエントに利益，福利をもたらすのかを考えたとき，バイオ，サイコ，ソーシャルという側面から捉えていくのは重要なことである。

次に臨床心理士の指導者Aから受けた影響についてのプラス面について述べていきたい。まず一点目として，治療者としての中立性という姿勢を守るということである。スーパービジョンでは，指導者Aとバイジーとの間には適度な距離感が生じているように感じる。距離感というのは，物理的な適度な距離と心的な距離が一定に保たれているということである。スーパービジョンを受ける部屋は指導者Aが開業している相談室の中の普段，指導者Aがクライエントに心理療法されている部屋である。指導者Aがいつも普段治療者として座る決まった椅子に座り，バイジーはクライエントが座るソファに座る。これは物理的な距離で毎度一定に保たれている。心的な距離というのは，指導者Aの自己開示のなさということであろう。私が本来指導者Aに抱いている個人的なお人柄という印象は，スーパービジョンでの指導者Aとはかけ離れているとまではいかないが，だいぶ違うように感じている。指導者Aとバイジーの間では共有される事例，事例の中のクライエントに関してのみ語り合う。当たり前といえば当たり前なのであるが，厳密に保たれているように感じる。そのような空間というのは，バイジーが指導者Aのあらゆる側面，いわゆる，個人的な価値観や情緒や思考などにできるだけ巻き込まれない，影響されないということがあげられると考える。事例について主体的に感じ，考え，思考を巡らせることができるということである。バイジーがそのような行動をできるように指導者Aは時折，質問や指導者A自身の連想することなどをバイジーに投げかける。もちろん助言や指示もあるが，できるかぎりにおいてはない。このような治療者の中立的な態度は，治療者の欲望を律していなければ成り立たない。クライエントに何かしてあげたい，なんとかしてあげたいという治療者の欲望というのは常にある。また，それがないと治療者とはいえないのかもしれないが，そればかりが先行してしまえば，クライエントの主体性という

大事な側面がそぎ落とされる。ゆえに治療者の中立的な態度という姿勢は治療場面においては必要な態度なのであると私は考える。指導者Aは、治療者として、自分を律し大変な訓練を積まれてきたのであろうと考えると、私も訓練を積んでいかなければという思いが強くなる。

プラス面においての二点目としては、どのような構造化されていない臨床場面でも構造化をしていくことが治療という概念を構築できるということであると理解できているという点である。グループスーパービジョンで発表される事例は、いわゆる病院臨床のような治療構造があるような事例ばかりではない。学校臨床やアウトリーチをしていくことが必要な福祉領域での臨床場面での事例などである。指導者Aは構造のない臨床場面でいかにして治療者が構造を作っていくかがクライエントにとって治療的に作用していくかを決めると私たちバイジーに指導する。構造のない、あるいは緩い臨床場面でルールを作って、構造化していくことは苦労もあり、工夫もいるが、治療者の一貫したアイデンティティをもったコンスタントな恒常性をもった存在であることをクライエントが経験することが重要であり、どのような臨床の領域でもその点について意識し、実際に試みていくことは私たち臨床心理士の仕事であると考える。

一方、マイナス面についてであるが、正直、指導を受けるにあたってマイナス面があると確信していたら、指導を受けないと考える。ゆえに強いて挙げるとすると、時々、二人の指導者A、Bの事例へのアプローチや治療者としての態度などの相違に困惑することがある。精神分析という理論はベースにあり共通しているが、二人の指導者の背景は異なる。第一に、一人は医師であり、一人は臨床心理士であるように職業が異なる。あるいは同じ精神分析でも流派の相違や他の精神分析以外の理論も背景にある。具体的に正直に述べると、精神科医の指導者Bは患者との心的距離が臨床心理士の指導者Aと比べると近く、厳密な構造化の中での治療とい

うのとは違う。決して構造を崩すことはないが、柔軟性を持ち合わせておられる。心的距離が近いという表現には、私たちバイジーへの語り口調や自己開示の自然さや気さくな態度が含まれる。どちらの指導者の治療者としての態度も治療的であると思う。二人の指導者の教えや態度を取り入れ、統合していっているのであるが、時々、自分はどうあるべきなのであろうかと困惑することがあるということがマイナス面といえばマイナス面なのであろうか。一方でそのように悩み考えていくことも訓練であるとも言えるのかもしれないとも思う。

V　指導者の人間的もしくは思想的な部分

最後に指導者の「人間的もしくは思想的な部分」も影響していると感じることについて述べる。この人間的、思想的な部分な部分というのが自分に一番影響されているのだと思う。精神療法を学ぼうとしたきっかけも臨床心理士である指導者Aのクライエントと自分自身に誠実で正直な姿勢、真実にごまかさずに真正面から向き合う姿勢に感銘を受けてのことである。その影響から、自分は将来、どのような臨床家になろうとしているのか？　あるいは、本当にクライエントに役に立つ臨床家とはどのような臨床家なのであろうか？　指導者のような臨床家になるにはどんなことを学び体験すればよいのであろうと考えるようになっていった。そして、精神科医の指導者Bの指導を受けるようになり、その指導者Bの人間的な部分についての影響も多いに受けていると感じている。指導者Bは月並みな表現になるかもしれないが、とても温かく、思いやりのある懐の深いお人柄である。スーパービジョンでは、指導者Bの患者との関係性においてのエピソードを聞くことも多い。指導者Bは「患者に怒ってもいいのだよ。でも絶対に見捨てたらいけないんだよ。」と語られる。その言葉通り、指導者Bは患者を見捨ててないと私は感じる。どんなことがあっても見捨てないというという信念を持ち、それを変わらず維

持していき，その態度を貫き通せる臨床家というのも滅多に存在しないであろうと感じる。そのように感じるのはスーパービジョンでの指導者Bの私たちバイジーへの関わりにおいて同様に感じているからであろう。その安心感や深い愛情で守られている感覚を私は抱いている。ゆえに，どんな困難な事例であっても，職場で困難な立場になったとしても，なんとか乗り越えていけるのではないかという予想をもてている。

　私にとってのスーパービジョンとはなくてはならないものである。二人の指導者とスーパービジョンはたとえていうなら父親と母親の要素をもった機能なのであろう。厳しさと温かさをもつ愛情のあるものである。自分が日々治療者

としていられるのは，スーパービジョンでありのままの自分を指導者に受容してもらい，さまざまな臨床場面でのわからない未消化の体験や不安や混乱を意味のあるものにして考えるように促してもらう。精神的に安心し安定する。そしてまた，現場でクライエントと自分自身とに正直に誠実に向き合うことができる，頑張れるという気力や活力を得ることができる。精神療法を学び生かし続けるには，自分についてクライエントについて考えるという行動を一生し続けるということであるのであろう。根気のいることである。日々努力し，指導者と仲間に支えられながら頑張りたい。

精神療法を学び生かす
▶私の経験から

Natsuko Hirashima

平島　奈津子*

はじめに

　自らが受けた精神療法の研修について，それをどのように受けとめ，何を学び，実践に生かしているかを述べよ——との依頼を受けた。反射的に，吉田拓郎の「いまはまだ人生を語らず」という歌詞を想い出したが，同時に「思えば遠くに来たものだ」（海援隊）という感慨もあった。せっかくの機会なので，少しの勇気を友に，振り返ってみたいと思う。

I　研修システムとスーパービジョン

　私が初めて精神分析的精神療法を実施したのは，医師2年目の春からだった。当時は，現在のような臨床研修制度はなく，医師国家試験に合格したらそのまま専門とする分野の医局に入局するのが普通だった。私が入局した精神科の医局は，1年間は大学病院でオーベン（指導を担当する上級医）のもとで臨床経験を積みながら，精神医学全般の研修を受け，その後，希望者は精神医学の中で専門分野を決めて研究や研修を積むという決まり事があった。
　その医局には，2年目から始まる精神分析的精神療法の研修システムがあり，それは無料の個人スーパービジョンを提供するものだった。

*国際医療福祉大学三田病院精神科
　〒108-8329　港区三田1-4-3

計4年間のうち初めの2年間は希望すれば誰でも個人スーパービジョンを受けられたが，後半の2年間はより専門的にきわめたい者に限られていた。当時，私の同期12名のうちの約半数が初期研修としてのスーパービジョンを希望したように記憶している。これは，それだけ潤沢なスーパーバイザー（以下，バイザー）を確保できていたということを意味する。定期的にバイザー会議が開かれて，バイザーとバイジーの組み合わせが決められていたが，そこで，A先生が私の初めてのバイザーになることが決まった。バイザーとしてのA先生と出会う前に，すでに大学病院の上級医の一人としてA先生の外来の陪席につくことがあり，馴染みがあることを考慮してくれての組み合わせなのだろうと，当時の私はその配慮を有難く思った。
　精神分析的精神療法について何も知らないのは当然ながら，精神科医としてもスタート地点に立ったばかりの私は，精神科医としてのA先生から多くのものを学び，自分の職業アイデンティティの基礎づくりをしていったように思う。今となっては，精神科医としての私はA先生とはタイプがだいぶ違って見えるかもしれないが，精神科医としての魂の芯のところ，一番純粋な部分には，精神科医としてのA先生に接したあの時の感動がある。だからこそ，精神科医になって30年以上経った今でも，新鮮

な気持ちで（精神療法も含めて）日々の臨床に向き合えていられるのだと思う。その意味では，精神科医になってまもないバイジーの場合，バイザーは精神科医としてのロールモデルになれる「同業者」の方がふさわしいのかもしれない。

ところで，A先生が最初のスーパービジョンの冒頭で「これからのスーパービジョンはBスクールのものだ」と宣言したことを鮮明に覚えている。BとはA先生のバイザーであり，バイザー会議のリーダーの名前である。この時，私は，「これから教えることには自信をもっているが，これと異なる流儀もある」ということを伝えるものとして理解した。

毎回のスーパービジョンでは，自分が何を感じ，何を考えたか，患者がどう感じ，どう反応したか，それらの意味を考えつくし，バイザーと話し合うことを通して，意外な視点や考え方を次々に提供され，スーパービジョンが始まる前には予想もしなかったような「理解の岸辺」にたどり着くことも少なくなかった。私はその面白さに魅了された。スーパービジョンを受け始めた当初は，勝手がわからないこともあって，終わると，いつも自分の気持ちと思考力を総動員したようにクタクタとなっていたものである。1セッションの面接記録を起こすのに2時間以上かかっていた時代の話である。

A先生からは，精神分析的精神療法の技法や理論の基礎を学んだが，それと同時に，スーパービジョンでのアプローチ法それ自体についても知らずに学んでいたようである。その研修システムの中で，私自身がスーパーバイザーとして担当した女性精神科医が次の2年間はA先生のスーパービジョンを受けることになった。彼女はバイザーが代わることに不安を抱いていたが，しばらく経って会った彼女は「おじいちゃんに会ったみたいだった」と私に告げた。要するに，彼女が言わんとしたことは，A先生のスーパービジョンにバイザーとしての私のルーツを見出したという驚きとも安堵ともいえるような思いだった。

彼女は，治療者として率直で，それゆえに，自身の逆転移を考察し，治療関係を理解することに長けていた。精神分析的精神療法のスーパービジョンでは治療関係が投影されることがあり，バイザーはそれを利用して治療関係を考察することがあるように思う。彼女はバイジーでありながら，治療関係の考察にバイザーに対する自身の情緒も利用したが，その態度には「一点の曇りもない」と形容したくなるような，無邪気な率直さがあった。それは，私が彼女に「バイザーにこれを言ったらマズイと思いつくことまでは，言っても大丈夫なことなのだ」と伝えていたせいもある。このような私の言葉に象徴される，A先生とのスーパービジョンで育まれた私自身の「安全感」は，意識しないところで彼女に伝承されていたのかもしれない。

しかし，精神分析的精神療法のスーパービジョンでは，知的な作業にとどまらず，バイジー自身のこころを駆使しなければならないため，バイジーの内的な葛藤が賦活され，場合によっては，それに影響されたバイザーとバイジーとの葛藤が無意識に治療関係に「逆流」して，治療に悪影響をおよぼすことがある。そうなると，スーパービジョンだけでは事態を収拾することが難しくなる。海外の精神分析療法の研修所（インスティチュート）では，スーパービジョンと教育分析がセットになって研修が実施され，バイジーの研修の相談や調整役としてチューターがおかれているが，その理由のひとつとして，このような「副作用」への予防や対処があるのかもしれない。

Ⅱ　教育分析の経験

精神分析的精神療法に治療者として携わる過程で，治療者自身の内的な葛藤を自覚することはまれではないように思う。私自身も例外ではなかった。それは，自己分析や知性化ではどうにもならないもので，私は何とも言えない危機感と焦りを感じていた。本邦では，当時はまだ教育分析を受けることは一般的ではなかったが，

A先生が国内で受けた話を聴き，海外で受けてきたC先生の話も聴いていた。逆転移に関する論文を読んでいて，教育分析に関する記載も目に飛び込んできた。私は徐々に教育分析を受けようと思うようになった。しかし，いざ探してみると，お願いできる先生がいなかった。高名な先生方は私のような無名の若手の教育分析など引き受けないだろう，と言われた。また，研究会などで関わりのある先生は避けたかった。自分の社会的な立場への影響を憂慮するあまり，防衛的になってしまっては受ける意味がないと思った。そうこうしているうちに，D先生が海外での研修を終えて帰国し，都内で開業し，教育分析も引き受けてくれるらしいという噂を耳にした。私はD先生の帰国を待って，手紙を書き，教育分析をお願いし，運よく引き受けていただくことができた。D先生とはまったく面識がなかった。実は，その時点では，D先生の論文を読んだことさえなかった。

週4回の寝椅子（正確にはソファベッド）による精神分析療法は，数年間続いた。それは私にとって第一義に自分自身の危機感と焦燥の意味を理解することだったが，それ以上に，スーパービジョンとは異なる次元で，治療者としての自分を支えてもらっていたことも確かだった。

D先生を思い浮かべるとき，私は今でも「無意識の探究者」のイメージが先行する。教育分析が終了して数年後，私はある雑誌に，こんな一節を書いた。

ある分析治療の話をしよう。

あるとき，被分析者はいつものようにカウチに横たわると，室内にほのかに夏みかんの香りがすることに気付いた。彼女は即座に，自分の治療の前に分析家が夏みかんを食べていたと考え，分析家のパーソナルな部分に触れたようで，少し嬉しくなった。それまで彼女が抱いていた分析家のイメージは「疲れを知らない無意識の探究者」という，いかめしく，ストイックなものだったからである。

次に，彼女は奇妙なことに気付いた。彼女がかいだ香りは，最近は店頭にほとんど見かけなくなった，酸っぱい夏みかんの香りだったからである。その香りはいくら考えても，現在店頭に並んでいる柑橘類のどれにも当てはまらなかった。それは，子どもだった頃の，彼女の思い出の中にある，酸っぱい夏みかんの香りだったのである。その夏みかんの香りに包まれながら，彼女は懐かしく，切ない気持ちでいっぱいになった。彼女はカウチに横たわって初めて自分がくつろいでいるように感じた。

いかめしく，ストイックに走り続けていたのは分析家でなく，彼女の方だった。分析家の「休息」は，はからずも分析空間にほのかに香りいでて，彼女の心にささやかな休息をもたらしたのである。

このように，「無意識の探求者」のイメージは私の転移の部分もあったが，それを差し引いてもなお，D先生の治療姿勢には真摯で揺らがない信念のようなものが感じられた。それと同時に，人間味のある情緒的な治療でもあった。正直なところ，D先生の解釈のきめ細やかさは，自分自身の治療が終わって数年後に，他患の治療例の考察を聴いて改めて認識したという有様で，治療の真っただ中では，全身で受けとめるだけでせいいっぱいで，「その解釈を対面法の週1日の治療で聴いたら堪えられなかったかもしれない」というような意味のことを連想したことさえあった。

教育分析では，自分自身が患者として精神分析療法を受けることによって，他人事ではなく治療過程をたどることを通して，精神分析療法のプロセスを学ぶ。実は，私は途中で音を上げそうになったことがある。だから，「変わる（改善する）のが怖い」，あるいは「そこから先は考えたくない」患者の気持ちがわかるような気がする。だが，同時に，この治療法の治療者を目指す者は，自分自身が自分の内面（無意識

的幻想）に対峙することができなければ，患者にそれを促すことなどできないということを痛感もした。

教育分析を受けていた一時期，毎日，ホラー映画ばかり観ていたことがあった。あの時期は夢もスプラッターな内容だった。それがいつのまにか憑き物がおちたように観なくなった。けれど，自分の心の中の「パンドラの箱」は閉じられただけで，なくなることはないことも感じている。教育分析によって——つまり，誰も実際に傷つけることはなく——自分の無意識に狂気や暴力がハバをきかせている世界があることを実感できたことは，治療者として貴重な体験だったと思う。なぜなら，それは，誰の無意識にも息をひそめているものだからである。

ところで，初めてD先生の面談を受けたとき，「これからの5年間は精神医学をオールラウンドに勉強してください。そうしないと，精神分析を誤用するおそれがあります」と言われた。この言葉を，ひとつの戒めのように，今でも繰り返し想い出す。A先生も，D先生も，精神科医のアイデンティティが基礎にある精神分析家だが，もちろん，そういう価値観をもたない先生方もいる。私の意識と無意識は，A先生とD先生の精神科医アイデンティティに感銘を受け，自ら進んで影響を受けたように思う。

教育分析が終了した後，「転移を消費する」ために，1年近くD先生に会わないようにすることになった。しかし，私の場合，転移はそんなに簡単に「消費」されなかった。数年後，私にとって最後のバイザーとなるE先生と歓談していたときに，「最近やっと，アナリストが普通のおじさんに見えるようになりました」と言ったところ，「初めから普通のおじさんだよ」と応じられたことがあったが，自覚的な部分だけでも，転移の「消費」にはそれくらい時間がかかった。

本来，転移というものは無意識であるため，師弟愛と呼ばれる関係性——特に忠誠心——の中にも転移感情が混在している可能性がある。

そのことを鑑みると，精神分析の研修に限らず，外的な措置として，個人間のパーソナルな関係性を超えた教育システムが必要であるように思う。そのような研修環境は，特に研修中に解決できなかったトレーニーの陰性転移からトレーナーを保護する。また，内的には，トレーニーの転移を「消費」するために，「喪の仕事」を通したトレーナーの内在化が必要である。

Ⅲ　トレーニング・グループの経験

20年ほど前，ひょんな契機から，私は「精神療法の指導者」として，薬物療法で有名な医局に勤務することになった。その医局には，精神療法に関心のある医局員はいるものの，精神療法について語り，共有できるような素地はまだ育っていなかった。

当時の私は，自分が精神療法の研修を受けた環境と違って，たった一人で指導していくことを考えて，正直，途方に暮れるような思いだった。医局員たちに「遠巻きに様子をうかがわれている」という感覚もあった。その渦中で，ほとんど直感的に「いまの自分には集団力動の理解が必要だ」と考えた。

思えば，私がA先生のスーパービジョンを受け始めた頃，A先生は集団精神療法（以下，集団療法）の研修を受け始めたばかりだった。私は「指導者の年代になって新たな分野の勉強を始めた」A先生に少しだけ驚き，眩しく思った。「何だか楽しそう」とも感じた。しかし，あの頃の私は，まさか自分自身が指導者の世代になって集団療法の研修に取り組むことになろうとは想像もしなかった。実は，教育分析が終わりにさしかかろうとした頃に，D先生からも，解釈に添えられた言葉として，やはり集団療法の研修を勧められたことがあった。D先生も個人精神分析家であると同時に，精神分析的集団療法の治療者でもあった。私が集団療法の研修を始めようと思ったことには，おそらく，両先生の影響もあったのだろう。

新たな職場という集団の中で「異分子（侵入

者）」の私は，小さな精神療法の研究会を立ち上げて，まずは，日ごろ「困っている症例」を持ち寄ってもらって，力動的に考えていくことを目論んだ。これは，防衛としての「サブグループ」を作ろうとしたということなのかもしれない。そして，それと併行して，自分自身は集団療法の勉強を始めた。その中でも，F先生によるトレーニング・グループの体験は意義深いものだった。そこでは，個々のメンバーの変化が文字通り目で見るようにわかった。おそらく，私自身もそうだったのだろう。私には，教育分析でやり残してきたことの一部をそのグループで作業できたという実感があった。そして，その体験によって，私は集団療法の治療としてのパワーを思い知ると同時に，身をもって集団療法過程の基礎を学んだ。

Ⅳ 研修経験の統合

研修経験の統合は，大別して，臨床の実践とその考察を通して行われる側面と，前述したように，個々のトレーナーに対する「喪の仕事」の遂行によって進められる側面があるように思う。

これまで複数の指導者に精神分析的な個人精神療法の研修を受けたが，その流儀（学派）は――厳密には同一とはいえないかもしれないが――みな，大きな括りとして「対象関係論」を基礎においていたため，私は研修体験を通して理論や技法を理解していくときに，戸惑いや混乱はさほど感じなかったように思う。

私が個人精神療法の研修で学んだことは，集団療法の実践で集団力動や逆転移などを理解していくときにも役立った。それに加えて，個人精神療法の研修で関心をもって学んだ「治療構造（設定）や技法が治療機序にどのように作用するか」ということについて，集団療法でさらに考察を深めることができたように思う。言い換えれば，私の場合，集団療法の実践では個人精神療法のときよりも少しだけ自由になって，治

療構造や前提（ルール）を決め，他の精神療法の技法も採用した。たとえば，摂食障害患者の両親を対象とした短期集団療法では問題解決療法の技法を採用し，父親グループと母親グループの小グループ・セッションと合同両親グループ・セッションを組み合わせた構造を設定した。

このような臨床実践を通した研修経験の統合に併行して，内的な「喪の仕事」も欠かせなかった。私には「トレーナーの思い（志向）を継がねばならない」という勝手な思いこみがしばらく心の隅に沈殿していた時期があった。これは，まぎれもなく，医師になることによって，結果的に「母が親に反対されて叶えられなかった夢」を代わりに果たした私の転移である。そのために，トレーナーと異なる志向性を自覚して罪悪感を抱いたこともあったが，他ならぬ研修経験の積み重ねにも助けられて，そういう自分について考え続けることができたお蔭で，少しずつ，自分のオリジナリティというようなものを信じられるようになってきたような気がする。

おわりに

精神療法の研修の到達点をどこにおくべきか――これは長い間，私にとって未解決の課題だった。パーフェクトな人間がいないように，パーフェクトな治療者もいない。研修を自らの手で終わらせることが自分自身に対する責任を引き受けるということであるならば，それは私にとって本当の意味での治療者になるために重要な決断だった。

文　献

平島奈津子（1998）身体感覚で考える女性の心理. AERA MOOK 精神分析学がわかる. pp14-17. 朝日新聞社.

平島奈津子（2015）精神医療における力動的な視点. 精神療法，増刊第2号：149-153. 金剛出版.

先生

Kenji Takabayashi

髙林　健示*

I　出会い

　大学での専攻は心理学であったが，臨床心理学はほとんど勉強していなかった。やりたい「何か」が見つからないまま卒業を迎えた。仕事には就かなくてはいけないと思い，東京都を受け心理職として採用された。採用時面接で「中間医療施設か伊豆長岡，どちらがよいか」と聞かれ，どういった仕事をするかも判らずに中間医療施設を選んだ。

　世田谷リハビリテーションセンター（以下センター）は精神医療における先端的な事業で，患者さんが社会人として自立することを支援する社会復帰施設であることは開設準備室に配属されてから知ることになる。

　このセンターは，職種によって業務を区分せず，共通の業務を分担する，という当時としてはユニークな方針を持っていた。心理室とか作業療法室といった職種別の区割りはなく，職員はデイケア部門・作業部門といった業務によってわけられていた。センターの事業が開始となったとき，私は広報部門を担当することになった。インテーク面接は受け持つが直接処遇部門ではない。知識も経験もない私はとりあえず安心したのである。しかし，仕事に必要な考え方

*クボタ心理福祉研究所
　〒130-0013　墨田区錦糸 3-5-1-2F

や知識を身に着けなければならないという，切迫した気持ちを抱えていた。

　業務が始まりしばらくして，同僚の PSW に誘われ松沢病院の敷地内にある精神医学研究所の社会精神医学研究室で行われているセミナーに参加することになる。ここで「先生」に出会った。人との距離が近いように感じたのが第一印象であった。英国で精神科医療にたずさわってきたという先生はまだ30歳半ばであった。私とは10歳しか違わないけれど，いろいろなことを何でも知っているとてつもなく大きな存在であった。

　私は，「文献講読」と「家族療法のロールプレイ」の二つに参加した。文献はいくつも読んだが身についているのかどうかわからない。基礎的な知識が乏しかったことが影響しているのだろう，誰の何を読んだのか，すっかり忘れている。文献講読よりロールプレイから学んだことの方が，その後の自分の仕事に役立っている。当時としては最新の，ビデオカメラ付き面接室を使い，クライエント役の親子を相手に治療者役がセラピーを行い，隣の部屋からハーフウェイミラー越しに観察する。さらに，ロールプレイの後に撮影した映像を見ながら検討しあうといった贅沢な勉強時間であった。ここで私は面接の仕方についての基本的なスタイルを学んだ。「自分なりにいろいろと応用していき，つまずいたときには基本に戻ればよい」と先生から聞い

て，なるほどと納得していた。今もこのロールプレイで学んだ面接の方法が臨床の基本となっている。

エピソード

　初回のロールプレイに参加して「吐き気」をもよおした。役割を演じている人の言動をあれこれ視点を変えて掘り下げていくことは，これまで経験したことのない体験であった。クライエント役と治療者役を演じて疑似面接状況を作るという検討方法も初めてであった。私は，そこに起こっていることを受け入れられずにいた。セミナーが終わって「吐き気」を伝えた。すると，「その気持ちを大切にしたら」という短い言葉が先生から返ってきたのである。その言葉を聞いてびっくりした。慰めてもらえると思っていた自分にとって予測もしない言葉であった。ところが不思議なことに「吐き気」は消えていた。言葉自体の意味もさることながら，言葉に込められた何かが私に「納得」を生じさせたのである。

Ⅱ　おっかけ

　先生は院長として千葉の病院に移ることになる。私は社会精神医学研究室での勉強会を失うことになった。そこで，東京で開催される先生の体験グループにはできる限り参加するようにした。また，千葉の病院には何度も見学にも行っている。病院で行われているコミュニティミーティングに見学参加して集団精神療法の雰囲気を味わう体験もした。そして，見よう見まねで，自分が主催する体験グループを始めている。

　はっきりとしたスーパーバイザーとバイジーの関係を持ったことはないと思う。もっぱら先生の主催しているグループに参加し，その体験から集団精神療法を学習していった。

　先生の体験グループに参加した翌日の臨床グループでは，前日の体験グループと同じ体験をすることがよく起こった。不思議であった。まるで復習をしているかのように感じていた。こ

れは同じ出来事が起こっていたのではなく，その場に起こっている力動を見る力を，前日の体験グループで身につけたからだと思っている。自分がメンバー体験し，グループの見方を学習すると，臨床の場で今まで見えていなかったことが見えてきた，ということだと思う。こういう体験をしていたので，先生のグループにはできるだけ参加することにしていた。今考えると「おっかけ」という言葉がぴったりとあてはまる。

Ⅲ　学会と実践コミュニティ

　私は，1988年に日本集団精神療法学会の常任理事になる。先生は学会設立時からの常任理事であった。常任理事になったばかりの私には学会の役割はまわってこなかったが，少しずつ頼まれるようになっていく。最初は編集委員であった。その次に教育研修委員を引き受けることになる。学会では教育研修を充実させていこうという時期であり，先生と一緒に教育研修システムを整え，学会認定資格「グループサイコセラピスト」を誕生させていくことになった。1999年には教育研修システムが開始されている。さらに学会事務局を2002年から担当することになった。さまざまな技法や理論のいれものである学会の枠組みを支えていくことが私の仕事となったのである。

エピソード

　教育研修システムを始めたころ，集団精神療法は，理論や技法より体験的な学習が重要であると考えていた。ところが会員から，臨床に使える考え方や技術を教えてほしいという要望が出てくるようになった。そこで「基礎講座」というプログラムを作ることになる。教育研修を担当していた私は，先生から学習した知識や実践で学んだ経験をスライドにまとめてレクチャーをした。教育研修システムの理念にそって，「グループ力動を見ること」と「グループの場で起こった関係にいかにかかわっていくか」という内容を伝えることにしたのである。

ある学会での話である。講座が終了しフロアーに降りると，私の主催する体験グループに出ていたPSWが近づいてきた。そして私に話しかけてきた。「結局，自分で考えろってことなんですね」。目の前の事象には「仮説をいくつか立てること」とよく言われていたが，先生の考え方が私を経由してPSWに伝わっていたように感じた。

さて，先生に教わった人たちが日本集団精神療法学会の運営を中心的に担うことになっていった。私も学会や教育研修システムの運営にかなりのエネルギーを費やしていたが，何か物足りなさを抱くようになった。学会は理論や技法の異なるさまざまな流派の集合体であるといってよい。しかし，気がついてみれば，それぞれの流派は，独自の研究会や研修会を学会以外の場でも開催していた。私は先生のグループの見方やかかわり方をさらに広げ深め発展させていくための「場」が必要であると感じるようになった。そこで，教わった人たち何人かに相談し，先生の研究所を作ることになる。

「大グループ，病院臨床，地域援助，治療共同体，グループアナリシス，ソーシャルグループワークなどの実践に関連する集団精神療法の『知を集める』こと，そしてその『知を広める』こと，さらには，さまざまな臨床の場でグループにかかわっている人たちを相互にサポートし，実践の場を提供することを目的とした，実践コミュニティ（＝研究所：community of practice）の設立（設立趣意書より）」を考えたのである。

設立発起人を募ったところ57名の方に引き受けていただけることになった。そして，実践コミュニティ（東京集団精神療法研究所：Institute of Tokyo Group and Individual Psychotherapy 通称itgip）は2005年に駒込に誕生した。有志が出資し有限会社として法人化し，研修などの活動を計画的に行えるようにした。

東京集団精神療法研究所では，これまで先生が毎年行っていた体験グループ「夏のセミナー」に加えて，初心の方を対象にした「冬のセミナー」を開始した。さらに，テーマを決めて体験的にグループについて学ぶ「フォーラム」を年2回開催している。2010年には「David Clark追悼特別フォーラム——クラーク勧告が意味したもの」を開催した。研究所が主催する研修会のほかに，会員が企画する月例の「体験グループ」や「事例検討会」も盛んに行われている。そして，図書館機能として先生の蔵書を管理している。東京集団精神療法研究所は設立趣意書で述べたさまざまな実践の「いれもの」になっているのである。

「フォーラム」のテーマを次頁の表1に示した。第1回は2007年12月に開催した。表からも分かるようにフォーラムでは実践的で実際的な内容を取り上げている。毎回の参加者は30名〜50名，さまざまな職種の人が各地から参加している。

Ⅳ　一緒に仕事をする

1999年に東京都の心理職を辞め，錦糸町カウンセリングルームの仕事を中心に，パートの心理職としていろいろな職場で働くようになった。先生が院長をしている病院にも心理職として働くことになった。先生とは初めて一緒に仕事をすることになる。

一緒に仕事をするようになって最初に衝撃を受けたのは，「高林くん」と呼んでいた先生が，「高林さん」あるいは「先生」と呼んだことである。これまで，体験グループやセミナーなどでは教わる関係ではあった。しかし，同じ職場で働くという枠組みでは，やはり「高林さん」と呼ぶのが自然であろうと無理やり自分を納得させたが，「くん」から「さん」に変わったことはとても大きな衝撃であった。「さん」は距離を感じたし，ましてや医師でもないのに「先生」と言われるとどう反応していいか分からなくなる。「くん」と呼ばれることで関係の近さを感じていたので，おっかけ気分のままでいた私は何かつき離されてしまったようなきもちで

表1 「フォーラム」の各回のテーマ

回数	テーマ	参加者
1	コンダクターは何をすればいいの？	50
2	共感ってどういうこと？	57
3	コンダクターのスタイル	41
4	レビューはなぜ必要か	38
5	グループで何がおこっているの	45
6	空気，読めますか？	31
特別	David Clark 追悼特別フォーラム クラーク勧告が意味したもの	57
7	グループの "凝集性" ってなに？	36
8	コ・コンダクターとうまくいってますか？	29
9	テーマがないとダメですか？	35
10	バウンダリーは誰のためのものか	33
11	アクティブなコンダクター・パッシブなコンダクター	47
12	コンダクターはどう空想してますか	34
13	ふたたび "凝集性" をめぐって	39
14	グループアナリシスを学ぶ	37
15	グループアナリシスを学ぶ　その2	29
16	皆さん，疲れていませんか？	43
17	体験グループと治療グループ	40

あった一方で，親しみを感じていた「くん」関係が終わったことに，少し楽な気分になった面もあったのである。

エピソード

　この病院での初日。先生は，女子閉鎖病棟のナースステーションに私を連れて行き，引き継ぎ中の看護師たちに私を紹介した。「病棟でグループをやってもらう高林さんです」。それだけ言うとナースステーションから出て行ってしまった。何のオリエンテーションも受けていない私は先生らしいなと思いつつ，とりあえず引き継ぎを聞いていた。引き継ぎ終了後，師長は病棟とは別棟にある作業療法室に私を連れて行

ったのであるが，すぐにあたふたと戻ってきて病棟に連れ戻されたのであった。何があったのかは想像がつく。

　その日から週に2日この病院に行くことになる。朝8時半に病棟に行き，申し送りを聞いた後は，小ホールにあるテーブルで1日を過ごすことにした。病棟でコミュニティミーティングを行うとして，もちろん最初はデザインをしなければならないと考えていたが，私が率先してグループを行うのではなく，病棟のプログラムとして，病棟スタッフが主体的に取り組む手伝いをしようと考えていた。私は頼まれるまで待つことにしたが，病棟には影響を与えていたようであった。

エピソード

　私は小ホールにあるテーブルを定席としていた。しだいに患者さんが集まってくるようになり，グループは自然に発生していた。「井戸端グループ」といった様相で，病棟の日常生活が語られていた。

　あるとき，一人の患者さんがテーブルに上がり踊り出した。一人くらい乗っても壊れることもない，しっかりしたテーブルである。私はただ見上げていた。そこに看護師さんが通りかかった。患者さんの踊りを見てすぐ踵を返して去っていった。当時の病棟では，患者さんのとったこの行動は保護室に隔離されることが通常であった。しかし，私が何もしないで見上げているのを見た看護師は，何か意味があるのだろうと思い保護室には連れて行かなかった，という話を後から聞いた。私の存在は，ルールに従って行動すること（テーブルで踊る＝保護室に隔離する）に対して，何かあるのだろうと考え直す触媒になっていた。

　さて，3カ月たったある日，小ホールのテーブルに座っていると，師長がやってきて「グループをやってください」と依頼されたのである。ようやくコミュニティミーティングが始まることになった。病棟業務の中に1時間をグループの時間として用意してくれた。その中で40分のセッションと20分のレビューを行うというタイトな時間枠であった。レビューの時間は短いが，とにかく病棟全体のプログラムの中に組み入れられたことは大きな前進であった。最初は私がコンダクターをしていたが，病棟担当医に行ってもらうことになり，今では看護師が交替でコンダクターをしている。最初は私一人でやっていた会場準備は，患者さんや病棟スタッフがやってくれている。レビューはナースステーションの中央で行うことになり，時間も30分ほどに増えた。記録はカルテから看護記録に残すことに変わった。看護師のコンダクターぶりも板についてきた。初期の目標は達成され，

コミュニティミーティングは病棟プログラムの一つとして行われている。

　週1回の小ホールでのグループが続き1年たったころ，申し送り時に「食堂でのコミュニティミーティングもしてほしい」という提案が看護師から出た。「病棟の治療構造に関することであるから病棟医にも相談する必要がある」と発言すると，「良いものは良いから今日の午後から始めてください」と言われ急きょ始めている。この病棟では週に2回コミュニティミーティングが行われることになった。食堂でのコミュニティミーティングは先生にコンダクターをしてもらった。

　初めて臨床グループを一緒にすることになり，身近で先生のコンダクターを見ることになった。グループでの先生はグループに参加していない患者のことを話すこともあり驚いた。しかし，その場の患者さんとのやりとりはごく自然なのである。どうやら先生は病院全体をグループとしてとらえていると感じたのであった。

エピソード

　小ホールでのコミュニティミーティングは40分間行われるが，女子病棟の病棟担当医は外来での家族面接が始まるまでの前半30分だけグループに参加していた。グループは初めて体験するということであったが，患者さんをよく見ていて，固くこわばった表情がグループの会話に巻き込まれていくうちに緩んでくると感心していた。グループについて感想を聞いたところ，「まるで大道芸を見ているようです」と言っていた。大道芸とは面白い表現である。

　この医師が病院を辞めることになった。入院患者さんとは最後となる病棟グループの話である。患者さんには個別に退職を伝えていたが，最後のコミュニティミーティングでも挨拶をした。どこに行くのかなどいろいろと質問が出ていた。

　医師が担当していた一人の患者さんが立ち上がり，グループの中を歩きながらゆっくりと歌

い始めた。「暮れなずむ町の光と影の中〜去り
ゆくあなたへ贈る言葉〜」。歌でお別れを表現
していた。他の患者さんや職員は歌を止めよう
とする。患者さんはお構いなく歌い続けていた。
歌は1番だけで終わらず、「夕暮れの風に〜」と
2番に入った。「止めようよ」と言っていた患者
さんは次第にあきらめていく。そして、3番目を
歌い始めた。このときはもう椅子に座り歌ってい
た。一緒に口ずさむ人も出てきた。歌詞が分か
っている人も、ハミングの人も一緒になって別れ
を惜しんでいた。最後のフレーズ、「もう届かな
い贈る言葉」はほとんどの参加者が歌っていた。

　曲が終わり、一瞬の沈黙が訪れる。そして、拍
手が沸き起こった。退職する病棟医は患者さん
たちの拍手に送られてグループから出て行った。

　昼休み、私は医局でこのセッションのビデオ
を見ていた。感動的だったからである。見てい
た先生は歌の終わりから拍手までのほんの2,
3秒の沈黙を「凝集性」と指摘した。直接参加
していた私はリフレインの終了から拍手につな
がっていくプロセスの中にいて、参加者の送別
の気持ちは感じていたが、先生はビデオを見て
参加者の気持ちが一つになった瞬間をとらえて
いた。私はその瞬間を捉えてはいなかった。凝
集性とはどういうものかを教わったのであった。
贅沢な勉強をしているなと感じたのである。

Ⅳ　終わりに　「さん」と呼ぶこと

　先生から伝えてもらったことをいくつか述べ
てみた。他にも教わったことはあるだろう。深
く染み込んでしまって記憶に上がってこない思
い出もある。

　さて、最近は自分が後輩を育てるような役割
を取ることが多くなってきた。「日本集団精神
療法学会」の研修会でコンダクターをすること
は多いし、「東京集団精神療法研究所」ではグ
ループ研究会を主宰している。「神戸グループ
勉強会」にはコンダクターとして定期的に参加
している。こういった体験グループの場では名
前を「さん」付けで呼ぶことにしている。また、
東京国際大学大学院で講師を頼まれ集団精神療
法の授業をしているが、院生にも私のことを
「さん」付けで呼ぶように言っている。「さん」
付けで呼ぶことにより教える側と教わる側の緊
張した関係がなくなり、そこに学生たちは新た
な関係を私と切り結ぶように感じている。卒業
した院生に他の場で会ったとき「高林さん」と
呼んでくれるとうれしくなる。振り返って40
数年前、先生のことを、もし「さん」付けで呼
んでいたら、その後の関係はどう展開していっ
たのであろうか。

精神療法を学び生かす

Mitsugu Murakami

村上　貢*

I　指導が役立っている点について

これまで指導を受けてきたことで役に立っている点について述べるに先立って，まずは私が現在どのような形で心理臨床に関わっているかを述べようと思います。

私は臨床心理士で，私設心理相談室を主宰しております。来談される方々の年齢層はさまざまですが，私がこれまで学んできた心理療法にトラウマのセラピーが多いことと，現在までのところほとんどが私を直接ご存知である方々からのご紹介によって成り立っていることから，来談される方はどこかでトラウマのセラピーの必要性を感じたり，人からその必要性を伝えられるなどして，トラウマに対するセラピーを希望するというニーズを持った方々が主です。

しかし，トラウマという概念は定義が難しいというか，なんでもトラウマと思おうと思えば思えなくもないというか，簡単なようで捉えがたい構成概念ですので，トラウマのセラピーを求めて来られたとしても，その方の持つ主たる課題が実はそこではないというのは，しばしば見られることです。

また，すべてのケースにおいて医療機関と連携しているわけではありませんので，薬物療法

をはじめ，心理療法という枠組み以外の関わりが必要な場合には，その必要性について判断しなくてはなりません。もちろん，どんな心理療法が有効であるかといった方針を立てるために，やはり心理アセスメントは重宝するものです。これらのことから，早い段階で心理アセスメントを行い，その結果を共有し当面どのような方針でその後のセラピーを行っていくかについて話し合った上でスタートする，というのが多くのケースにおいて用いられる方針です。

このような事情から，私がこれまで学んできたことには，まずトラウマや解離を扱う際において必要と考えた心理療法が挙げられます。これらはトラウマの程度や解離の程度などをはじめ，来談者の特徴によって使い分けたり，併せて用いたりします。

また，心理アセスメントにも力を入れて学んできました。アセスメントを行う際には，来談者が自分について知りたいこと，知ると役立ちそうだと思えることに沿って用いるテストを選びます。これは，アセスメントは来談者の状態を査定する役割だけでなく，結果の共有と，その共有自体が来談者にとって役立つ経験になることを目標にするという考え方からです。このような考え方は治療的アセスメントから学んだことが大きいと思います。

子どものセラピーの場合，当然ながら保護者

---

*村上カウンセリングオフィス
〒101-0062　千代田区神田駿河台2-1-19-917

との関わりが必須ですから，ご家族を視野に入れたアプローチを考慮するが必要です。たとえばトラウマのセラピーを例に挙げるならば，来談者のトラウマをターゲットとした個人セラピーを行ってセッションが非常にうまくいったとしても，家族間に構造的な悪循環が維持されているから，家に戻ったらまたぶり返すなどというのが典型的に考えられる例ではないかと思います。家族・夫婦療法など，システミックな視点を持つ心理療法も，重視して学んできたものの一つです。

これまで述べました心理療法や心理テストについては，スーパービジョンのような個人的なものから，ワークショップのようなものまで学び方はさまざまですが，学んだ中身がまったく役立っていないというものは，少なくとも今はあまり思い起こせません。

一方で，「中身」ではなく，それを自分が用いやすい形で受け取れたかどうか，つまり「伝えられ方」が役立ったどうか，という点についても考えるべきかと思います。心理療法は実技ですから，知識として頭でわかっていても使えなくては意味がないのであって，実技として具体的にどのように行えばよいか，具体的な行動が導き出されるレベルで指導を受けることができれば，目の前のケースにすぐに役立つことが多く，指導を受けて学びになった実感を持ちやすいと思います。「中身」が「効率よく」伝達されたときに，その指導がよかったと感じやすいと言い換えられるかもしれません。

しかし指導を受けて役立った点，というときに難しいのは，このように自分が「役立つ指導であった」（効率がよかった）と感じられたことが役立っていることで，そうでないことは役立っていないことである，とは分け難いことです。

また，そもそも指導がどのくらい役立ったかというのは，どの時点で判断すればよいのか，考えてみるとよくわかりません。聞いた瞬間に役立つと思うこともあれば，極端に言えば人生を終える頃になって役立っていたと気付くこと

もあるかもしれません。

そもそも指導を受けたときに，その価値をその時点で本当に的確に判断できる力があるならば，その指導を受ける必要はなかったといえるかもしれないと思います。たとえ主観的には役立ったと感じられたのだとしても，ほんとうのところ指導の価値を判断する能力は教わる側にはなく，にもかかわらず価値ある指導を選び取り学ぶ必要性があるというのは，学ぶ側にとって悩ましい問題です。これは心理療法に限ったことではなく，人が人からものを教わることには常に付随してくるものであり，そういう意味ではそもそもこのような問題は生まれてこのかたずっと付いて回っていることのように思います。教わったことの重要性を判定する能力がつく前にそれを教わることの重要性がわかるためには，そこには直観であれなんであれ，必ず非論理的な何かが，学ぼうとするモチベーションや，学んで役に立ったという実感に含まれてくるように思います。

直観や体感を信じて学ぶことを選ぶというのでは，ずいぶんいい加減な話のように響くかもしれませんし，私にご指導くださっている先生方におかれましては，役立ったかについて直観的に判断されているなどと言われると脱力感を覚えるのではないかと，申し訳ない気持ちになるのですが，これが私の正直な実感に近いものです。

Ⅱ　具体的にはどのような指導を受けてきたか

私は大学院に進む前から，来談者中心療法に基づくロールプレイをしたり，それを逐語で取って指導を受けたり，ということをトレーニングとしてよく行ってきていました。ここでお世話になっていた先生にお声かけいただいて，この先生のお手伝い役を行うような格好で中学校内の相談室に勤務することになったのが，私にとって最初の臨床経験です。この当時や，これに先立ってお世話になった先生方は，心理アセスメントのフィードバックを積極的に，協働的

に用いる姿勢のある方々でしたので，たとえば描画などクライアントの作品を挟んでそれを媒介にしながら，その理解について話し合うというトレーニングを受けることができました。これは私にとって，知識をセラピスト側が持っているだけにするのではなくて，「自分についての専門家」であるクライアントさん自身が扱えるような形で共有することがそれ自体とても大きな力を持つということを，実感として学べた経験でした。初学者である時期には，たとえば来談者中心療法や（認知・）行動療法といった，多くの方々が初学者の頃にまず学ぶような心理療法をもちろん私も並行して学んでおりましたが，これらと並んで，失礼ながら専門家でも誰もがご存知とは言えない，しかし私としては現在自分が重視しているアプローチに明らかに結びつくスタイルの先生方に出会い学べたことは，私にとっては幸運なスタートであったように思います。

　同時期に，自治体の教育センターの相談員としても併せて勤務することにもなり，いずれの臨床場面でも小・中学生が主な対象となったため，このような年齢層を対象にする場合に必ず関わってくる，発達障害のアセスメントや対応により力を入れて学ぶようになりました。テストを取るトレーニングや，実習，ケース検討などが主な形でした。

　一般に，学校臨床ではコミュニティ心理学の視点から，システムを対象としたブリーフセラピー的な関わりの必要性が高く感じられ，これについてもやはりトレーニングを重ねるようになりました。また，やはりシステミックな視点から，子どもを対象にする場合にはその保護者への関わりは必須ですから，ご家族に対する心理教育や，家族療法の必要性について感じ，学び始めました。

　臨床心理士になる頃からは，精神科クリニックでの勤務が主になりました。その後も含めいくつかのクリニックや病院に勤務させていただきましたが，いずれもかなりの裁量を任せていただいた分，自分で責任を持ってセラピーの方向性を決めて行っていく必要性を強く感じました。また，担当するケース数がかなり増えたことから，それまでのようにロールプレイやワーク中心のトレーニングという以上に，自分自身が持っているケースに即した指導を受ける必要性が増しました。ロールシャッハ・テストをはじめとする，医療分野で多く用いられる心理テストの勉強は研修やグループ・スーパービジョンでそれまでも行ってきておりましたが，担当するケースが非常に多くなってからは，グループでの研修において何回かに一度自分のケースを出すという程度ではとても間に合わないと感じられ，学び方の中心が個人スーパービジョンになりました。改善までに長期を要するケースが増えた分，歩みが遅くとも方向性だけは間違わぬようにと，しっかり見立てられることだけでも最低限できねばと常々考えていたように覚えています。

　そのうち，次第に課題に感じられるようになってきたのは，トラウマに関わる症状への対応でした。これらの症状を呈する方々は，トラウマ記憶を話題にしてその記憶が活性化する際，辺縁系や脳幹部といった強い情動に関連する部分が，冷静な対話に必要な皮質のほうをいわば一時的に乗っ取ってしまっているようなものですから，言語的な関わりによるセラピーを普通に行っているというだけでは，なかなか功を奏しない場合が多いかと思います。かといってトラウマ記憶の部分にはあまり触れずにいるというのでは限界があります。このような現実的な要請から，トラウマに関するいくつかの心理療法をより特化して学ぶため，それぞれの専門のトレーニングを受けたり，ケースのスーパービジョンを受けることが増えました。

　また，トラウマに関わっていると，そもそもかなり早期からそれを抱えている方々が多いことに当然気付きます。愛着の問題と言い換えてもいいかもしれません。そして愛着の問題を抱える方々にとっては，ほとんど解離という問題

— 177 —

が結びついてきます。解離の重篤さにも程度がありますが、より複雑化し、解離の程度が大きくなってきて、たとえば解離性同一性障害などになってくると、どう接していいものか困惑してしまう治療者も多いのではないでしょうか。私はそうでした。そこから解離について専門的に携わっておられる先生に個人指導を受け始めました。トラウマや解離については、近年の脳神経科学の進歩もあってか、どんどん新しい知見、新しいアプローチが増えてきているように見受けられ、学ぶことは次々とありました。このように、ケースについて複数の先生に、それぞれの先生がより専門的に関わっている分野について、次々相談し続けました。

　私が何かを理解する上で私が目指すのは、「子どもにも説明できる」くらいに理解するということです。実際、そのくらい平易に説明できるのでないと、セラピーに必要な心理教育もうまくいきません。子どもを対象にしている先生方から受けるトレーニングは、この点で子どもはもちろん、成人以上の年齢を相手にする場合にも有意義なものでした。

　ある頃から、「個人的にカウンセリングを受けている場はないのか」と打診されることが、少しずつ増えてきました。お断りするほかなかったのですが、あるときふと、多少の損で済むならそれも勉強だと捉えようと思い立ち、週に1日だけの休みを利用して、個人オフィスを開室することに決めました。その後どういうわけかさまざまな方々からご紹介いただいた方がお越しくださるようになり、結局これが本務先となり、現在に至ります。

　個人業になってからは、働き方の自由度が増えた分、学べることの自由度も増えました。たとえばこれまでの立場では取りにくかったような形で休みを取れるようになったことから、長期間にわたるトレーニングに参加しやすくなりました。海外にトレーニングに行くことも、それまであまり現実的に考えていなかったのですが可能になりました。

　何らかの機関に所属しているうちは、その機関の制限によって、必要と思えても行えないことが多くありました。たとえば、毎回1時間半も2時間も一人のクライアントさんにセッション時間を割くことは時間的に無理であるとか、有効であっても保険適用でない心理検査は用いにくいとかいったことです。これだと現実的に使いようのないスキルを学んでも、と二の足を踏むことがしばしばありましたが、個人業となり、その効果に自分が責任を持って取り組みさえすれば自由にやれるという立場を得ることは、私にとってはそのまま自由度の高い勉強ができることに結びつき、自分に合った働き方であり、学び方であったようです。

III　指導者から受けた影響についての プラス面とマイナス面

　プラス面については、これまでの①、②において述べてきたことと重複するかもしれませんので、ここでは主にマイナス面について述べたいと思います。

　マイナス面というのは、つまりいただいた心理療法等のご指導が私に役立たなかった、ということかと思います。そこで、指導が役立ったかと考える前に、役立つ心理療法とはなんだろうとしばし考えました。連想が飛び、逆にまったく役立たない、効果がない心理療法というのはあるのだろうかと考え始めましたが、思いつきませんでした。どんなものでも、ときと場合により、役立つのだと思います。逆にもちろん、どんなときと場合においても効果的な心理療法はないとも言えます。

　ですから私は基本的に存在するどの心理療法も、理解できたなら何らかの役に立つと考えています。ゆえにそれらが役立つか役立たないかという点から考えることはなく、なんでも役立つのであって、その役立つ文脈がわかること、すなわち、どこでどう用いれば役立ったり役立たなかったりするのか、といったことだけを考えているように思います。

回りくどくなってしまいましたが，私が指導を受けるときにとても苦手だと感じるのは，そのような文脈があまり考慮されていない（と私が感じる）話を聞いているときです。金槌を持てば何でも釘に見えると言いますが，金槌を磨けば磨くほど，さらにそう感じやすくなるのはよく理解できます。

苦手といえば，学生時代に，「話にならない」という言い回しを口癖のように何度も使っていた先生がおられたのを思い出します。たとえば何らかのケースを検討しているとして，「このクライアントはAがしたいと言っているが，（たとえば心理テストの結果等が）Bというのでは，話にならない」といった格好です。この先生のコメントからは勉強させられることも多かったような記憶があるのですが，何を教わったのかさっぱり覚えておらず，その口癖だけがしっかり残っています。このような反応は非常に感情的な反応だと承知しています。もし自分がクライアントだったら，専門家にテストデータを見て「話にならない」とか言われていたら嫌だな，という程度の反応です。しかし，ひとたびそのような反応が起こってくると，頭が働いていても身体がそれを取り入れるのを拒むかのように，聞いたことが身にならず，こんななら最初から自分に合うと感じるものを指導してくださる先生から学んだ方がよい，という考え方に今では至ってしまっています。

このように考えてみると，指導を受けたマイナスがあるというよりは，私にとってマイナスになりそうな指導はそもそもうまく受け取れていないという形であったようです。書いていて自分が非常に感情的で我慢のできない偏狭な人間のような気がしてしまいますが，正直な実感です。

Ⅳ　指導者からの人間的もしくは思想的な部分の影響について

これまで述べましたことと重なりますが，私がおそらく一番重視している思想というか考え方は結局のところ，「その人に合った」ということのように思います。ですから当然，来談される方々にもそのようにできるように努めております。

しかし，このように最も重視していると自覚している点が「指導された」ことなのかというとよくわかりません。このような姿勢を重視すると述べておられる先生のお顔は何人となく浮かびます。しかし，その先生方にそう教わったからこう考えるようになったというふうにも，もともと自分はこのように考えるほうだったというふうにも捉えられるのです。

私の大学院時代の恩師は，私が大学院を修了するにあたって「啐啄同時」という言葉が書かれた色紙を送ってくださりました。不勉強な私はその意味がわかりませんでした（そもそも読めませんでした）。しばらく後に苦心して該当する問答の載った書物に目を通し，それらしき箇所を見つけると，そこには，学僧が師に向かって「自分は今悟りを開き殻を破って外に出ようとしているところで，もっと殻を早く破れるように殻をつついてほしい」と師匠に頼んだところ，この師は「つついてやってもいいが，それで本当のお前が生まれてくるのか」と返した，という話が綴られていました。

残念ながらこの先生は私が大学院を出て間もなくして亡くなられ，もはやその真意はわかりません。とは言え，もし真意を訊ねていたらそれは，殻をつついてくださいと頼むことになってしまっていたのかもしれません。周囲の先生方からいただく指導について，もう少し真剣に考えていたらよかったと後悔する記憶のひとつです。

立場の異なる複数の指導者から教わること

▶ 主観的感覚を重視した指導者探し

Hiroki Hosogoshi

細越　寛樹*

はじめに

　私は2007年に臨床心理士の資格を取得し，現時点では資格取得から10年未満の臨床家です。博士号取得後に1年のポスドク期間を経て大学教員になったので，週5日で臨床現場に出るような経験はありません。ただ，非常勤や研究プロジェクトの一員としてさまざまな現場を経験してきました。市町村の教育相談，中高一貫校のカウンセラー，大学の学生相談，受刑者対象の矯正教育プログラムの開発，心療内科併設のカウンセリングルーム，産業人対象の電話カウンセリング，慢性痛患者へのカウンセリング，などです。その中で多くの先生方にご指導いただく機会がありました。また，私自身の志向性で特定の心理療法を集中的に学んでもいます。現在は，いくつかの機関やプロジェクトで指導者の役割を担いながら，一方で継続的に2名の先生からご指導いただいています。改めて多くの先生方から影響を受けてきたことが実感されますが，今回は特に3名の先生方についてお話しします。なお，「指導」という表現はどこかしっくりこないので，以下から主に「トレーニング」という言葉に置き換えます。

---

* 幾央大学教育学部現代教育学科
　〒635-0832　北葛城郡広陵町馬見中4-2-2

I　受けてきたトレーニングの概略

　大学院のカリキュラムに基づき，大学院付属の心理相談室で，指導教員や先輩らの助けを得ながらトレーニングと実践が始まりました。私の指導教員は臨床にも研究にも非常にオープンで，自由に外部で学んでもよい環境でした。具体的には，特定の心理療法のワークショップや，個人的に関心がある先生の勉強会やグループスーパービジョンなどで，単発のものも継続的なものもありました。非常勤先で困難なケースに出会えば，そこのベテランの先生に個人契約でスーパービジョンをお願いしました。大学院でも指導教員以外の先生が主催するグループスーパービジョンや勉強会に参加しました。私の判断ですが，お世話になった先生方のオリエンテーションは，精神分析，対人関係学派，ユング派，ユング派ドリームワーカー，認知行動療法，フォーカシング，ゲシュタルト療法，家族療法，統合・折衷派，といった感じでしょうか。

　オリエンテーションの異なる複数の先生方から学べたことは，私にとってプラスが多いと思います。まず，オリエンテーション間で異なってくる視点や用語を互換できるようになりました。現場の特徴や同僚のオリエンテーションによって，重視される視点や介入法も，使われる用語も異なります。その際に，ある程度の視点

や用語の相違に戸惑わず，話しあえる素地が身についたと思います。また，実践での引き出しも増えました。クライエントの特徴や場の状況にあわせて介入法を使い分けられることがあります。主に認知行動療法の枠組みで進めながら，特定の場面でゲシュタルト療法のワークを取り入れることもあります。

後述するＢ先生は，「力動的アプローチ，認知行動的アプローチ，ヒューマニスティックアプローチ，システムズアプローチ，この４大アプローチをまずは一通り学ぶことが大切。それから特定のアプローチをきわめるのか統合や折衷に向かうのかを選んでいくのが望ましい。一つのアプローチしか知らないということは避けた方がいい」とおっしゃっていました。かじった程度のものもありますが，結果的に４大アプローチすべてに触れられたのは私にとって幸運だったと思います。

ちなみに，受けるトレーニングを選ぶ判断基準は，シンプルに自分がその先生を好きか，興味関心があるか，話してみたいか，という主観的なものでした。それさえ満たされれば，その先生のオリエンテーションは何でも構いませんでした。臨床指導を受けることは，食物の摂取に喩えるとわかりやすいように思います。質の悪い食物や，質は悪くなくても自分にあわない食物を口にすれば，体調が崩れます。特に教育分析，次にスーパービジョンがそうですが，自分のパーソナリティに正にも負にも大きく影響しうる指導者探しには，指導者のオリエンテーション以上に，指導者自身のあり方が重要だと考えています。

Ⅱ　Ａ先生との出会い

大きな影響を受けたＡ先生には，大学時代から現在までさまざまな形でお世話になっています。Ａ先生と出会わなければ，私が真剣に臨床活動に取り組むことはなかったかもしれません。Ａ先生は海外でトレーニングを受け，その国で長期にわたり実践をした後に日本に戻られました。Ａ先生自身は複数のオリエンテーションを学び，ご自身のことを折衷派とおっしゃいます。Ａ先生から聞く海外の状況や，授業内外で受ける講義やトレーニングは，私を含む全院生にとってとても衝撃的でした。

たとえば，授業外でクローズドの小グループを作り，相互に実話でカウンセラー役とクライエント役をして，それを撮影した映像をグループで検討しました。それまでは紙上の逐語で検討する方法が中心だったので，自分の動きや声自体を素材にすることは非常に刺激的でした。正直にいえば，自分の粗や至らぬ点が明確にそこに映し出されるので，はじめは恥ずかしさや惨めさもありました。しかし，自分や相手の姿勢や表情，目線や動作，口調や声のトーン，それらの相互作用をみていくことで，心理療法の場やラポール形成において会話以前の非言語的関わりがいかに重要か実感できました。逐語の検討では十分に気づけなかったでしょう。この経験から，実践では自分やクライエントの非言語情報を強く意識するようになりました。スーパービジョンをする際にも受ける際にも，可能であればクライエントに許可を得て映像や音声を用いるようになりました。非言語レベルのやり取りが不適切であれば，どんなに言語レベルの表現がうまくても成果につながらないでしょう。非言語情報の重要さ，それがラポール形成の土台となること，どの教科書にも書いてあるような心理療法の大前提が身に沁みる体験でした。

なお，同席や陪席と同様に，面接場面の録音や録画は治療関係に負の影響を与えるという意見もあります。もちろん，そのリスクを否定はできないでしょう。ただ，ここで主張したいのは，誰かに実際のやり取りをきちんとみてもらうことの重要さです。逆にいえば，誰かにみられて困るような面接をしない，してしまってもそれを隠さない，ということです。現在でもＡ先生のスーパービジョンを受ける際には録音したものをよく用います。自分でも音声を事

— 181 —

前に何度も聞き直し，その中でさまざまな問題や課題に自ら気づけます。スーパービジョンでの検討も抽象的にならず，「何分何秒のこの会話で」と具体的になります。もちろん，誰かにみられることが前提となる面接には独特の緊張感があり，普段の面接とまったく同じではないでしょう。それでも，同席や録画で実際のやり取りを検討することは，相互の研鑽やゲートキーピングにもなり，長期的に我々の専門性の維持と向上に結びつく実感があるため，私も後続のトレーニングに導入しています。

　A先生のスーパービジョンでは，スーパーバイジーの見解や意見がよく問われます。最初に尋ねられるのは，スーパーバイジーがそのセッションで何をしようとしていたのか，そのためにどのような手段を用いたのか，それが実際にはどうなったと思うのか，などです。それを皮切りにさまざまな検討が重ねられ，最後には，次の面接ではどのようにしたいか，どのような見通しがあるか，などが尋ねられます。中盤の検討ではA先生からさまざまなコメントもいただけますが，基本的にはスーパーバイジーが考える場になります。A先生のスーパービジョンは，自分が受けるときでも陪席のときでも，いつもとてもワクワクします。このようなスタイルは，実践と後続指導の両面において私の重要なモデルになっています。

　私の周りには，スーパービジョンが楽しみとは思えない，むしろ苦しいし意味もあまり感じられない，でも行かないといけないから通っている，という方々もいました。こうなる要因はもちろんさまざまでしょう。ただ，お金と時間をかけて楽しみも発見もないスーパービジョンに行く意味はあるのか，それはスーパーバイザーの責任も大きいのではないか，とA先生はおっしゃっていました。神田橋條治先生も，臨床指導にあたる人への助言として「子どもは親の教えるようにはならず，親のようになる」と述べています（神田橋，1990）。スーパーバイザーから厳しい叱責や一方的な正論をいわれる

だけの体験をすれば，その人もクライエントに厳しい叱責や一方的な正論をいうカウンセラーになるのかもしれません。事例発表における司会者と発表者の関係でも，似たことが見受けられます。批判や持論ばかりを展開する司会者もいれば，発表者や聴衆に尋ねながら展開する司会者もいます。先に臨床指導を食物摂取に喩えましたが，私が院生のときには学会で司会者の立ち居振る舞いに注目し，気になる先生には質問をして，その反応から「栄養」が確かに感じられれば，その先生のトレーニングに参加するということをよくしていました。

　以上のように，A先生のスーパービジョンのスタイル，少し広くいえば他者との関わり方は，実践者としても指導者としても多分に影響を受けました。どのような関わりであっても，最終的には相手が自分自身の力を信じ，効力感を取り戻して，自分で出したアイディアを実践し，自分の力でよい方向に向かうことが本質だと思います。我々の仕事はその援助をすることです。どんなに的確な正論や批判でも，相手がそれを受け取れなければ意味がありません。もちろん，無批判に丸呑みにされて，何も咀嚼されずに実行されるのも不十分です。そうならない関わり方のポイントをA先生から体験的に数多く教えていただきました。

Ⅲ　B先生の教育分析

　先述したA先生のクローズドグループによる録画を用いたトレーニングでは，単にカウンセラー役の関わり方に対してだけでなく，実話で話すクライエント役の心理的課題についてコメントをいただくこともありました。我々を刺激する意図があったようですが（もちろん状況はみながら），私自身はそれに非常に強く動かされ，カウンセラー役よりもクライエント役の機会を待ちわびるようになりました。自分自身についての示唆が少しでも欲しくて，クライエント役のときにはいつも自分のことを必死に話した記憶があります。

海外では一定の教育分析を受けることが資格取得の要件になり，A先生も教育分析で多くの貴重な体験をされたそうで，いつも我々院生に教育分析をすすめていました。当初の私は「ぜひ行きたいです！」と答えはするものの，内心ではそんなお金も時間もないなと思っていました。しかし，クライエント役をして刺激を受ける中で，臨床家として云々ではなく自分自身のために教育分析を受けたい，と真剣に思うようになっていきました。そこで，誰に教育分析をお願いするのかが大きな問題になりました。相手次第で教育分析はプラスにもマイナスにもなりうるという怖さがありました。いろいろと考えた結果，最も信頼できるA先生が信頼する先生であれば間違いないだろう，と思い至りました。こうしてA先生の紹介で出会ったのがB先生です。隔週で3年間お世話になりました。

B先生は，4大アプローチの二つを統合的に扱っています。ただ，教育分析中は，それらに基づく技法や介入は特にありませんでした。とにかく私のしたい話や，その日その場でやりたいことをさせてくれました。教育分析の経過の中では，個人的な課題や問題に激しくぶつかり，どうにもならない無力感もずいぶん感じました。当然ながら明確な解決策がすぐにみつかることもなく，即効性のあるアドバイスをいただくわけでもないのですが，教育分析に通いながら自分自身のことに取り組み続けました。そして，就職で遠方への引っ越しが決まる頃，教育分析も一段落できるところまできていて，終結となりました。後日，専門のオリエンテーションに基づく介入がなかった理由をB先生にお尋ねしたところ，相手によってはそういう介入をする場合もあるけど，あなたの場合は好きなようにさせるのがよいと思った，という言葉が返ってきました。

B先生の教育分析で学んだことも，言葉にすれば非常にありきたりな内容かもしれません。隔週の面接はわずか336（24時間×14日間）分の1時間にしか過ぎないことも，一方でその1時間が大きな意味を持ちうることも体験しました。その面接だけでクライエント何かが変わるわけでも決まるわけでもない。一方で，その面接が変化のきっかけになり，それで動く部分も出てくる。矛盾するような二つのことが，どこか違和感なく吸収できたように思います。また，無力感や絶望感を感じながら，面接で具体的な解決策が出てこなくても，一定のペースで会い続けることの意味や力も感じることができました。逆にいえば，私の力を信じてB先生が好きなようにさせてくれていたことにも気づきました。

A先生の言葉になりますが，カレーを食べたことがない人にうまいカレーが作れるのか，カレーを食べたことがないのに自分の作ったカレーを本気で他人に薦められるのか，という比喩がありました。確かに，自分で体験して得られたものは非常に大きく，今なら私も自信をもって教育分析やカウンセリングを他者に薦められます。

なお，カウンセリング関係のように教育分析でも，終結後に分析者と関わるのはよくないことなのか，関係を断たなければならないのか，と悩んだ時期があります。この疑問を，教育分析などをテーマにしたシンポジウムで登壇したある先生にぶつけたことがあります。その先生の答えは，それは被教育分析者が考えることではなく，教育分析者が考えるテーマだ，というものでした。少し肩の力が抜けたことを覚えています。現在，B先生とは折にふれて連絡を取り合い，お会いする機会もいただいています。A先生は，我々は指導する側とされる側という関係からcolleague（同僚）になっていくんだ，とよくおっしゃっていました。僭越ではありますが，B先生ともそのような関係になれたことをとても嬉しく思っています。

Ⅳ　C先生から特定の心理療法を学ぶ

A先生やB先生と出会って取り組み始めた自分自身の課題は，当然ながら臨床家としても乗り越える必要があるものでした。B先生の教

— 183 —

育分析を受けながら，その壁の突破法を模索していました。一方で実践においては，クライエントの前に落ち着いて座っていられるようになってきたものの，次の一手である具体的な介入法が身についておらず，何かないかと探しているところでした。このような状況の中で，ヒントを求めて各オリエンテーションに特化した本を読むことが増え，そこである心理療法に強く惹かれました。一つの心理療法にそこまで興味を持ったのは初めてのことでした。

　それから，その心理療法の本を読み漁り，どうすればそのトレーニングやスーパービジョンを受けられるかを調べました。日本でのシェアは高くなく関連団体も数えるほどでしたが，海外の大学院や専門機関でトレーニングを受けて，その心理療法を日本に導入し，長年にわたり実践と指導を続けている先生の存在を知りました。それがＣ先生です。直感的に，この先生に学べなければ海外に行くしかなさそうだと思いました。インターネットの情報や書籍からはトレーニングの詳細がわからず，意を決してＣ先生に直接メールでお尋ねしました。そこで宿泊形式のワークショップを教えてもらい，それに参加したのがＣ先生との出会いになりました。

　その心理療法では体験的なワークをよく用いますが，自分自身が体験した以上のワークはクライエントに対してもできないといわれています。そのため，まず数年間はワークショップ等に参加して自分がワークを受けました。数年後，より集中的なトレーニングや教育分析を受けるため，ポスドク終了後の就職先をＣ先生が活動されている地域で探して移り住みました。その後，まずは３年に渡り隔週での教育分析やスーパービジョンを受け，次にクローズドグループによる１年間の継続的な体験的トレーニングを修了し，現在はその修了者の一部で構成されるスーパービジョングループに参加しています。

　Ｃ先生によるワークや教育分析を通じて，自分の中にあるさまざまな感情や未知の自分と激しく向き合う体験をしました。筋書きのない

「今，ここ」の体験的ワークは多くのエネルギーを必要とし，ワークの最中にどうにもならない行き詰まりで一杯になることもありました。それでも体験に留まりながら，さまざまな気づきが生じてワークが展開することを体験しました。この体験を重ねると，実践においてクライエントが表出する情緒的反応を怖がるのではなく，むしろ変化のプロセスとして積極的に受け取れるようになりました。また，行き詰まりを乗り越える力は本人の中に内在することも強く実感しました。臨床家としても指導者としても，相手の力を信じるという基本的で重要なスタンスが，また少し定着していったように思います。

　スーパービジョンは，グループのメンバー間で行ったワークであれ，自分がファシリテーターとしてワークショップの参加者に行ったワークであれ，その場にＣ先生に同席していただき，さらに撮影した映像を素材に検討するというものでした。実施者は自分が検討したいところで映像をとめます。Ｃ先生も，ご自身の意見や疑問をただ述べるのではなく，実施者はどう考えているのか，その場面で実施者はどうしたかったのか，もし今後同じような場面に遭遇したらどうするか，などを問いかけるスタイルでした。また，そこで実施者なりのアイディアがあれば，基本的にはそれを思うようにやってみなさい，とおっしゃることが多くありました。

　Ｃ先生は，「最後は人間そのものの勝負になる。だから，一般的によいとされるやり方よりも，個々人が持つ自分の特徴や資質を活かすやり方を身につけることが重要」とおっしゃいます。たとえば，クライエントの前で臨床家が涙を見せることは不適切という見方が一般的かもしれません。しかし，Ｃ先生は涙を見せることを否定せず，それよりもクライエントの前で自分の反応にオープンであることの重要さを説いてくれました。自分や他者に対して真摯にオープンに向き合うことの大切さは，そんなＣ先生の姿を見て感じ取った部分が大きいかもしれません。

一点，C先生のトレーニングを受けながら，私自身は臨床家として今後どのようなアイデンティティを築いていくのか，葛藤を覚えることがあります。この派の心理療法家になるのか，折衷・統合派になるのか。また，この葛藤を抱えたままでこの心理療法を学び続けることが適切なのか。今でも思い悩むことがあります。これは今後の私の中長期的な課題になるのだ，と今は思っています。

おわりに

ここまでまとめてみて気づくことは，3名の先生方はみな，オリエンテーションや理論よりも臨床家やクライエントといった「人自身」を活かすことに重きを置いていました。「大事な

のは，誰が偉いとかどの心理療法が優れているとかではなく，患者さんにとって役立つかどうか」というA先生の言葉が思い出されます。また，多大な時間を割いて関わってくれたA先生にいつか何かで恩返しがしたいと伝えた際に，「自分も先生や先輩にそうしてもらってきた。だからあなたも後輩にそうすればいい」といわれました。これらの言葉も，私の臨床家および指導者としての指針やモチベーションに深くつながっています。3名の先生方はすべて，「この人に教わりたい」と自分で思った方々でした。その前提があれば，複数の先生に学ぶことはマイナスよりもプラスの方が多いのではないでしょうか。

面接についての指導と学びを生かす
▶ 私の経験

Mari Ikada

池田　真理*

はじめに

　看護学のバックグラウンドをもつ私は，臨床心理学を学んだのち，教育相談室での仕事に携わる機会がありました。その後，再び看護の世界に戻り，その中でも家族を対象にした家族看護学について研究，実践および教育を担い，2年前からは，看護管理学教室に所属しています。「看護管理」の対象は医療サービスの利用者である患者（利用者）やその家族，また，看護師にとどまらず，その組織・集団の構成員である，さまざまな職員，そして，連携や取引を行っている他施設スタッフや取引業者などまでひろがり，その対象に well-being をもたらすことが求められています。その点では人と人との関係性を取り持つ対話について学んできたことは，総合して活きています。

　今の私に至るまでには，お世話になった方が多くいらっしゃいます。臨床家にとって，常に自らの臨床行為を振り返りつつ，質を高める努力をしていくことは大変重要なことです。現在，精神療法の実践はしておりませんが，看護面接や組織のダイナミックスを考えた上でのマネジメントを行う際に，私が指導を受けてきたお一人の先生の顔が浮かびます。

＊東京女子医科大学看護学部
　〒162-8666　新宿区河田町 8-1

I　「勘」で動いたとき，なにが起こっていたのかを振り返る大切さ

　看護師には臨床現場で患者とゆっくりと向かい合う「面接室」という構造化された空間はありません。もちろん，説明をしたり，健康行動についての教育をしたりする場面で，面談室のような「場」を使うことはあります。しかし，そういった構造化された場よりも，私たちが大事にしているのは，日々の，ちょっとした瞬間に患者から声をかけられたときのその言葉や，患者が見せる合図，Cue です。それを受け取り，それに対してその場で自分が持っているあらゆる情報を駆使して，それまでに培った看護経験や修得してきた知識などからの学びを瞬時に活用して，対応・接近するのです。この Cue をつかむことは，なかなか難しいのですが，経験を積むにつれ段々，勘というものが備わってくるようです。この患者さんには今，何をおいても時間を裂いて付き合うことが重要だ，と感じる「勘」です。患者のリズムに合わせて自分の体と口が勝手に動いたりします。「勝手に」というのでは，専門職としては未熟で「意識をして」でないといけないと思っていましたが，またすぐに次の患者のケアを求められる忙しい現場では，振り返りをする時間をとることは至難の業でした。

Y先生は，私のそういった動きについて，振り返ることによって得られる「知」に気づかせてくれた指導者でした。Y先生は看護職がサイコセラピューティックなセンスを持つことがとても大切だとよくおっしゃいます。患者は療養中に言語的，非言語的なサインを送ってきますが，それをいち早く受け取れるのが看護職だというのです。このような看護ケアを実施しよう，健康行動教育をしようと思ってうまくいったケースとそうでないケースを報告すると，どうして私がそのように感じたか，そのきっかけは何かといったようなことを尋ねられました。それらの質問に答える度に私は「自分の感じ方を知る」ことができたように思います。それと同時に，対象（この場合は患者さん）のどこに着目する癖が自分にはあるのかも分かります。非言語的なものに気づくことが私は多いのですが，それをキャッチできたことを相手に伝えると，事態がスーッと動くことを実感します。しかし，それを相手に伝える際に，真正面から厳密な言葉にして返すよりも私は尋ねるという形で返す方法をとっていました。看護師として私は，非言語的な 患者の動作，表情も観察していましたが，Y先生からは，自分がそのときに何を考えたか，感じたかも，記録しておくように，指導を受けました。それによって自分の心の動きに目を向けることができるようになったと思います。転移，逆転移を単に教科書の言葉ではなく，実感をしたのもこうしたケースの振り返りをY先生と一緒にしてもらってからでした。

自分の中で起こっていることを自覚し，わきまえることができたら，その立場にあっての責任についても考えるようになりました。10代前半の5年間をアメリカで過ごし，もともと子どもにも責任を持つことを徹底的に教育される文化でしたので，自分の中にそうしたものは持っていたつもりでした。でもこの「責任」を文字通り「response + ability」，つまり，状況の変化に「対応する能力」なのだと腑に落ちたのは2年前ほど出会った実業家で評論家でもある

S氏の言葉からでした。変化に対応する能力を相手（患者さん）につけていただき，私自身も高めることができるような関わりをしていきたいと思っています。

Y先生からは相手からの合図の受けとめるためには相手をよく観察するということ，またそれを受け取る側の自分を知るということ，相手のニーズを把握するために効果的に対話するということを教えていただきました。

Ⅱ　家族症例研究会において集団でリフレクションを行うという意味

もう一つ，自分の考えや視野を広げること，また，対象の理解に役立っていることとしては，Y先生が主催している，家族症例研究会での経験です。これは症例を丁寧に時間をかけて振り返る，グループ・スーパービジョンの一つの形態だと思います。看護や医療はチームで行っていくものです。そして実は相手も患者さん個人だけではありません。その方には家族や仕事関係の人など，さまざまな関係性が複雑に存在しています。そういう意味では一人のスタッフが捉えた患者像でケアを進めていくだけでは足りなくて，関わるスタッフ全員が，その方の状況や他者との関係性も理解していかないといけない場面が多いのです。実際に進行中のケースについては，日常のカンファレンスという場において，多職種で話し合って共通理解にすることもありますが，Y先生が主催をしている症例研究会では，一つのケースに時間をかけて，多職種で検討していくことで新たな視点に気づいたり，実際の場面では気づけなかった側面を見出していきます。集団でケースの振り返りをするのは，ファシリテーターの力量が問われると思います。私は，参加するようになって初期の頃，K先生の事例提供者への質問力に驚きました。事例提供者がどんどん自分を振り返ることで，そこに居合わせた人々がそのケースをリアルに思い浮かべることができるのです。そこで成し得たケアなどを個人の中の出来事で終わらせず

— 187 —

に，集団の知になるという点で素晴らしいのです。問題を解決しようという目標に向かって行われる会ではなく，事例提供者が What という事実を報告し，そのときに対象の動きと自分の心の動きを重ねながら丁寧に語り，会場からは「How」と「Why」といった質問が出される。いくつもの出来事の重なりが見えているかのように参加者に伝わり，時間と共に，「そうだったのか」「こういうことでしょうか？」といった対話が生まれて，空気が暖かくなる。行動変容理論や学習理論，愛着理論といったさまざまな関係性理論が実際にケースを見ていくうちに理解を助ける，使えるものとして，参加している皆の「知」として場所を得ていく，使えるものにしていくという感覚です。もしかしたら参加している人全員が，同じストーリーを追っていないかもしれないけれども，落ち着いてそのケースを理解することができるような気がしました。私は途中からこの家族症例研究会のファシリテーターの役割を経験させてもらい，この時間の流れを見ること，参加者の間の相互作用を読むこと，起こっている事象を説明できる言葉を探すといった，この仕事から多くのことを学びました。この経験から得たものは，リフレクティブな看護師，つまり状況を判断し，看護行為をし，その行為を振り返ることによって次の行為を行い，患者のもつ本質的な問題に届く実践ができる看護師を教育するうえで活かしている私の心の軸の一つです。

Ⅲ　先生の見守りとあたたかさ

　Y 先生はいつも私の考えや意見を面白がって聞いてくださるので，指導を受けている時間がとても楽しかったのを覚えています。逆に厳しさは少し不足していたかもしれません。私の言語化能力が少し未熟であっても，それを問いただすようなことがなく，曖昧に終わることもありました。また，Y 先生の面接が素晴らしかったときに，その技を学ぼうと，質問などしても，ときにあまり明解な回答はなく，そういうとき

はもどかしさを感じていました。Y 先生はどちらかというとズバっとした答えは言ってくれない方でしたから。しかしそれも含めて教育的な指導だったのかもと今では思います。

　さて，自分が今度は学生を指導する立場になったときです。そのときも Y 先生にはいろいろとご指導を受けました。Y 先生のお人柄で見習いたいことのうち，一番が人の成長を信じるということです。学生が計画通りにことを運ばず，自分を過大評価しているのか，予定よりも進度が遅れているのに焦せる様子もないことに，私が腹を立てていたときのことです。Y 先生はとことん私の話を聞いてくださった後，ふわぁっとした笑顔で，「でも，人は……成長するので，諦めが早いのはよくないですよ」と言ってくださいました。自分は子どもに対しては忍耐強いのに，つまらないことで短気になってしまうのだと気づきました。人が常に成長しているということを，心底から信じるその姿勢は，自分にも振り返ってくるもので，お手本にしたいところです。

Ⅳ　さまざまな学びをつなげてくれた Y 先生

　Y 先生の精神療法の学びの背景を伺うと，精神分析オリエンテッドでいらしたようですが，その後，摂食障害の方への行動療法なども学ばれ，病院勤務のときには精神病理についても医師のスーパービジョンのもと，たくさんの患者さんに関わってこられたようです。そうしたクライアントさんとの関わりのエピソードを，遠い目をして暖かく語る Y 先生の話を聞くことが私の学びの一つでありました。一方で，私が学んだ大学院の教育研究科カウンセリング専攻では，ロジャリアンといっていた先生が多かったような気がします。私が Y 先生の信念である「成長発達モデル」を聞くたびに，ロジャーズの人間固有の成長する力（自己実現）を期待し，治療者—クライアント関係の中で「基本的に支持されている」ことを保証し，クライアントが安心感を持てる関係性と似ているなと思っ

ていました。安心感を持つということは，人間にとって，基本的欲求で，それを土台に，挑戦し，成長できたりするわけです。別のことを学んでもつながっていくという不思議な感じがしました。

　その後，Y先生から，アタッチメントという概念の元に人間関係の安心度をひも解く，面接・介入法へと導いていただきました。そこではまた違う先生に指導していただくことになりました。養育者−子ども関係の経験をアセスメントしつつ，成人のアタッチメント関係を一つの流れとして捉え，社会学的なモデルと融合して，「今・ここで」の事実を直視し，介入を進めていくという面接方法と介入モデルといっていいでしょう。この学びは未だに修行中であり，実践の場でも応用をしています。臨床例に陥るリスクを予防するためにも有効なコンセプトだと思います。

おわりに

　私はこのように，さまざまな場所で精神療法について学ぶ機会を得てきました。特定の心理療法だけを限定して患者に適用するということをしていらっしゃる臨床家はおそらく少ないと思われます。私は，さまざま治療方法について学び，自分なりに咀嚼して，相手に合わせた折衷的な治療対応をしていると思います。これは大学院で学んだときに，Research Practitionerになれと講義のたびにおっしゃっていた某先生の持論でもありました。また，自分に合った方法を，自然に自分のパーソナリティと共に身につけていくということが起こっていきますので，そういう意味でも冒頭の方に記述しました，リフレクティブになり，自分の実践の質を高める努力をしていくことは今後とも大変重要なことだと思います。

スーパービジョンに学ぶ

Hiroyuki Kimura

木村　宏之*

はじめに

　精神療法という目に見えない技能は，どのように身についていくのだろうか？　この問いについて考えてみたとき，続けて浮かんだ言葉は「わからない」だった。技能の多くがそうであるように，学びの枠組みや体験は提示できても，本当に身についた技能は普段から意識していないし，その技能は部分として取り出すことはできない"不可分なもの"だと思う。本稿の目的は，個人スーパービジョンの体験を通じて，精神療法という目に見えない技能が身についていく過程（模倣，取り入れ，同一化，喪の仕事）について考えることにある。なお，本稿ではスーパービジョンで提示した症例についての言及はない。症例の特性がスーパービジョンに影響をおよぼしているだろうが，今回は，スーパーバイジーがスーパーバイザーから精神療法を学ぶ過程に着目した。

I　先生のスーパービジョン

（1）スーパービジョンを受けるまで

　先生のことを知ったのは，医学生時代であった。臨床実習で精神科をまわったとき，指導医に「精神療法を学ぶならどのような先生が良いか」聞いたところ，先生をすぐれた専門家の一人として教えてくれた。6年生のとき，先生が勤務していた総合病院精神科を見学した。主に入院中の慢性身体疾患患者のリエゾン回診に同行させてもらったが，ポリクリで経験した大学教授の回診と比べ，患者はとても気さくに先生に話していた。基本的に先生は黙って頷いていたが，疑問に思ったことを患者に尋ねていたように思う。翌年，医師免許を取得し，先生の所属する総合病院の就職試験に研修医として合格したが，現実的な事情があって別の総合病院で勤務した。当時，先生に飲み込まれそうな怖さを感じて避けたのかもしれない。

　卒後研修を終えて名古屋大学精神科に入局後，先生が所属する名古屋大学精神科精神療法グループに入会した【参照】。研究グループは，毎週の症例検討会を中心に活動し，主に精神分析的精神療法の視点から討論されていた。先生は中心的な役割を担い，鋭いコメントをしていた。研究グループの先輩方は「先生のコメントが鋭すぎて，最初は，皆ショックを受けます。○○（先生の名前）ショックと呼ばれています」と

---

*名古屋大学大学院医学系研究科精神医学分野
　〒466-8550　名古屋市昭和区鶴舞町65

【参照】　名古屋大学精神科精神療法グループは，名古屋大学精神科内の研究グループとして1956年に発足した。毎週の症例検討会は，現在も続いている。グループの文化として「人と人とは対等である」「群れない」という風土があり，親分・子分という関係は目立たず，上下関係は厳しくなかった。個として自立していることを重視するせいか，早くから一人前扱いをする。

教えてくれた。当時の私は医局の一番後ろに座って聴いていたが，先生のコメントに「そんな見方もあるのか」と驚きながらメモを取っていた。その後は，大学以外にも足を伸ばし，二つの日本精神分析学会認定の系統講義（計6年間）を受け，構造化した個人スーパービジョン（2年間）を終えた。それからしばらくがたった頃だったと思う。研究グループで提示された症例は，きれいにまとまっていたが，少し理論が前提になっていて患者の心に手が届いていないように感じた。検討会も後半になった頃，発表者に対し，先生は「我々は人間の心という大きな不思議なものに向かい合っているのだという畏れの感覚と，それに対して一人の人間としてごまかしなく誠実に向かい合う姿勢が大切です」と言った。自分でも理由はよくわからなかったが，この言葉を聞いて，スーパービジョンを受けに行こうと決めた。ほどなく，先生にスーパービジョンのお願いをしに行くと待機リストに入れてくれた。そして半年後から毎週のスーパービジョンが始まった。

（2）スーパービジョンを受ける

スーパービジョンの内容は，毎週，おおむね似たようなものだった。その週のセッションについて先生に伝えると，セッション全体を聴いた感想を述べる。それから，次第にセッションの部分に焦点が当たり，患者への介入にどのような意図があったのか，治療者がどのような気持ちだったかについて聞き，治療者の介入前後の患者の連想もあわせながら，先生の理解を簡潔に述べた。じーっと考えた後（しばしば目を閉じながら）「私ならこんな風に介入します」と言われた。そのようなとき，自分の介入が不十分と指摘されたように思え，ドキッとした。始めの頃は，とても緊張してぎこちなかった。確かに私は先生の研究室の中でスーパービジョンを受けているのだが，落ち着いて考えられていなかったと思う。

スーパービジョンが始まってしばらくして，あるエピソードがあった。先生の研究室に伺うと，ドアに「面接中」と札がかかっていた。緊急の面接と思って部屋の外で待つことにした。30分以上がたったとき，なぜ入ってこないの？　という顔をした先生が出てきた。結局，面接はすでに終わっていたが札がかかったままだったことがわかった。先生は，札をしまい忘れたことを謝った後「この時間は木村先生の時間だから他の人の面接が入ることはないです」と言った。この言葉をきっかけに，物理的のみならず心理的にも先生のスーパービジョンに入れた気がした。

その後，先生の鋭い理解に驚きつつも，なるべく先生と同じ視点が持てるように，同じような介入ができるように，一生懸命模倣した。もちろん，先生の言葉だけではなく，精神療法家としての振舞い，雰囲気，時間の扱い方など，面接内容以外にも目を配った。しばらくすると，少し臨床実戦でいかせるようになった。たとえば，先生が指摘したすぐ次の面接で，指摘された理解を自分の解釈に包含できた。この時期，先生の影響は，スーパービジョンで提示している症例のみならず，他の患者にも波及した。いろんな患者が改善するので，精神療法が少しうまくなった気がした。そのような状況が続いていたあるスーパービジョンで，先生は「木村先生は飲み込みが早く，すぐに面接で生かされるね」とコメントされた。そのときは，ほめられた感じがして嬉しかった。しかし，自宅に帰ってよく考えてみると，理解や介入を模倣して先生の考えを丸呑みしているだけだとも思えてきた。先生のコメントは「自分で考える必要があるね」と言われているようにも思えた。このコメント以降，自分の考えと先生の考えの違いを意識するようになり，先生と症例について話し合うことが，少し自由になった。もちろん，自分の考えなのか先生から教えてもらった考えなのかを区別することが難しいことに変わりなかった。

その頃の印象的なエピソードについて述べる。あるとき，患者との面接がなかったため，先生に報告するセッションがなかった。私は，その少し前から解釈する治療者の感情について，ある考えを持っていた。そして，その考えは自分

の臨床感覚に基づく内容だった。そのスーパービジョンの中で，自分の考えを先生に話してみた。緊張しながらも少し得意気に話す私に対し，先生は興味を持って聴いてくれていた。その日のスーパービジョンが終わる頃「木村先生が言っていた内容は私が○○という論文に書いたことです」と遠慮がちにおっしゃった。得意気になっていた自分を恥ずかしく思った。実際に論文を取り寄せて読んでみたが，先生の手のひらの上で考えを巡らせる自分を改めて実感した。よく考えてみると，自分の考えとして先生に話した内容は「すでに先生が考えていたこと」だった。そして，これは「先生の考えが身についた体験かもしれない」と思った。一方で，身についた技能は先生のごく一部にすぎず，どんなに近づこうとしてもとても先生のようにはなれないという気持ちも生じてきて辛かった。これ以降も，先生との自由な討論は続いた。先生はおおむねじっと黙っていて，考えがまとまるとコメントし，私は症例についていろいろ連想し先生に語りかけた。そのうちに，症例の臨床的な瞬間を自然に複数の視点で眺められるようになったことを覚えている。とても有意義な時間であったし，ずっと続けられるかもしれないという空想も持った。

　こうした思いとは裏腹に，スーパービジョンの終わりが近づいてきた。最後が近づいてくると，いろんな感情がわき上がった。自分を育ててくれた場を失う寂しさもあったし，もっと続けたいという無念さもあった。それに，なにより自分を育ててくれた先生への感謝があった。また，症例とは関係のない二人の男性と一人の女性が登場する個人的な夢も見た。こうした一連の複雑な気持ちについて先生と話しながら，最終回を終えた。お礼を言ってドアを閉め，薄暗い廊下を少し歩き出した。なんだか後ろ髪を引かれる思いがして振り返ってみると，先生はわざわざ部屋から外に出て見送っていた。先生はスーパービジョンで枠組みを重視されたので，見送るなんて考えもつかなかった。自宅に向かう帰り道で「人との別れはこうありたい」とあらためて思った。

（3）スーパービジョンを受けた後

　スーパービジョンを終えたからと言って，すぐに先生と離れるわけではなかった。精神療法をしていて迷うことがあると「先生ならどう思うだろうか」と考え，それが解釈に生かされた。スーパービジョンを終えて少したったとき，先生が中心になってすすめられた公的な研究事業（境界性パーソナリティ障害の個人精神療法）のお手伝いをさせてもらえることになった。研究協力者の中で年齢が若く，大学に所属していたこともあり，大小さまざまな資料をはじめ，研究事業に関連する多くの文章を書いた。研究の責任者である先生の考えから離れないように，先生の著書や論文のほとんど読み直し，それを自分なりに咀嚼して，文章を何度も推敲した。この研究は6年間におよんだが，自分の中で先生の考えと文章に，再度，触れることになった。それは，自らの「考えること」と「書くこと」を鍛える良い機会になった。スーパービジョンを受けたことや研究を手伝っていたこともあってか，時々「木村先生は先生の弟子ですよね」と言われることがあったが，先生は一貫して「弟子ではない」と応じていた。最初は，学びがまだ十分ではないという意味かと思って「不肖の弟子にもなれなかった」と思っていた。はっきりとした記憶ではないが，先生はその理由について「世の中にある師匠と弟子にあるように，弟子になると師匠の考えや振舞いに縛られるでしょう」と言っていたように思う。

　最近では，心の中の先生が登場することは，めったにない。しかし，スーパービジョンを終えて14年経った今でも，精神療法が行き詰まって困り果てたときなど，心の奥の先生が顔を出すことはある。現在でもクローズドの症例検討会やセミナーでご一緒させていただいており，刺激を受け続けていることも影響しているのだろう。心の中の先生から卒業した方が良いのかもしれないが，それだけ多くを学んだということだと思っている。

II 考察

　先生とのスーパービジョンの経過は，振り返ってみると，模倣から始まり，先生の技能を取り入れようとし，さらに先生の考えと自分の考えの境界がなくなる同一化が生じた。その後「先生のようにはなれない」という断念を中心に喪の仕事がすすんだ。以下にスーパービジョンの経過にそって考えてみる。

(1) 模倣

　スーパービジョンが始まると，まずは，契約，治療設定，振舞い，雰囲気，言葉など，断片的に模倣した。各々について先生がどのような考えに基づいているかわからず，体系的でもなかった。まるで新生児が親の顔の動きを形態模倣する新生児模倣のようであった。私は人見知りなので，人一倍緊張して先生の意図を読み取る余裕がなかったこともあるが，なんとか症例の理解がすすむように，そして，自分の技能が向上するように，先生を模倣した。ある程度の模倣はできたと思うが，なぜそのように設定し，振舞い，解釈するのかわからないままだったため，いろんな臨床場面で柔軟性が持てず，応用もままならなかった。振り返ってみると，この状況を変化させたのは，扉に面接中という札がかかっていたエピソードで「この時間は木村先生の時間だから他の人の面接が入ることはない」とコメントしてもらったことだと思う。これを機に，心理的にもスーパービジョンに入ることができたと思う。

(2) 取り入れと同一化

　しばらくすると，先生の考え方，態度，振舞い，具体的な解釈について，体系的に自分のものとして吸収し，臨床にいかそうとした。精神療法家である先生の取り入れが始まったとも言える。そして「先生はなぜそうするのか」を考える中で，先生の考え方の源を知るために，先生の著書をよんだり，先生の公開スーパービジョンを聴きに行ったり，症例検討会での発言に耳を傾けたりした。精神療法に対する先生の考え方がある程度理解できるようになると，スーパービジョンで提示している患者のみならず，他の患者も回復に向かった。その時期，自分の考えなのか先生の考え方なのか，自他の区別がつかず，先生との同一化が生じていた。当時の実感としては，精神療法が少しうまくなった気がしていたが，どこかに先生が代わりに精神療法をしているという感覚が拭えなかった。先生の「木村先生は飲み込みが早く，すぐに面接で生かされるね」という先生のコメントも，その時点のスーパービジョンを物語っていたと思う。こうした中，あるスーパービジョンの多くの時間をかけて，自分の考えを先生に説明する機会があった。先生の考えではなく自分の考えを先生に説明したつもりだったが，結果的に，それは先生が論文化した内容とほぼ同一の内容だった。このとき，精神療法家である先生の一部が，知らない間に自分の中にあることを実感して驚いた。今から考えてみると，先生の模倣をしている段階からすすみ，先生の技能の一部が身についた経験だと思う。

(3) 喪の仕事

　先生から精神療法の技能を学ぶために，少しでも先生に近づこうと努力し，先生の技能が少しずつ身についた体験ができてきたと同時に，先生のようにはとてもなれないと断念する気持ちも生じてきた。理想像をあきらめて手放していく過程は，一方向性のものではなく，いったりきたりしつつ段階的に生じた。その後，具体的にスーパービジョンの終わりが近づき，先生からの自立をより意識した。それまで，分離の体験は，漠然と寂しいものだと理解していたが，スーパービジョンの終わりの感覚はより複雑な過程だった。終わりが近づくにつれて，寂しさ，無念，罪責感，感謝などが混じり合う複雑な心境になった。

　現実的にスーパービジョンを終えた後も，先生は心の中に居続けた。スーパービジョンの最中には，面接場面でも「こういう状況で先生な

らどうするだろう」と心の中に先生がいる状態だったと思うが，目の前に先生が居なくなったせいか，心の中の先生をより自覚するようになった。面接中に先生が登場する頻度が少なくなっていった過程は，先生を失っていく過程と言える。この過程の中で，現実の先生は，一貫して「弟子ではない」という考えを持っていた。スーパーバイジーは，意識的にも無意識的にもスーパーバイザーに影響を受ける。そもそも自らスーパーバイザーを理想化して学びに行くのだし，師匠と弟子のような関係が生じても不思議はない。改めて考えてみると，「弟子ではない」ことを自覚することで，スーパービジョンを終えた後にスーパーバイザーの考えにとらわれすぎることが少なくなるのではないだろうか。個人的には，先生に遠慮せずにいろんな考えを述べたり書いたりすることができるようになったし，自立した考えを持った精神療法家としてひとり立ちするために良かったと思っている。先生は，自立した個であることを大切にされるので，師匠と弟子という永続する強い絆をよしとしないのかもしれないし，研究グループの文化的背景も影響したかもしれない。あるいは，私の個性を鑑みてそうおっしゃったのかもしれない。このような先生からの分離体験は，その後，複数の患者との精神療法に生かされ，論文（Kimura, 2015）という一つの形となった。また，スーパービジョンを終えて数年後，私は，先生と同じように大学に赴任して精神療法を専門とする教員になった。もちろん先生と同じように教えることはできないが，できるだけ若手精神科医や若手心理士と同じ目線を持ち，彼らが困ったときは気軽に相談にのり，必要があればサポートするように心がけている。最近，先生のすすめもあって面接技術の習得について1冊の本（木村，2015）にすることができた。今回，最初から読み返してみて，先生の影響を多く受けているとあらためて実感した。

最近，大学医学部では精神療法を専門にする教員が減っているように感じるが，精神療法が少しでも若手精神科医や若手心理士に伝承され，心を病む患者の回復に寄与してほしいと願っている。

おわりに

依頼をいただいたとき，とても個人的な内容を含むし，文章にすることに多少の抵抗感があった。スーパービジョンの契約時に，先生から守秘性 Confidentiality について「スーパービジョンの内容について公にするときは互いに承諾を取ること」という説明を受けたが，今後そんな機会はないだろうと思った。しかし，先生から何を学んだかを少し思い浮かべたところ，想像していたよりもぼんやりした経験になっていたし，せっかくこういうチャンスをいただいたのだから，文章にしたいという気持ちがわいてきた。そして，約束通り先生に手紙を書いた。先生からは「なんでも御遠慮なく存分にお書きください」という返事をいただいた。その手紙の最後に「行蔵は我に存す，毀誉は他人の主張，我に与らず我に関せずと存候（世に出るも出ないも自分がすること，それを誉める貶すは他人がすることであって自分はあずかり知らぬこと）」というアドバイスが，先生の考えとして添えてあった。

今回，先生から精神療法を学んだ経験について，率直に書かせていただいた。先生から学んだことを改めて文章し，今まで考えていた以上の新たな発見があった。個人的な内容を多く含むことについてご容赦いただきたいが，スーパービジョンで生じる普遍的な要素を含んでいるようにも思う。臨床家にとって少しでも役立つならば，とても嬉しい。

文　献

Hiroyuki Kimura（2015）Psychoanalytic psychotherapy for patients with chronic physical diseases. —About the difficulty of mourning work. Japanese Journal of Psychoanalytical Psychiatry, 7；29-38.

木村宏之（2015）面接技術の習得法—患者にとって良質な面接とは？　金剛出版.

私の学びという一事例研究

▶ 師匠との関係性に注目して

Reiko Akatsu

赤津　玲子*

このところ，私がどのように学んできたかについて振り返って考えることが多かった。日は浅いが，自分自身の日々の臨床実践と共に，大学院生を指導する立場になったからだと考えている。そのため，自分の学びについて書いてくださいという課題は，非常にいい機会をいただいたと感じた。

今回，自分が受けた指導について振り返り，少しまとめて書くことができたら，私の現在の立場にとてもいい影響があるにちがいないと期待している。そのため，まず事例論文を書くように，自分の学びについて4期に分けてみた。期ごとに受けた指導内容を提示し，自分が受けた影響や変化について検討したいと考える。どこまで書いたら伝わるのか悩むところであるが，読者の方々に呆れられたり苦笑されたりするのを覚悟の上で，前向きな気持ちで書いてみたい。

I　第0期：指導の入り口

私は社会人で臨床を学び，京都大学の杉万先生が取り組んでいたコミュニティ実践のようなことを，臨床面接でやりたいと考えていた。そこで，社会構成主義やオートポイエーシスに近いところで師匠とシステムズアプローチに興味を持ったが，師匠の本を読んでもまったく理解

―――――――――――――――――――――
*龍谷大学文学部
　〒600-8268　京都市下京区七条通大宮東入大工町125-1

できなかった。しかし，大学院の指導教官が懇意だったことから勧められ，背中を押していただいた。弟子入り志願のときに，師匠は私にある質問をした。それに対する私の答えが師匠の了解範囲内だったらしく，弟子入りを許可してもらった。

後で知ったのだが，これは師匠の常套句だったようである。私は現在までこのときの誓いを自分なりに守り，岐路に立つたびに，最終的にそれを指標として道を選択してきた。まったく後悔していないと言うと嘘になるが，少なくとも選択したことを自分の中で意味のあるものにしていきたいと前向きな気持ちである。

II　第1期：25m泳げるようになるまで

最初に受けた指導の中心は，師匠の面接の陪席，ウォッチ（師匠がやっている面接を映像で見ること），全逐語記録を基本としたスーパービジョン（以下，SVとする），義務化された学会発表である。当時の私の実践現場は，中学校と私設臨床機関であった。学んだことは，こころの持ち方，自分の特徴，仮説の立て方，複数面接のやり方，事例の流れ，である。

陪席とウォッチは，師匠の3カ所の面接機関で行っていた。当時は，師匠にも訴えていたが，面接で何が行われているのかまったく分からなかった。質問しろと言われても，分からないに

もほどがあるというぐらい，何もわからなかった。バインダーを片手にメモをしながら見ているのだが，ずらずらとセリフを書きならべていただけだった。その後の振り返りで，師匠からよく言われていたのは「今日も映画を見に来ていたのですか」というセリフである。

ウォッチは基本的に観察なので，面接の内容にとらわれないでいろいろなことを考えることができる。自由にメモを取ることができるので，徐々にさまざまなメモの仕方を工夫した。たとえば，話題転換のポイント，どちらが作った流れか，クライエントの応答のズレ，などである。中でも私が気になって仕方なかったのは，クライエントとセラピストの非言語コミュニケーションであり，次第にそれなくしては師匠の面接を理解できないと考え始めた。後で記録した映像を見るときに，音声を消して見ると内容にとらわれずに考えることができて興味深かった。また，内容ではなく声音や間合い，イントネーションだけで聞き流す方法もやってみた。結果的にその視点は，自分自身の面接での振る舞いを検討することや研究につながった。

一方で，陪席は自分がクライエントから丸見えなので，面接に与える影響を意識しなければならない。それは，必然的にセラピストの立場に近いものとなる。最初の頃は，すっかりクライエントの立場になって師匠の言葉を内容のまま聞いてしまい，振り返りのときに，状況の読み方に関する大きな勘違いを指摘されたりした。

私にとっての陪席とウォッチの一番の違いは，自分の感情的な巻き込まれ度合いだと考えた。巻き込まれは，ケースを冷静に見るには邪魔なものであるが，共感には欠かせないものである。ウォッチからは自分が冷静な判断をしなければならないときの心の持ち方を，陪席からは巻き込まれながら冷静に見るための心の持ち方を学んだと考えている。

自分の実践に関するSVでは，この巻き込まれに関する典型的なケースがあった。一つは，子どもの相談で来ていた母親面接である。私は

何とかしなくちゃという思いで何かすることに熱中していたが，結果的にケースはドロップアウトした。師匠いわく「やりすぎ，少しは巻き込まれてみろ」であった。その後，心身症の女性の面接で，一生懸命に聞くことに徹しなければと考え，何もしなかったら，ケースはドロップアウトした。師匠からは「巻き込まれるのもたいがいにしなさい」と呆れられた。

当たり前のことであるが，極端な「こころの持ち方」をすることで，クライエントの利益になるような面接を組み立てることができず，この二つのケースは苦い経験として私の中に残った。この経験から学んだのは，巻き込まれながら溺れないことであった。

実践のSVを受けるために全逐語記録をあげていたが，それも巻き込まれの発見に役に立った。毎晩毎晩，自分の面接の逐語記録をあげることに費やした時間がどれほどのものか，今思い返しても苦行としか思えない。体力的な問題もあるが，苦痛の多くは，自分の声や対応を聞くことで直面化する精神的な苦痛であった。記憶が曖昧な場面の特徴，面接中に自分が考えていたことと実際の面接との違いなど，結果的には気付くことが多かった。自分の意図が意図通りに伝わっていない場面があることなど，自分自身の態度や話し方について考え込まざるを得なかった。

「こころの持ち方」を学ぶと同時に，第1期では「仮説を立てる」ことができるようになったことが，非常に大きな学びとなった。

初めは「仮説が立てられないと質問ができない（何を聞いていいのかわからない）」と深刻に悩んでいた。当時の手帳の表紙には，「差異が情報，情報は関係」という紙切れが常に貼ってあり，毎日見ていれば頭に入るかもしれないと本気で思っていた。要するに，面接で話される内容にばかり気を取られていたのである。しかし，面接の全逐語を振り返って時間をかけて仮説を立てることで，徐々に面接中にも仮説を立てられるようになってきた。今は一部しか使

っていないが，当時はパターンと枠組みに加えて，コミュニケーション，ミラノ派，構造派の三つで考えてみて，働きかけ方について検討するように意識していた。今思うと，仮説の立て方の練習のようなものであった。

そして，私の弟子入りの大きな理由であった複数面接に関して，仮説を立てながらの面接が何とかできるようになった。初めの頃，複数面接はカオス状態で，こっちからもあっちからも（沈黙も含めて）主張され，精神的にへとへとになっていた。その状況を打開できたのは，師匠のSVで「言語的にきちんと依頼すること」，「どっち向いて話すのかはっきりすること」，「誰かと話しながら常に全体を観察すること」と言われたことがきっかけであった。誰に向かって何を話すのか明確にすること，自分の視線を使うこと，話している相手以外を意識することなどで，複数面接がとても楽しくなった。

また，師匠から義務化されていたことに，学会発表があった。恥ずかしい話であるが，抄録作成に何時間も費やし，師匠の言っていることの意味がわからず，最終的に仕上がった抄録を読んでも内容を理解できているとは思えなかった。抄録作成と発表がどれだけ苦痛だったかは，別紙参照にしたいほどである。しかし，この苦痛から実践面への影響は大きかった。事例の流れが見渡せるようになったのである。それまでは，目の前の1回や少し前しか見えていなかったが，終結したケースばかりでなく，現在進行形のケースをもっと広く見渡すことができるようになった。今までの経過の中で現在どうなっているのか，これからどうなるかについて，仮説として広く考えられるようになった。

そんな学びがあったにもかかわらず，第1期が終わるころ，私は師匠の指導にはついていけないと思い，家出をした（実際には旅行，師匠から見たら行方不明）。臨床や研究に関する話題で私の方がブチ切れ，少し離れて考えたかったのである。それが師匠にどのような影響を与えたのかは不明である。

第1期を振り返り，この時期は息継ぎをしながら25m泳げるようになった時期だと考えた。初めは息継ぎができないどころか，泳げないから手足をバタバタさせて犬かき程度で何度も溺死していた。25m泳げたことに関して，ほんの少しだけ自信を持てたことが，次の50mへのチャレンジにつながったと考える。家出は，第2期へのジャンプ台の一つだったのかもしれない。

Ⅲ　第2期：50m泳げた

指導内容は，陪席やウォッチも継続していたが，師匠との並行面接と同席面接，何セッションかまとめてのスーパービジョン，師匠の指導場面への陪席であった。学んだことは，脱マニュアル，師匠の影響，自分の特徴である。

まず，第2期を説明するために象徴的なケースを三つ提示する。

〈ケース1〉

中学生女子の摂食障害のケースである。母子同席面接で始まったが，すぐに私が母親面接を担当し，師匠が子どもの面接を担当することになった。初回面接後，師匠に言われたセリフは「これは誰のケースですか？」である。どう考えても，私の母親面接の方がケースの主導権を握っていたわけであるが，師匠が考える方が正しくて，初心者の自分は間違ったことをするに違いないと思い込んでいた。最初の2～3回で同様の指摘を立て続けに受け，師匠がキレてしまった（よくキレる）。もちろんケースに良いわけはなく，私は師匠を単なる共同面接者とみなして気合いを入れた。結果として，私が主導的に仮説を立て，父親に来談してもらって面接が展開し，無事に終結した。

〈ケース2〉

子どもの強迫症状で来談していた家族とのケースである。私は完全に行きづまり，このままでは子どもの強迫症状が悪化してしまうので何

とかして止めなければと必死だった。「どうしたらいいでしょう」と師匠に聞いたときに，「悪魔の法則っていうのを知ってる？（簡単な説明)，やってみたら？」と言われた。確かに，現状の家族との関係であれば成功するかもしれないと思った。しかし，私の出した答えは，「先生がやったら上手くいくと思います。でも，私はそのように介入することはできると思うけど，そのやり方を信じてやり続ける自信はありません」というものだった。その結果，ちまちまと小さな働きかけを続け，悪魔の法則をするよりも時間はかかったのかもしれないが，無事に終結した。

〈ケース3〉

　心因性の身体症状で来談した男性のケースである。その症状があまりにもひどいために，私は大きく巻き込まれた。そして，早く治したいという希望に何とか応えたいと考えていた私が，どんどん混乱していったときのことである。SVで師匠に「グリークコーラスをやってみたら？」と言われた。何とかしたい一心で本を読み，指導を受けながら一生懸命やってみた。その結果，なお一層ややこしくなりケースを中断，別の担当者に依頼して無事に終結した。

　この時期になり，今さらのようだが「師匠の言ったようにやっても上手くいかない」と気がついた。そして，師匠の言うことは星の数ほどもあるやり方の一つであり，クライエントと自分との二者関係でそれをするためには，自分なりに面接の文脈を考え，どう話すかなどさまざまなことを考えてやらなければならないのだと考え始めた。さらに，これも今さらであったが，師匠の言うことがすべて正しいわけではない，自分が正しいやり方探しをしていただけだという当たり前のことを理解し始めた。脱マニュアルというキーワードがぴったりである。

　第1期でも述べた通り，私のいいところは，他の先生にも言われたことであったが，教えてもらうモードに入ると非常に素直に，忠実に言

われた通りにする点である。その割に，納得できないことは師匠に言われてもやらないという頑固さがあり，この頑固さは研究の面で師匠を悩ませた部分である。第2期では，自分のいいところが師匠の教え方と相まって，マイナス面に働いたところが特徴的であった。ある時期にバイザーを頼ることは悪くないと考えるが，正しい答えやマニュアル探しは適切ではなかった。幸いこの時期は，第1期のようにケースがドロップアウトすることがなくなり，師匠の言うとおりにやってみて，そのやり方がまずく失敗しても，途中で修正できるようになっていた。

　一方で，当時の学校臨床の現場ではさまざまなケースに出会っていた。そこで気がついたのは，師匠の影響力から離れた現場では，のびのびと臨床に取り組める点である。失敗もあるし右往左往していたが，自分なりに試行錯誤を重ね修正することで何とかなるかもしれないと前向きであった。そして，行き詰ったら師匠のSVを受けて，自分なりに考えることができた。師匠の影響力恐るべしであった。しかし，そのように自由に取り組めるような土台には，やはり第1期のような基礎的な指導があったと考える。過ぎたるはおよばざるがごとしである。

　また，師匠の言うとおりにせずに，自分なりに考えて取り組むためには，自分の面接での特徴についてもっと考えることが必要であった。第2期の副題を「自分と向き合う」としてもいいかもしれない。ごく一部の例だと，自分が巻き込まれやすいケースの特徴や状況がわかったことがある。師匠からは，私自身の対人関係の特徴について，ADHDや不安神経症など，はっきりと診断名をあげて指摘されてきた。また，第1期では，表面的な部分で自分の特徴と直面化することが苦痛であった。しかし，この時期に学んだ自分の特徴はもっと大きな視点であり，自分の原家族について考えるようになったのもこの時期である。そして，自分の特徴について，痛みではなく素直に認めることができるようになった。

第2期は，師匠の影響を少し客観的にみられるようになった時期だと考える。それはマイナスに働いた部分もあったが，結果的にプラスの部分を意識することにつながった。そして，50mどころかもっと力を抜いて柔軟に，長く泳げる方法を考えるようになった。

Ⅳ　第3期：自由型で泳ぎ始める

第3期のタイトルとして「自由形で泳ぎ始める」とつけてみたが，それは決して格好よく颯爽としたものではなく，それ以前とは違った風に，時々犬かきに戻りながらドタバタとし始めただけであった。

師匠の言うとおりにやってみても私のやり方では必ずしも上手くいかないため，私は徐々にやり方を変えていった。師匠のSVを受けたケースでも，その通りにやることはなくなり，さまざまなやり方を検討したりするようになった。SVのような形ではなく，ちょっと困ったときに師匠に愚痴のように相談すると，たいがい言われるのは「そんなのは，同席面接で〜して〜して（いわゆる構造派の説明）やればいいでしょ，私がやって差し上げましょうか？」である。もちろん師匠は，私が「ああ，なるほど。わかりました」とか，「そうですね，お願いします」などと素直に言うわけがないと分かっている。それらはほぼ間違いなく，私自身の巻き込まれに原因がある。

ケースと師匠に巻き込まれないようにすることが，私の面接のバリエーションを広げることだった。もちろん，ケースの独自性を考え，クライエントや家族に合った面接を考えることが一番大切なことは理解している。それを踏まえた上でバリエーションを広げるには，何らかの指標がなくてはならない。

一つは，師匠の教えという貴重な指標である。学んだことを一つの指標として考えることで，まったく逆の方向から検討したり，少しずらしてみたり，同じような視点であるが違うやり方で取り組んでみたりすることができる。それは，

何もないところで右往左往するよりも実用的であった。もう一つは，自分の特徴として面接の流れとして形成されがちな，ある種のパターンに陥らないことである。そのためには，自分のやり方という指標を意識する必要があった。「いつもの自分だったらこうするかもしれないけど」というように，常に自分のパターンを意識して違うやり方にチャレンジしていくことが，クライエントや家族に対するバリエーションを増やすことにつながると考えていた。

たとえば，自分の可能性を広げるために，私は面接に臨床動作法をベースとしたリラクセーションのような，身体を用いたいくつかのアプローチを取り入れるようになった。また，可能な限り早くてシンプルな改善を目指したいと考えていたが，そこに力を入れたりエネルギーを注ぐことに熱中しなくなった。それは手を抜いているのではなく，それ以上を考えるようになったからである。

Ⅴ　第4期：ドーバー海峡にチャレンジ

自分の置かれている状況が変わって，海で遠泳をしなければならないのが現在である。自分の力で泳ぎながら，誰かの併走もしなくてはならない。併走をしながら自分の臨床について考える毎日である。このチャレンジについて，いつかまとめて振り返ることができたら，師匠と交わした誓いに応えられるのかもしれないと考えている。

以上，学びのプロセスを4期に分けて振り返った。このように振り返ると，師匠の影響力がいかに大きかったか明確である。

以前，幾人かの家族療法家の先生方に教え方についてのインタビューをさせていただいたときに，指導者にもさまざまな特徴があると感じた。その点から振り返ると，師匠がまず私に教えたかったことは，システミックに見るための視点であったと考える。ウォッチや陪席，自分のケースという異なる立場でケースについて考

えることで，少しずつではあったがいくつものことを考えられるようになったと思う。

また，師匠はバイジーに「ヘソ噛んで死ね」と言ったり，無理難題を押しつけたりなど，口が悪くわがままである。情にもろくて巻き込まれやすいし，短気で勝ちにこだわる俺様一番のようなところがあり，デコボコな人物である。そんな師匠から，私の対人関係の特徴について多くのことを指摘され，自分自身が悩んだことも多々あったが，私の家族関係や日常生活を否定するようなことは言われたことがなかった。しかし，あるケースカンファレンスで発表したときに，某先生から「そんなケース出しても意味がない」とかなり厳しく叱咤されたことがあった。さらに「自分の哲学を持ちなさい」（脱マニュアルや師匠の影響とはまったく違う文脈）と，何度も繰り返し言われた。そのときの師匠からのコメントは，いつもの叱咤激励のセリフで「気合いと根性が足りない」だけであった。

どちらが厳しいのか比較できるものではないのかもしれないが，自分にとって非常に印象的な出来事であった。師匠からは，自分の哲学などと厳しく言われたことがなかったからである。しかし，哲学とは違うのかもしれないが，師匠は自分のデコボコについて誰よりも良く理解しているように見える。「1言ったら100理解しろ」と言う常套句から考えると，私の方が師匠から手を変え品を変え言われているにもかかわらず，その哲学について理解できていないのかもしれない。

以上，ここまで書いたものを読み返してみると，あまりにもきれいにまとまりすぎている感がぬぐえない。実際はもっと細かい学びや紆余曲折があり，今思い返しても泥臭くカッコ悪いものであった。今後もカッコ悪い自分と向き合いながら，師匠だけに留まらず，多くの先生方の教えを指標として前向きに頑張っていきたい。

精神療法を学び生かす

▶ 森田療法

Takanobu Matsuura

松浦　隆信*

森田療法は1919年に森田正馬によって開発された，特に不安障害の治療に有効とされている心理療法である。本稿では，森田療法の実践と研究に携わっている臨床心理士の立場から，森田療法を学び実践に生かすに至るまでに辿った道筋を示し，森田療法の習得を目指す上での要点や課題について論じたい。

I 森田療法の学習プロセス

森田療法を本格的に学ぶための場としては，日本森田療法学会が後援する「森田療法セミナー」（以下，セミナーと略記）が用意されている。東京や福岡をはじめ全国4カ所で開催（2015年度）されており，筆者は東京で開催されたセミナーの10期生として受講を開始したことが本格的な森田療法の学習のスタートとなった。セミナーの詳細は北西（2005）に詳しいが，本項では筆者の体験に即してその学習内容を記す。また，以下に記す内容は私が指導を受けてきた東京のセミナーでの学習経験に基づいているため，他地区のセミナーでは若干学習内容が異なっている可能性があることを予めご了承いただきたい。

セミナーは4年コースとなっており，初年度の入門コースでは森田正馬の略歴，森田療法創

*鹿児島大学大学院臨床心理学研究科
〒890-0065　鹿児島市郡元1-21-30

始までの歴史的流れ，森田療法の治療理念，森田理論に基づく不安発生のメカニズム，森田療法を用いた介入時の基本的手続き，日記療法の実際などを網羅的に学ぶことができた。筆者が参加した年度の参加者は30名前後だったように記憶している。受講者は心理職のほかに，医師，看護師，精神保健福祉士など多職種で構成されていた。なお，現代の森田療法は，多くの臨床心理学の教科書等に記載されている入院形式による治療ではなく，対話形式の外来森田療法が主流になっており，セミナーでも主に外来森田療法の治療手順を学ぶ形になっていた。

セミナーは1年目を修了すると，引き続きアドバンスコース（2年目），スーパーアドバンスコース（3〜4年目）の受講が可能な仕組みであった。2年目以降は受講者が10名前後の少人数に絞られ，筆者もより集中的な学習環境に身を置くことになった。指導内容は実際に受講者が各現場で森田療法を実践したケースを持ち寄ってのグループスーパービジョンが中心となっていった。回数は減るものの2年目以降も講義は実施され，その内容はより応用色の強いもの，具体的にはうつ病や身体疾患，スクールカウンセリング等への森田療法の応用といった内容に発展した。このように，1年目の入門コースで一通り森田療法の概要を学んだ後は，実際に現場で森田療法を実践し，実践上の課題に

ついてスーパービジョンを通じて修正していくという流れでトレーニングを積んでいくことになった。筆者はこの集中的なスーパービジョンを通じて，実際に森田療法を現場で使う際の勘所やケース理解について多くのことを学ぶことができた。その他，森田療法の学習機会としては，毎年の学会会期中にライブスーパービジョンや研修セミナーのセッションなどが用意されており，筆者も参加してきた。

日本森田療法学会では 4 年間のセミナー受講に加え，学会発表，論文執筆などの要件を満たすことで認定心理療法士の資格を得ることができる。セミナーでは学会発表の予演会も行っており，筆者も発表内容はもちろんのこと，発表時間に合わせた内容の調整など，細やかに指導を受けることができた。筆者は 2011 年に認定心理療法士の資格を得ることができたが，受講生の立場としては，認定資格制度の存在によって，森田療法の使い手としてのアイデンティティ形成に向けた学習意欲の向上に繋がったと振り返っている。

上記に示した一連の講義やスーパービジョンの講師は，日本森田療法学会の中核を担う先生方を中心に，不安障害だけでなく，うつ病，口腔神経症，アトピーなど他疾患への応用的対応に関してご専門を有する先生方や，スクールカウンセリング領域など，医療領域以外の応用領域をご専門とする先生方が担当されていた。各先生は森田療法の中でも特定の理論や技法，治療対象などにそれぞれ専門性を有しているため，さまざまな観点から森田療法を学ぶことが可能であった。

以上に筆者が経験してきた森田療法の学習プロセスを記した。かつて入院森田療法が治療の主流だった時代には，入院施設に医師が研修等で一定期間滞在，あるいは通いながら院長先生の入院患者への対応の様子や入院環境の雰囲気を肌で感じ取りながら森田療法を学習していたようである。しかし，現在においてはそのような特定の施設や先生に「弟子入り」して臨床技術を学ぶというニュアンスは，セミナー受講生の立場からはほとんど感じられなかった。

II　指導が役立った点

上述の通り，現代の森田療法の学習においては，いわゆる「徒弟制度」は取られておらず，オープンに学習機会が提供されている。そのため，筆者としては学習初期に敷居の高さを感じずに学習機会を得ることができ，そのまま段階的に森田療法の学びを進めていけたことが有意義であった。

また，学習は森田療法の理論学習から始まり，クライエントの抱える問題の見立て方，不安の仕組みに関する心理教育の仕方，介入初期から後期にかけての介入時の留意点，治療の終結と評価など，臨床の実際に即して講義が展開されており，セミナー 2 年目以降は，実際に現場で実践した結果に対するスーパービジョンを集中的に受けていくことになる。このように，森田療法の学習は臨床の実際に沿って段階的に進み，現場での活用にスムーズにつなげていくことができる仕組みがとられているため，技法習得と臨床実践への活用に大いに役立った。特に，講義では森田療法の本質的部分，すなわち「ヒポコンドリー性基調」「精神交互作用」「生の欲望」「あるがまま」などの主要概念（詳細後述）を軸に据えたクライエントの問題理解と介入の方法や，他技法との比較検討に関する講義も含まれるため，他技法には見られない森田療法の特質を掴んでいく助けになった。

セミナーの受講が役立ったもう一つの点は，講師陣のみならず，参加者の職種も多様であったことが挙げられる。私のような心理職だけでなく，医師，看護師，精神保健福祉士などがセミナーには参加しており，他職種の視点からもコメントをもらえるため，多角的なケース理解が可能であった。講師陣，受講者ともに多様であることは，一つの物の見方に固執することなく，広い視野でクライエントを理解する助けになった。多様な視点が得られる森田療法の学習

プロセスは，治療者自身が森田療法にこだわるなど，クライエント支援に有害となりうる特定理論にクライエントをあてはめる弊害を防ぐことも可能であったように思う。筆者は，こうした森田療法セミナー全体の構造（講師陣と受講者の多様性）に，柔軟な臨床姿勢を獲得できる端緒が開かれていたように感じている。森田療法の学習構造が受講生にもたらす影響については，森田療法に含まれる思想的側面と絡めてこの後で詳しく考察したい。

Ⅲ　指導者から受けた影響のプラス面とマイナス面

　筆者は森田療法の学習プロセスにおいて，比較的気軽に，多くの講師陣から，多様な職種のメンバーと共に多角的かつ体系的に森田療法を学べたことが大変有意義であったと捉えている。しかし，この気軽さゆえ，以下に述べる森田療法に対する疑問が中々解けない時期があった。本項では，森田療法の指導において筆者が感じたある種のマイナス面（「学習過程での疑問」と表現したほうが適切ではあるが）に触れ，その点を筆者がどのようにして解消していったかについて触れてみたい。

　筆者が，長い間気になっていたことは，森田療法の本質を自分自身がどの程度本当に理解した上でクライエントに支援を提供できているのだろうかという点である。森田療法は，「ヒポコンドリー性基調（死を恐れ，病を苦にし，不快苦痛を気にする傾向の顕著なもの）」「精神交互作用（ヒポコンドリー性基調を基盤として注意と感覚が悪循環的に作用して症状が発展する機制）」「はからい（不安などの感情や症状を意図的にやりくりしようとする行為で，症状を固定化し，事態を益々複雑にする結果につながる）」「生の欲望（よりよく生きたいという人間本来の欲望）」「あるがまま（症状と闘わずにそれとつきあってみること，また症状や不安の裏にある生の欲望を実生活において建設的な行動の形で発揮していくこと）」（北西・中村，2005；

中村他，2009）といった独特な理論が構築されており，またそれらの理論は心身一元論にとどまらず，東洋思想や禅の思想などとの親和性が高いことが指摘されている（藤田，2000）。そのため，森田療法の習得は，「悟りを開く」かのような「体得」なくして難しいのではないかと筆者は感じていた。このような「体得」は，体系的ではあるが講義とスーパービジョンという座学の研修のみでは容易に達成しえないようにも思われ，果たして自分が「森田療法家である」と，自信を持って言える日が来るのだろうか，という懸念が常に付きまとっていた。

　加えて，本来の森田療法の提供スタイルであった入院森田療法は，入院施設の減少に伴い，全国でも数施設でのみ実施されている現状であり，セミナーでの学習内容も外来森田療法が中心であった。筆者は2度ほど，東京都狛江市にある東京慈恵会医科大学附属第三病院・森田療法センターという入院治療施設に見学で訪れ，肌で入院施設の空気感に触れる機会を得ている。しかし，見学を終えてもなお，入院施設での治療経験を経ずに森田療法を理解し，実践することは可能なのか，という疑問は拭えなかった。森田療法は入院治療から実践が始まったことを鑑みると，学習者が入院森田療法の実際に治療者として触れる機会を得ることが学習の深化には必要ではないかと考えられるのだが，そのような機会を得ることは現状の研修システムでは困難のように思う。可能なら，森田療法セミナーの一環として，入院森田療法の施設見学会のような機会を年1回でも提供していただけると，初学者の森田療法理解に役立つように思う。

　ともあれ，森田療法がクライエントに対して「不安があっても行動しましょう」と伝えつつクライエントの生活を後押しする技法である以上，治療者自身が「不安でも行動は可能である」という点にとどまらず，「人生に苦楽が伴うのは自然であり，それらを受け入れつつも行動していけばやがて人生は開かれていく」といった，森田療法に含まれるある種の楽観性や人

生への肯定的見通しを獲得していないと，クライエントに対する介入に響きがないものとなってしまうように思われた。そこで，筆者はどうすればこうした境地に至れるのか，自分自身の生活の中で生じた事象に対して森田療法的理解をしていくことをはじめてみた。

たとえば，些細なことではあるが，腹痛が生じたときに「ああ，おなかが痛いなあ。嫌だな」と思いながらも，痛みを排除せずに「おなかが痛いのは理由があるからだよな。昨日ご飯を食べすぎたし…」といった感じで，痛みになりきってみようとした（あるがまま）。また，学会発表なども経験が浅い時期は当然緊張が強かったが，認定資格取得の要件である以上，発表は何としても行いたかった（生の欲望）。筆者は緊張すると呼吸が浅くなったり，食欲がなくなったりするなどの変化が体に出るのだが，そうした身体感覚をそのまま感じつつ，「慣れない学会発表で緊張するのはしかたがない」といった風に思いながら（あるがまま），時間の流れに身を任せ当日を迎え（はからわない），食欲がないなりに少しばかり食べ物を口に入れ空腹をある程度カバーし，よろよろと発表をしてみた（不安なりに行動）。発表中は発表内容に注意が向かうので，当然ながらいつの間にか緊張云々よりも発表を適切に行えるかどうかに気が向き始める（ヒポコンドリー性基調の陶冶）。そして発表が終わるのである。ひょっとしたら森田療法における「不安に向き合う」とは，こういう行動の積み重ねのことを言うのではないかと，自分の経験を通じて理解を深めてみた。このような意識を日々持つことによって，自らの心身の変化を鋭敏に感じ取ることができるようになり，また心身の不快な変化は生活状況に応じて当然起こるものであると，そうした変化を否定せずに留めていられるようになっていったように思う。さらに臨床実践の中では，クライエントに対して森田療法的に介入した結果，クライエントに生じた心身の変化をクライエント自身から聞ける機会が増えていった。そ

の結果，人は不安があっても前向きな行動に踏み込むことが可能であり，その結果として得られる手ごたえによってさらに不安を感じる場面に向き合える自信が高まるのだと分かっていった。このような自分自身の生活上での体験と臨床経験の両者を通じて，森田療法でいうところの「あるがまま」とはこういうことを言っているのかもしれない，とおぼろげながら感じるようになっていった。

セミナーの中では，特段森田療法の理論を自分自身の生活体験に当てはめて体験的に理解することの重要性に触れられていた記憶はないのだが，「体得」を促す森田療法を深く理解するためには，セミナーにおいてこの点に触れていただいてもよいのではないだろうか。実際，創始者の森田正馬先生は自らの神経症経験を克服する過程で森田療法を開発していった経緯がある。また，筆者が大学等で森田療法に関する講義をする際，少なくない受講生が自身の生活上での不安体験と照らし合わせて森田理論を理解しようとする様子が見受けられる。これらのことから，不安という普遍的な心理の成り立ちと変容について理解するためには，誰もが有する自分自身の不安の成り立ちと変容過程を森田理論と重ねながら意識的，体験的に観察し，対処していくことが森田療法習得の大きな助けになるように感じている。

IV　指導者から受けた人間的，思想的な影響

森田療法では，不安や緊張などの不快な感情を排除せずにそれらを受け入れる姿勢の重要性を説いていることは既述の通りである。このことは，人が生きていれば当然直面するネガティブな出来事や感情に対する「寛容性」をいかに獲得できるかと言った点に繋がっていくものであると筆者は理解している。しかし，こうした「寛容性」を獲得できた際に至る境地とは具体的にどのようなものなのか，筆者はその深い部分を講義のみで理解することは難しく，長らく雲を掴むような感覚が拭えずにいた。

筆者は，その森田療法の本質的要素を理解する手がかりを得られた体験がある。それは，毎年開催されている日本森田療法学会における先生方との交流である。学会では毎回懇親会が開催されるのは他学会でも同様であろうが，森田療法学会の懇親会は毎回盛況で，参加者間で楽しい話に花を咲かせている。また，懇親会ではお世話になっている先生方といろいろなお話をさせていただく機会が得られるのだが，学会参加当初に筆者が抱いた思いは，筆者の予想とは反して「どの先生も気さくで明るいなあ」ということであった。学会では指導的立場にある著名な先生とお話させていただく機会が得られるのだか，他学会では正直なところ気遣いが先に立ってしまうことも多かった。しかし，森田療法学会の先生方と接する際にはそうした敷居があまり感じられず，また職種の分け隔てもなく，どの先生方も大らかで気さくに話をして下さるのである。学習を始めた当初，森田療法というイメージからは，重苦しく，どこか独特な雰囲気が学会に漂っているような思いを抱いており，恐る恐る学会に参加した記憶があるのだが，実際は私の思い込みとは異なる雰囲気であった。

　このことはセミナーのスーパービジョンにおいても同様であった。講師の先生方は非常にサポーティブでありながら，大事な要点は漏らさず的確に指摘して下さると言った風なのである。さらに，学会以外でも，筆者が博士課程在学中に不安障害の患者様への研究データ収集のため，医師の先生方へ相談に上がった際，どの先生からも快くデータ収集のご協力を得ることができたという経験がある。普通ならこれほどあっさり患者様のデータをいただく了解は得られないものなので，感謝の念とともに大変驚いた記憶が今でも残っている。

　このように，森田療法学会の先生方との交流においては「拒まれる」「否定される」ことがなく，「受容される」「励まされる」という体験ばかりが得られ，何か元気をいただけるのである。私は，なぜ森田療法学会ではこのような体験ができるのか，大変ありがたいと思う反面，長年不思議に思っていた。数年前にその理由が何となく分かったような気がした。それは，先生方のそのような受容的な雰囲気こそが「あるがまま」の本質であり，森田療法に含まれる「寛容性」ではないかということである。いろいろな人，そしていろいろな考え方を否定せずに受け入れてくださる，こういった先生方の姿の中に「あるがまま」の本質を見た思いがしたのである。森田療法セミナーが多様な講師陣と受講生で構成されている学習構造である点も，このような先生方の姿が反映されてのことではないかと今では感じている。この気付きを得たのちは，臨床実践において，どんなにネガティブな内容の話を聞いたり，クセのあるパーソナリティのクライエントに向き合っても「まあそういう人もいるよね」と，多少変わった所があっても無理にその人らしさを変える必要はないという姿勢で臨めるようになったように思う。このような気付きはのちに発達障害の方々に対する臨床に大いに生かされることになった。

　指導的立場にある先生方は，学会に漂っている受容的でサポーティブな空気感を意識して作られているわけではないのであろうが，受講生の立場からすると「親の背を見て子は育つ」かのような影響は確実に存在しており，受講生はその空気感を肌で感じ取りながら，森田療法の本質を学び取っていくことができているように思うのである。

おわりに

　本稿では筆者が辿ってきた森田療法の学習プロセスを概観した。その中で改めて感じたことは，心理療法に含まれる創始者の思想・哲学は，講義の内容以上に，指導者である先生方の様子などから自ずと伝わるものがあるということである。森田療法の原法である入院森田療法の実施施設は大幅に減少したが，本稿の執筆を通じて，治療形態が変わろうとも「あるがまま」の精神は今も指導的立場の先生方に，そしてその

指導を仰ぐ受講生に着実に受け継がれていると感じた。

　不安のみならず，喜怒哀楽や生老病死を人間普遍の真理として「あるがまま」に受け止めながら，自らの欲求に即した建設的な行動を行っていくという森田療法の精神を，今後もまずは筆者自らが実践し，そこで得られた体験を生かして人々の支援に役立てていきたい。

文　献

藤田千尋（2000）森田療法と東洋思想―特に自然観をめぐって．こころの科学，89；24-31.

北西憲二（2005）森田療法の基本的理論．北西憲二・中村敬（編）心理療法プリマーズ森田療法，pp.20-39．ミネルヴァ書房.

北西憲二（2005）森田療法を学ぶ人のために（研修システム）．北西憲二・中村敬（編）心理療法プリマーズ森田療法，pp.139-150．ミネルヴァ書房.

中村敬・北西憲二・丸山晋・石山一舟・伊藤克人・立松一徳・黒木俊秀・久保田幹子・橋本和幸・市川光洋（2009）外来森田療法のガイドライン．日本森田療法学会雑誌，20；91-103.

境界を越えゆく対話と精神療法

Osamu Kobori

小堀　修*

I　東京：先生との出会い

X先生との出会ったのは，2003年の3月，私が大学院生のときだった。私の年代まで，いわゆる「指定校」以外の大学院を卒業しても，一定の基準を満たせば，臨床心理士の資格をとることができた。しかしながら，研修先は自分で探さなければならず，これは気の遠くなる作業に思えた。

当時の私は，大学の部活で学生コーチをしながら，故障した選手のリハビリテーションを担当していた。あるとき，社会人コーチの先輩が，自分たちの同期にX先生がいること，地方から東京に戻ってきたことを教えてくれた。X先生の名前は知っていたし，何度か講演を聞いたことはあったが，部活の先輩だったことを知って驚き，さっそく手紙を書いた。すぐにX先生から返事が来て，都内の病院で認知行動療法外来を立ち上げるから，手伝ってくれないかと誘われた。職種も違うし，しかも，まったく臨床経験のない初学者を，X先生は受け入れた。髪を染め，研究と臨床どちらもやっていきたいと豪語する私は，「新人類」だったに違いない。

*Department of Psychology, Swansea University, United Kingdom

1．陪席から始まる

X先生の勤務していた病院で始まった認知行動療法外来では，毎週木曜日，7人前後の患者に50分の認知行動療法を実施した。使用した部屋は小児精神科にあるプレイルームで，くすんだ緑色の絨毯が敷かれ，箱庭療法用具が棚に収まっていた。X先生，患者，患者の家族らが，低いテーブルを囲んですわり，私はちょうど先生と患者のあいだに位置して座った。私の他にも，若手の医師やコメディカルなど，院内のスタッフも，業務のあいまをぬって陪席にきていた。

私の研修は，半径1m以内で展開する精神療法をライブで見ることから始まった。1年目はカルテを書くことが主であったが，YBOCS（強迫症状の他者評価尺度）を始めとする症状評価を担当するようになり，他のスタッフと協力しながら，予診をとる機会も与えてもらった。すべてが初めての体験であり，何をするにも汗びっしょりになったことを覚えている。

2．アウトプットの重視

月末の木曜には研究会を開き，陪席に来ることができないスタッフにも，認知行動療法外来の事例について知ってもらった。患者がどんな人で，面接室でどのようなことが起き，どのように変化したのか，などの資料を私が作り，X先生が補足追加したあと，参加者で議論をした。

事例から出発して，アルコール依存，アダルトチルドレン，解離などについて，文献をたどって学ぶこともあった。初めは院内のスタッフだけだったが，近隣病院のスタッフや，私の友人など，院外からも参加者が増えていった。研究会に新しい参加者が来ると，「仲間が増えたね。小堀君のソーシャルネットワークはすごいね」と，X先生は喜んでいた。

X先生は，臨床という実務に勤しむだけでなく，工夫したことや発見したことを「発信し，対話する」ことを重視していた。認知療法学会では，毎年，専門外来に参加したスタッフが1例ずつ発表をした。スライドは丁寧に添削してもらい，予行練習を何度もしたうえで発表した。当日，私たちがフロアからの質問にまごつくと，X先生が「共同演者です」と手を挙げて助け舟を出してくれた。学会だけでなく，ある医療法人が主催するセミナーで発表したり，ある医局の卒業生たちと合同ケースカンファレンスをしたこともあった。X先生は他者の発表に対しても，積極的に手を挙げて質問やコメントをしていた（誰かが「今のコメントってスーパーバイズだよな？」とささやく声が聞こえた）。さらに，依頼論文や投稿論文でも専門外来の事例を発表し，認知行動療法の国際誌に英語論文で載せることもできた。私たちが実際に体験した事例に基づき，X先生が論文を発表すると，そこに引用されている文献も読むようになった。

3．スーパーバイズと仲間との対話

2年目に入ると，研究会に来ていた私の友人，Yさんが，認知行動療法外来を手伝いたいと手を挙げた。X先生は快諾し，Yさんも毎週木曜，私とテーブルをはさんで反対側に座ることになった。実践経験のあるYさんが参加したことで，X先生が私たちに「任せる」時間が長くなり，数カ月のうちに，ある構造ができあがった。患者が入室すると，私かYさんが症状評価をして，最近の様子を聞き，20〜30分の面接をする。残りの10〜20分で，X先生が修正，補足，総括となるような面接をした。次の患者が来るまでの短い時間，昼休み，すべての外来が終わったあとに，私たちの面接を間近で見ていたX先生からスーパービジョンを受けた。その内容は多岐にわたるが，共感や明細化などの面接技術が中心で，言い替えれば「聞く技術」を中心に指導を受けていたように思う。特定の学派やオリエンテーションに偏ることなく，協働関係と患者の回復を目的とした実践的なアドバイスで，「このことは，●●先生の本でも，●●と表現されていて……」と，しばしばレファレンスも添えていた。X先生の臨床に対する（熱い）想いなどは，アルコールが入らない限り，あまり語られることはなかった。

Yさんという相棒を得たことで，私の学習方法も大きく変化した。木曜の外来がすべて終わったあと，電車に乗って，二人で世間話をしながら息抜きをし，終点の新宿駅につくと，カフェに立ち寄って，1時間ほど対話を続けた。今日も難しい面接ばかりで大変だったねという慰労から始まり，X先生からの指導で言われたことの再咀嚼，X先生の介入を振り返り，各局面でどのような判断をしたのかの推測，各患者の病態についての再フォーミュレーション，治療者としての自分の目標などを話し合って書き留めた。これは膨大なページ数になり，私の大切な教科書になった。

4．私が受け取ったもの

X先生から受けたスーパービジョンの長所と短所を要約すると，次のようになるだろう。長所としては，ライブスーパービジョンであったことが真っ先に挙げられよう。X先生の臨床に参与観察しただけでなく，私が面接の一部を担当することで，ありのままの私の振る舞いを見てもらうことができた。同じ問題を私，Yさん，X先生の3人で介入すると，自分で試行錯誤したあとに，X先生の聴き方や話し方を見て，「そうかあ，なるほどなあ」と学ぶこともできた。また，X先生のような熟達した臨床家であ

っても，患者がドロップアウトすることもあれば，体調が悪くてイライラしていることもあり，等身大のX先生を見ることができた。さらに，X先生自身が教わったことや，文献をあわせて伝えてもらうことで，古今東西の知見に触れる機会を持つことができた。最後に，定期的に発表する機会を持つことで，終結した事例を丁寧に振り返り，学んだことや発見したことを発信し，感想や批判をもらい，さらに仲間が増えることもあった。

　見方を変えれば，私の運がよかっただけで，このような指導を誰でも受けているわけではない。「どうして最初から最後までX先生がやってくれないのか」という患者側への影響も避けられない。「X先生だけと話したい」と申し出たときは，私たちは席を外していたが，言いたくても言えない場合が多いだろう。次に，ありのままの自分を見てもらうということは，「隠せない」ということでもある。自分が見てほしいところだけを見せるという選択肢はないし，困ったときにだけ相談に乗ってもらうという選択肢もない。面接の逐語録，録音や録画の場合であっても，自分自身で振り返ったあと，時間をおいてからスーパービジョンを受けるため，「ここはまずかったな」など，ある程度は気持の準備ができるだろう。さらに，「何時から何時までがスーパービジョン」というように，かっちりとした枠が決まっていなかったこともあり，「今日の昼休みは何か言われるのかな，何もないのかな，雑談を振ってもいいのかな？」と身構えながら食事をすることもあった。また，短い隙間時間でのスーパービジョンでは，X先生の（厳しい）コメントを聞くだけで終わってしまい，気分が凹んだまま，次のセッションに入ってしまうこともあった。

　X先生から学んだことが，私の実践にどのように生きているのだろうか。陪席とスーパービジョンを通じて，「こんなとき，X先生だったらどうするか」，というインナーモデル［内的参照］が生まれたことは間違いない。X先生が

左後方から見ていたら何と言われるだろうかと想像することは，今でも，セルフスーパービジョンとして機能している。しかしながら，何か理論的あるいは思想的なものが受け継がれたのか，今でも正直よく分からない。それは，X先生の臨床スタイルが，特定しにくいことにも通じている。X先生の臨床は，きわめて実際的で，現代日本の医療現場に対応した，古今東西の多彩な理論を批判的に吟味しながら紡ぎだしたものに，認知行動療法というエクステリアを添えた営み，と表現できるかもしれない。熟成された「自分のかたち」を保ちつつ，実情に応じて微修正を繰り返す，イチロー選手のバッティングのようでもある。これは指導者から伝わるものでなく，自分で築き上げていくしかないだろう。X先生から指導を受けた者は，こんな感覚を持つかもしれない。精神療法を実践するためには，自立した個として，患者，仲間，テキストと対話しながら，精神療法の本質は何かと自問自答し，自分の特徴や弱点を踏まえ，微修正を続けていくしかない。ただ，困ったときは，いつでも相談できる場がある，と。

Ⅱ　ロンドン：新たな指導者との出会い

　X先生のもとで指導を受けて3年が経つと，私は博士号を取得し，さらなる研究のため，3年間，ロンドン精神医学研究所に留学することになった。同じような時期に，X先生はクリニックを開業することになった。3年半すごしたロンドンでは，強迫性障害のエキスパートであるZ先生が，私の研究をスーパーバイズした。研究の指導を受けるだけでなく，毎週3時間，グループスーパービジョンにも参加できた。Z先生はイギリスに限らず，世界中を飛び回り，強迫性障害や健康不安の認知行動療法を教えている。日本の学会で彼のワークショップを通訳することが決まってからは，不安が高まって，Z先生のワークショップにすべて同行し，何を伝えようとしているのか，Z先生の言う"Spirit"を理解するため，真剣に「参与観察」するよう

になった。

Z先生は，理論，研究，実践の相互作用を重視する。事例研究や質的研究から理論を構築し，複数の実験で理論を検証する。実験手続きを組み合わせたものが治療プロトコルとなり，臨床試験で効果を検証する。臨床試験において回復しなかった事例に焦点を当て，理論を修正したり，新たな理論を構築していく。X先生とZ先生は，民族，言語，職種，業務内容，容姿，性格など，さまざまな側面で異なる。異なる二人から指導と影響を受けたが，混乱したというよりも，むしろ二つのモデルを持つことで，「こうあるべきだ」という理想像から自由になり，私らしさを探しやすくなったといえる。

X先生とZ先生には，共通点もあった。相手に共感して治療同盟を築く技術がきわめて高いこと，メタファーを効果的に使いながら話すこと，積極的に陪席を勧めること，アウトプットを続けること，学会等で積極的に対話をすること，などである。「実践に役立つ研究をしよう」と，二人からまったく同じことを言われたこともあった。二人ともさまざまな分野に造詣が深く，文学，音楽，芸術，お笑い，スポーツ，各地の文化，食事，自然などを，広く深く味わう。また別の意味でも，二人は人生を楽しんでいるように見える。X先生の言葉を借りれば，「日常生活で体験する不安，落ち込み，イライラ，絶望を，患者の体験のミニチュアと考えて咀嚼し，共感理解に生かしたり，自分の特徴や弱点の理解に役立て，治療関係に生かす」ようだ。

III　千葉：私が教える側になって

X先生の指導形式と，私の学習方法は，ひとつのモデルとして私のなかに定着し，できる限り再現できるように努めてきた。

ロンドンから日本に戻ってくると，千葉大学医学部に設立されたトレーニングコースで，認知行動療法を実践し教える機会を与えてもらえた（Kobori et al., 2014）。研修生として集まった地元の実践者たちは，医師，看護師，薬剤師，PSW，臨床心理士と，職種もさまざまで，実践経験も2年から40年と大きな散らばりがあった。主に実践している精神療法も，精神分析的精神療法やクライエント中心療法が多かったが，「認知行動療法をじっくり学びたい」という点において一致していた。バイザーとバイジーの相性もあるかもしれないが，研修生は半年ごとに異なるスーパーバイザーから指導を受ける体制を作った。私とYさんがやっていたように，研修生どうしで対話することを促していった。たとえば，個人スーパービジョンに，もうひとり別の研究生にも陪席してもらい，スーパービジョンを受けた研修生と対話を続けてもらえるように試みた。

私が認知行動療法を実践するときは，研修生に声をかけて，できる限り陪席してもらった。研修生は認知行動療法をライブで見る機会となり，私にとっては「見られている」ことが「ひとまわり大きな緊張感」となった。セッションが終わったあとに研修生から改善点を指摘してもらうこともあれば，うまくいかないときには愚痴を聞いてもらった。定期的に陪席する研修生に「今日は●●さんが面接を進めてみますか」と聞くと，答えはいつも「遠慮しておきます」だった。見られることへの抵抗，患者への配慮，研修生と私との信頼関係など，さまざまな理由があったと思う。ちなみに，誰も陪席しないときでもビデオで録画し，「いつか誰かが見る」ことを意識することで，「ひとまわり大きな緊張感」を維持しようとしていた。

千葉大学の研修生には，担当した事例を，学会で発表したり，論文として投稿したりすることを奨励していった。トレーニングコースでは，スライドを使って定期的に事例を発表していたからか，多くの研修生が，認知療法学会で口頭発表をしてくれた。これはコースの外にいる人たちとの，新たな対話につながっていった。また，4事例が本誌の「ケースの見方・考え方」（2012年）に掲載され，さらに4事例が認知行動療法の国際誌に掲載され（Okita et al., 2013

Okita et al.,2014；Tanaka et al., 2015；
Yoshinaga et al., 2013），これは海外の査読者
と対話する機会をもたらした。海外の理論や治
療法を日本に紹介する「輸入代理店にならない
ように」とX先生に言われていたので，日本
から海外へデータを発信することができたこと，
しかも自分のスーパーバイズを受けた人たちが
出版したことを，私は誇りに思っている。

Ⅳ 再びイギリスへ：境界を越えていく対話

　X先生が対話する対象はさらに広がっていき，
認知行動療法ではないオリエンテーションのベ
テランと，学会のシンポジウムで討論したり，
書簡というかたちで対話を重ねていた。新聞の
取材も受けたこともあれば，テレビに出演した
こともあった。目立ちたがり屋の私とは異なり，
聴衆の前ではシャイなX先生（?）であったの
で，テレビに出演したのは，何かを伝えたいと
いう熱い想いがあったに違いない。

　X先生には二人の「お師匠さん」がいたが，
私やYさんのことを「弟子」と呼ぶこともな
ければ，私たちがX先生のことを「師匠」と
呼ぶような機会もなかった。弟子という言葉を
使ったのは，私のロンドン留学が決まったとき
に，他の医師に「小堀君はZ先生の弟子にな
るんだって」と，冗談めかして，でも少し残念
そうに，言ったときくらいだった。正確に言え
ば，X先生は「私が最初に指導を受けたスーパ
ーバイザー」で，私が実践者になるためにゼロ
から育ててくれた人である。サッカー選手であ
れば，「高校時代の恩師」のような存在であり，
特別なテクニックや戦術ではなく，走る，ボー
ルを蹴る，止めるといった基本的な動作を，一
緒にプレイしながら指導する監督であった。ち
なみにZ先生と私は，バイザー／バイジーと
いう関係だったが，今ではFriendと呼び合っ
ている。

　クリニックを開業した後も，毎月最終木曜に，
X先生の研究会は続いており，主に他施設のス
タッフが事例を持ち込んで発表している。私も

千葉から顔を出して発表したり，友人が発表を
したときは，メールやチャットを使って対話を
続け，X先生のコメントを振り返ったりした。
X先生は仲間が増えることを歓迎するが，「門
下生」や「忠誠心を柱とする徒弟制度」を作ろ
うとはしないだろう。むしろ，外に開かれ，境
界線のぼやけた，出入りのある場を形成しなが
ら，どのような実践者あるいは研究者とも，一
期一会の精神で，「主客とも誠意を尽くした対
話」を続けているように私には見える。

　千葉大学での任期が終わると，私はイギリス
の大学にポストを得て，現在は心理学部の講師
となった。家族を連れて日本から離れてしまう
こと，日本の臨床から離れてしまうこと，イギ
リスで体験するであろう苦労を考えると，この
選択には大きな迷いがあった。しかし，これこ
そ「人生を楽しむ」機会ではないかと見方を変
えることで，どのような体験も肥やしになるだ
ろうと思えるようになった。

　大学院の修士課程ではPsychotherapy（精神
療法）という授業を担当し，受容と共感やフォ
ーミュレーション，認知行動療法の技法などを，
ワークショップ形式で教えている。日本で身に
つけた精神療法が，イギリスでどのように伝わ
っていくのだろうか。学生の半分はイギリス人
で，半分は世界から集まった外国人で，文化的
言語的背景を私と共有していない。「甘え」を
伝えるために1冊の本が必要となるように，
「不思議がる」とか「なぞるように聞く」を訳
して伝えることは難しい。ドラえもんをネズミ
恐怖の例として使えないし，以心伝心という日
本人的な伝え方は通用しない。一方で，イギリ
スで発達した認知行動療法を日本人から習うの
は，茶道や空手をイギリス人から習うような不
思議さがあるかもしれないし，「お・も・て・
な・し」が画期的な作法だと受けとめられる可
能性すらある。教室にもその作法を持ち込みつ
つ（?），主客とも誠意を尽くす一期一会の精神
で，精神療法について対話を続けてみたい。

— 211 —

文　献

Kobori O, Nakazato M, Yoshinaga N, Shiraishi T, Takaoka K, Nakagawa A, Iyo M, Shimizu E (2014) Transporting Cognitive Behavioural Therapy (CBT) and Improving Access to Psychological Therapies (IAPT) Project to Japan : Preliminary observations and service evaluation in Chiba. Journal of Mental Health Training, Education and Practice, 9, 155-166.

Okita K, Kobori O, Sasaki T, Nakazato M, Shimizu E, and Iyo M (2013) Cognitive behavioural therapy for somatoform pain disorder in adolescents : a case study. Asia Pacific Journal of Counselling and Psychotherapy, 4, 1-7.

Okita M. Kobori O, Shiraishi T, & Iyo M (2014) Cognitive-Behavioral Therapy for Health Anxiety Disorder : A Case Report of a Japanese Male Suffering the After Effects of Apoplexy and Attempted Suicide. Journal of Psychotherapy & Psychological Disorders, 2 : 1.

Tanaka Y, Kobori O, and Nakazato M (2015) Changes in picturing of 'self' in social anxiety disorder : a case report. The Cognitive Behavioural Therapist, 8, e1.

Yoshinaga N, Kobori O, Iyo M, & Sshimizu E (2013) Cognitive behaviour therapy using the Clark and Wells model : A case study of a Japanese social anxiety disorder patient. The Cognitive Behaviour Therapist, 6, e3.

今，風を切って成長する子どもと共に，立ち続ける

Mihoko Kuroe

黒江　美穂子*

　このたび「精神療法を学び生かす」というテーマを与えられ，精神科医として越し方を振り返ってみた。何を以て精神療法というのか，が最も難しい問いのように思うものの，さまざまな精神療法に触れたことで自分が支えられてきた。現在の私のアイデンティティは児童精神科医であるが，まず，それ以前から触れてきた精神療法について述べ，次に児童精神科医となっていく途上で指導を受けた精神療法に関して述べていきたい。

I　精神科医としての素地

　大学の研修医時代には，各上級医の陪診や，研究室での症例検討などが非常に意義深かった。陪診は，診察室で各先生方と同じ時間や空間を共にすることにより，多種多様な言語的，非言語的診療スタイルを感じ，それぞれの精神療法を体感した。症例検討では，どのような症例に精神分析的精神療法が適応となるのか，治療の過程で症例がどのように展開していくのかをディスカッションを交えながら学ぶことができた。難解な言葉や概念であっても症例を通して学び考えていくと，研修医の私でも少しわかったような気になり，さらなる好奇心と興味が湧いてわくわくした。また入院症例を上級医と担当す

*国立国際医療研究センター 国府台病院 児童精神科
　〒272-8516　市川市国府台 1-7-1

る中で，わけもわからず転移—逆転移の渦に巻き込まれさまざまな感情や体験を味わい，それをカンファレンスや症例検討の場で何が起きているのかを上級医に明確化していただいた。

　大学以外の場では，2年間ほぼ毎週行われた基礎的な精神分析の講義が系統立てて精神療法を学ぶのに有意義であった。講師の先生方の講義はもちろん，受講生との質疑応答一つとってもそれぞれのスタイルが滲み出ており，とても興味深かった。その後の臨床で，症例におけるキーワードや気になる点に関して講義資料を読み返すたびに，新たな発見や気付きがあり，症例の捉え方を深められた。他にも家族療法や森田療法などの通年セミナーに参加した。こうした定期的な講義形式には，精神療法の基本的な理論や概念を学べると同時に，書物からでは得難い，各精神療法に精通した先生方から滲み出る雰囲気や思念などが五感を通して伝わってくる醍醐味があった。

　また別の形として集団精神療法がある。私の経験した集団精神療法は，後述する児童精神科病棟での各種集団精神療法や，自分自身がメンバーとなって参加する体験型グループ療法であった。グループの場で，コンダクターとメンバー，もしくはメンバー同士といった複数の人のやりとりが直に見られる意義は大きい。個人面接のような，一対一のともすれば閉塞的で蠱惑

的にも感じられる形式ではなく，グループに支えられたオープンな形でのやりとりを目の当たりにできたことや，自分の発言や存在がグループに抱えられたという体験は，日々の臨床において随分と肩の力を抜かせてくれたように思う。

以上により，精神分析的ものの見方や捉え方，症例の見立て方，またグループを治療の場として生かす姿勢などの素地が形成されていった。

Ⅱ 子どもの精神療法の現場

その後，児童精神科医を目指すべく，児童精神科専門病棟を持つ病院で3年間の研修に従事した。そこで行われる治療は，多岐にわたった。薬物療法などの身体的治療やダイナミックな入院治療，主治医との面接や遊戯療法などの個人精神療法，スポーツや創作活動などの病棟外活動も含めた活動集団療法（activity group therapy）やコミュニティーミーティング等の集団精神療法，さまざまな作業療法などであった。加えて，病棟の家族会，摂食障害や強迫性障害など特定の疾患を対象にした家族への心理教育など家族への介入や，児童相談所や教育相談機関等との関係者会議をはじめ他機関との連携も行われていた。研修医はこのような多角的・重層的な治療のあり方を学べる体制となっていた。実際には，病棟で子どもたちと過ごす何気ないひとときにも，彼らのいろんな感情や思いが未分化なまま研修医である私の中へ投げ込まれ，自分がどのように子どもと関わればよいのかどぎまぎするばかりであった。病棟外活動では，子どもたちと一緒のテントの中で一夜を過ごすなど，同じ体験を共有する機会がふんだんに設けられていた。これらの，体ごとぶつかり合いもみくちゃにされるような体験の中で，自分の立ち位置や視点は揺れ動いた。

私が3年間で受けた児童精神科医としての研修は，いわゆる精神分析の精神療法やその研修とは異なり，構造の枠としてはかなり緩やかなものだった。私自身，当初はこのような構造に強い戸惑いを覚えたが，今では，まず治療者が体験し感じ取っていくこと，言語化能力の未熟な子どもに寄り添いその中で感じたものを治療者自らの言葉で表現していくことの重要性を，学んだと考えている。そして，子どもを相手に治療していくにあたって，厳重に構造の枠を守ることよりも，そのはみ出した部分も含めて子どもを受け容れ治療を継続していくことが優先される場合があることとも，重なるように思う。枠の周囲も含めたゆとりやあそびをも使って，子どもは育っていくのではなかろうか。言い換えれば，頑なに枠を守ろうとすることに拘るよりも，治療のその時点で枠を越えていることを治療者が意識しておくこと，なぜ今この子どもは枠を越えねばならないのかを治療者が考え続けていくことが重要だと思う。ただし，思春期の子どもの依存と反発を受けて立ち，彼らが自立に向けての手応えを感じられるためには，大人側がしっかりとした構造や枠を提示することが必要不可欠である。この見極めがなかなか難しい。

上記の児童精神科研修のうち，子どもの精神療法に関する部分のみ取り上げて示すことは困難である。子どもとの関係性は，面接室内や言葉のやりとりだけには止まらない。入院生活そのものが精神療法であり，まさに子ども達が日々感じたり行動していく場で，彼らが発達促進的であるように支えていくさまざまなアプローチが精神療法ではないかと考える。そして，遊びそのものの持つ治療的機能を活かして子どもの主体性を尊重すること，特に入院治療や重症例においては利用できるあらゆる手段を投入して子どもの病理に取り組み発達を支える折衷性や包括性も，子どもの精神療法の特徴である，と指導を受けた。その中でも私が惹きつけられたのは，子どもの集団精神療法である。思春期に達した子どもは，親からの分離や自立に伴い，その孤独感や不安を乗り越えるためにも，同年代の仲間集団を求め一体感を共有しようとする。入院する子どもの中には，この仲間関係に挫折した経験を持つ子が少なくない。心の底では強

く仲間を求めながらも仲間集団を回避する彼らを，待ち受けているのは病院内のさまざまなグループである。たとえば病棟や病院内学級，放課後の部活動をはじめ，摂食障害や緘黙などの疾患を限定したスモールグループ，ゲームが好きな子ども達のグループ，絵を描くことが好きな子ども達が同人誌を作ったり，鉄道好きな子ども達が企画を立て近郊まで乗りに行ったり，多様な規模や段階のグループが用意されていた。子ども達は，自分と親和性が高かったり身の丈に合いそうなグループに見い出され，その中で徐々にほぐれ自分の居場所を手探りで確かめつつ，仲間集団との再統合を果たしてゆく。このさまざまなグループに研修医自身も継続的に参加することにより，子どもの変化や成長を抱えていく容れものとしてのグループ，そして集団精神療法の意義や魅力が肌で感じられた。治療者がその子どもの本当の変化や成長を実感し，変化のきっかけを捉え変化を信じて待てるようになるまでには，いくら成長の速い子ども相手とはいえ，3年間の研修期間は決して長すぎるものではない。

Ⅲ 研修の指導体制

さて研修では，毎週のカンファレンスで上級医からのクルズスに加え，研修医が診た初診症例の見立てや治療の方向性を検討した。さらに月2回各90分の症例検討会で，多職種が参加し多角的に症例を検討していく機会が設けられていた。他にも遊戯療法の症例検討会や院内研究会があり，入院症例を含め随時上級医に相談できる体制となっていた。

その中で最も印象深かったのは，指導医によるスーパーバイズ（以下SV）であった。研修2年目から開始されるシステムで，その組織のトップである指導医との個別な時間は，他の指導とは異なる特別感があった。月1回，約30分／回という設定であるが，この場以外にもカンファレンスや普段の病棟での様子から，研修医の日々のあり方や臨床はおそらく指導医には見え見えであり，ゆえに比較的短い30分でSVが可能だったのだろうと思われる。私の選んだSV症例は，2年以上と入院が長期化している摂食障害女児の症例であった。以下指導医の言葉を，《 》と示す。

初回のSVで，指導医は《この子の最大のご褒美は，こころが自由になることですね》と言われ，拒食や過活動に対する行動制限に翻弄される現状とのあまりのギャップに，私はただ愕然とした。「SVを受けることで，治療者の気持ちが楽になるわけではないんだ」と，呆としながら指導医の部屋を後にしたのを覚えている。今思うと，スーパーバイザーは，少なくとも次のSVまで，さらには数年後先までを見据え，それをどうにか目の前でもがいているバイジーがわかるようにコメントされるわけだから，バイジーは自分が気付かないこと，見えていない部分が一気に入り込んできて苦しくなるのは当たり前である。バイジーがそれを必死に消化し，眼前の子どもとのやりとりに展開していこうとする姿勢を持ち続けていけることが，SVの一つの意義であると思われる。

SVは，いわば階段を一つひとつ登るような作業であった。大切なのは，バイザーが手を貸して引っぱりあげるのではなく，これならバイジーが登れると思える一段をバイザーが提示し，それを登るのはバイジー自身，ということである。登るごとに，その登った分だけケースや治療に対する視野が広がっていった。SVの中で指導医は，《この子の，本当の気持ちに耳を傾け，大事にしてあげること》，《大人になることのambivalenceに立ちすくむ子どもが，ambivalenceを受けて立てるように支えるのが入院治療であること》，病気を外在化する視点，思春期女児の母子関係をどう支えるか，などをこの症例を通して伝えられた。特に病気を外在化する視点は，この女児と治療者が相対して硬直化してきた構図から，病気という共通の相手に対し女児と治療者が並んで協力していく構図への変化をもたらした。そして，女児の中に微

かだが確かにある健康的な自我と，治療者が手を結べるようになってはじめて，女児は自分の気持ちを少しずつ語るようになっていった。その後も，繰り返される体重減少や過食に対する行動制限の中で，くじけそうになる治療者を，指導医は《working through とは，堂々巡りに見えて，実は螺旋のように少し変化している》と，励まし続けてくださった。そして合間に，症例を越えて普遍的な児童精神科治療に対する視座も，何気なくぽろっと話された。《言葉と共に伝わる，nonverbal なイメージの重要性》，《入院治療のきっかけは，子どもの時代を大切にするタイミング，このままのスピードで大人にならなくてもいいよとストップをかけること》，《治療とは，人が持つ本能的に治っていく力を，十分に出していけることの交通整理をしているにすぎない》など，ここに取り上げたのはごく一部であるが，いつも平易な言葉でときに鮮やかな比喩を使いながら話された。その度に，背中をそっと押されるような心地がしたものである。

さらに，SV 症例の父母に対して，この指導医が治療者となって 2 カ月毎の家族療法が導入される，という機会にも恵まれた。指導医は，《娘さんを患者としてではなく，家族のあり方や方向性を変えなければいけないときに家族を治療の場へ連れてきてくれた人として》捉える視点をまず話された。それから丁寧に家族の成り立ちをさかのぼって聴き，家族のあり方への理解を深めると共に親の思いを受け止め支えていかれた。その過程で，こわばっていた母親が徐々にほぐれて表情が柔らかくなっていくのが，ありありと感じられた。同席する父親にも支えられて，母親は安心して自分自身の活き活きとした情緒に触れることができ，瑞々しくしなやかな母性を取り戻していった。この母親が，思春期女児からの依存と反発を受けて立ちながらも，自分の娘と共に過ごすことを楽しめる逞しさを獲得していったことが，この SV 症例の治療転機であったと考えている。

こうして SV を開始して 1 年半後にこの女児は退院し，指導医が言われた通り《こころの自由》をいつの間にかしっかりと手に入れていた。外来での彼女は，湧き出る泉のように活き活きと率直に自分の思いを語り，主治医である私はそれをただ聴いているだけであった。そして，研修終了と同時に 2 年間の SV も終了した。

ここまで指導医から受けた直接的指導に関して述べてきたが，上記以外にも間接的な指導や伝承があったと考えている。それは，SV だけではない指導医のさまざまな治療のあり方や他の姿を，研修医側からも拝見できる環境のゆえであった。症例検討会や各種連携協議会，その後の懇親会での発言，院内ペアレントトレーニングの総括や指南役，その組織で進行中の研究に対するコメントなどから，指導医がどのような理念で児童精神科領域に臨んでおられるか，ということが研修医の拙い理解力であっても多角的に伝わってきた。この，お互いよく見えているというオープンな関係性は，余計な疑念や空想を生むことがなく安心感があった。また，組織の治療方針が，指導医の考えや思想を基に一貫しており，他の上級医の治療の指針にもその指導医の考え方が根幹となっていた。これは，そこで学ぶ研修医としては迷いが少なく研修しやすい環境であったといえよう。その反面，指導医以外の見かたや考え方に触れる機会が少なかったこと，組織のトップである指導医の考え方を疑ったり吟味したりする視点を持ちえなかったことは，精神療法を伝承される体制としてマイナスの点であったかもしれない。

Ⅳ 指導医から伝えられたこと

最も中核的なものは，まず児童思春期症例の見立て方である。Bio-Psycho-Social モデルを基盤に，その子どもの心の中で，家族との間で，何が起きているのかを，発達や成長という視点を入れて見立てることである。その子どもの発達段階を意識し，特に思春期と幼児期のつながりやそのパラレルな葛藤を考えていく視点は，

見立てのみならず，治療過程を理解し評価する上でも大変役に立ち助けられた。そして次に，この見立てを手掛かりに，治療者が自らの逆転移に気付き，それをいかに治療に生かすか，ということである。子どもたちから投げ込まれる生の感情や思いを十分味わいながらも，それに消耗しきってしまうことなく治療者が生き延びること，治療者が生き延びることでその子どもも生かされ彼らが抱える課題を working through していけることが，言うはやすく行うは難くも求められる治療であると思う。

　振り返ると，物事の真実に迫っていこうとする指導医の粘り強い姿勢や深く豊かで力強い表現力，見事な比喩の用い方も，指導に少なからず影響を与えていた。一例を挙げると，前述したSV症例の家族療法のある場面で，予後を案じる父母に《摂食障害は，鳥黐（とりもち）のようなものですから。いつまでもしつこくくっついてくる》との発言には，父母はもちろん，別室のスタッフまで一同笑ってしまった。このように絶妙な比喩とユーモアで，肩の力を抜かせなごませる技は，見事という他ない。

　さらにその指導医の中に，ありのままを鋭く見つめる深く冷静な視点と，活き活きとした子どもらしさが，同時に息づいている，ということが非常に魅力的であり，実は子どもの精神療法を行う上で重要なポイントではないかと考えている。誤解を恐れずに述べると，児童精神科医はどこか大人げない人が多いように感じる。それは翻って，子どもの心を失っていないこと，

自らの中に子どもの心性が活き活きと息づいていることが，眼前の子どもと接していく上で必要であるからかもしれない。治療者が，その子どもが安心して治療に向き合える場を大人として保証しながらも，その治療の場の中では，こわばっている子どもの心に，治療者自らの子どもの心性を用いて共感し遊びなどのやりとりでほぐしていく。そして，その子が本来のその子どもらしさを取り戻し自由になっていくことを，援けていくのだと思われる。

　以上述べてきたような豊かな精神療法を体得させてもらう幸運に恵まれながら，それをしっかり自分の治療に活かせているのか，と問われると甚だ心許ない。《子どもは，今風を切って成長する途上にある。子どもとその子の抱えた課題をつなぐ媒体が治療者であり精神療法であるならば，治療者が自らを間（あいだ）の人間として提供していくこと，子どもの話を聴く場としてつないでいくこと，また待てること。治療者をリアルな対象として提供し，その治療の場で子どもとの二人の関係のうちの一人として立ち続けることで，その子の生きている根拠を失わせないこと》をこれからも真摯にやり続けていくしかない。そして，これから子どもの精神療法を目指す若き同志が現れたときに，彼らが子どもと共に立ち続けられること，治療の中で生き延びていけるようエンパワーメントしていくことが，私に課せられた使命であり，指導医からの伝承を受け継ぎつないでいくことだと思っている。

「人と共に在る在り方」，そして繋がりながら自由で居られるということ

Toyomi Tsushima

津島　豊美*

　精神療法を学び生かす——実際に書くとなると非常に難しいテーマである。精神療法もその訓練も対人関係であり相手のあることなので軽々に「たられば」を述べる気にはなれない。また指導者との出会い方や訓練を受けたタイミング，そのときの自分の内的外的状況などの影響も大きいので訓練の内容だけを抜き出して云々するのは不公平だ。ゆえ，受けてきた訓練を自分の人生と絡めて時系列で記述するのが最も実り多いように思うので少し生々しく読みづらい文章になってしまうと思うが書いてみようと思う。

　現在私は開業精神科医で，保険診療の他に構造化された精神療法（長期及び短期）を臨床心理士スタッフ数人と共にチームで行い約20年になる。その前の病院勤務時代を含めると30年近く精神療法を行ってきた。元々愛着理論に親和性が高くそれを基礎としつつ患者さんの人生にプラスになることなら何でも治療に取り入れていくというスタンスなので，精神療法に限らずさまざまな訓練を受けてきた。しかしその中で突出した影響を受けたのは精神科医になって間もない頃から20年近く受けていた精神分析理論を基礎とした各種訓練だと思うので，まずそれらを主にご指導いただいた2名の先生との体験から学び生かしていることについて詳細に述べ，最後に最近受け始めた短期精神療法の訓練にも少しふれることにする。すべての先生への言葉で言い尽くせないほどの感謝を込めて記していきたい。

I　精神分析を基礎とした児童・乳幼児臨床の訓練：A先生（医師）

　A先生は私が最初に長期的なスーパービジョン（以下SV）を受けた先生で，当時私が勤務していた病院の先輩医師が「児童臨床なら是非A先生に」と紹介してくださったお陰でお会いすることができた。最初の半年はA先生の児童精神科外来に陪席し，その後若干のときを経て1年半ほど個人精神療法のSV（毎週）を受けさせていただいた。出会ってすぐに私はA先生の生きる姿勢つまり人権意識の強さ，すべての人に愛情深く接する姿勢，経済的にも心理的にもどん底状態にある人々を尊敬しすべての人に市民権があると語る姿勢に強く胸を打たれた。治療にも妥協がなく，「治療者はまず患者さんに害を与えないこと。そして一回の治療で全部治すこと」とよく仰っていた。初学者の私はA先生のようになりたいと憧れ，その臨床，思想，人柄からできるだけ多くのことを吸収したくて外来見学時には細かく質問した。またA先生の著作をはじめその専門領域の関連書籍を多く読み，学会にも参加させていただ

---

*つしまメンタルクリニック
〒342-0041　吉川市保1-20-1 竹内ビル3F

いた。憧れが引き出す力というのはすごいもので、その2～3年で集中的に学んだお陰でその分野に関しては相当量の知識を身につけられたと思う。

しかしA先生から学べばA先生のようになれるのではという考えは当然大間違いだった。その上、私の存在はA先生にとっては相当迷惑だったらしい。私が当時勤務していた病院では臨床と教育が違和感なく共存しており診察への陪席は日常的に行われていたのだが、A先生にとっては患者さんとのプライベートな面接に異物が入り込むことに他ならなかったようだ。そのことを知り私は大変申しわけなく思ったが、それでもA先生から離れようとはしなかった。当時は精神分析に力を入れている2,3の大学に属している人以外は個人SVの機会などほとんど得られない時代だったので何とかSVまで受けさせていただきたかったのである。そしてその願いを叶えてくださったのはA先生の一度引き受けたら最後まで責任を負う姿勢の体現だったのだろう。数年のときを経て私は個人SVを二例受けさせていただいた。

最初の症例は重症思春期境界例で入院治療だった。私の不在時に病院内の物を破損するという行動化を繰り返す子で、それに反応するスタッフへの対処も含め非常に困っていたためご指導いただくことにした。A先生はまず、その子の分離不安など心を理解しようとしている私が同時に行動化を止めさせようと管理もしていることがその子の心を混乱させていると指摘し、A-Tスプリットにして管理を誰かに委ねて精神療法だけ行うようにと仰った。私はそれに従い管理を後輩医師に頼むことにしたが、初めてのことでうまく機能せず行動化はエスカレートするばかりだった。そしてついにその子が手首を自傷した際、丁度A先生の出張でSVが休みだったので、私は自らの判断でその子を隔離室で保護し、A-Tスプリットも精神療法も中止し治療の全責任を自分に戻した。心の理解よりも安全確保が先と考えたのだ。そしてその子

が退行から脱するために何がサポートになるのか自分なりに考えながら隔離室内でかかわっていた際、不意に互いのスリッパを交換したところ声を上げて笑ったその子を見て、ああこのスリッパ交換が分離不安を緩和するかもしれないと気付いた。

出張から戻られたA先生は少し驚いた様子だったが、私が自分なりに考えて治療を組み立て直したことを認め、その意味について一緒に考えてくださった。A先生は、英語で「他人の靴を履く」というのは「その人の気持ちになって考える」という意味なのだと教えてくださったのだが、今の状況とぴったりだと思い深く納得した。このとき私なりの努力をA先生に否定されなかったことはとてもよい体験だった。そして私の力量とその子の自我の脆弱性を考慮すれば精神分析的精神療法よりも支持的かかわりにしたほうがよいと現状を踏まえて仰り、A先生の指導自体も「自分で考えなさい。いろいろ試行錯誤しなさい」という言葉に変わった。そうして仕切り直された治療は「分離不安に持ちこたえる」という前向きな方向性を示しつつ退院へ向けて段階的に目標を決めて進み、家族の協力も得ながらその子は無事退院していった。

そしてもう一例母子症例をSVしていただき、私の開業と同時にA先生とのSVは終結した。

さて、このSV体験が私のその後の治療実践にどう影響したかを二つの面から振り返ってみる。一つめに、A先生の指導と実際の治療経験とを総合して最終的に理解したことは、①治療者はその治療に全責任を負い理想的にではなく現実的に安全に進めなければならないということ、②始めに治療構造ありきではなく正確な診断に基づき現状に合った治療方針を立てる中で治療構造を組み立てるのだということの二点である。難しい症例と向き合う中で私はこれらの教訓を身にしみて理解した。講義や書物から得た知識とは質的にまったく異なる理解だ。そのお陰でこれらはその後もずっと私の治療実践の基盤となっている。

二つめはこのSVでのA先生との関係性から学んだことだが，こちらはより複雑である。少なくとも私にとってはSV場面は常に緊張を伴う気ぜわしいものだった。その内容を微小分析的に書き起こせば，「A先生が私に質問→私がそれについて考えている→（私が答える前に）A先生が答えを述べる」というパターンが繰り返されていた。私には答えられないと判断されてのことだと思うが，結局「正答」はA先生が持っていて私はそれに従うだけになっていた。そうして私はA先生の教示の通りに行動することに意識を集中し，自分自身で患者さんを観察し感じ考え自分の責任で方針決定するという本来の思考から外れてしまったのだと思う。A先生からの借り物の道具を使いこなせないまま私はA先生を苛立たせ，治療も悪循環になってしまった。

途中にA先生との分離があり仕切り直せたのは幸いだったと思う。私は自分で考え自分にできることをし，A先生がそれを後押ししてくれるという形になり，ようやく有効なSVになったという印象がある。実際A先生の臨床現場すなわちA-Tスプリットに慣れた医師や病棟スタッフが普通に存在する現場と私の勤務していた病棟とでは事情が違い過ぎてA先生の助言をそのまま当てはめるのは困難だったと思う。そのような現状を共有しないままSVがハイスピードで進み上記の悪循環に陥ったのは，変革者タイプのA先生の特徴と私のA先生に対する憧れの強さとがマイナスに相互作用した結果だろうと私は考えている。そして大変書きづらいのだがA先生の苛々した様子（と私には思えた）を長期間感じ続けるうちに私はすっかり自信を失ってしまった。ゆえA先生から受けた影響には極端にプラスとマイナスの面があり今でも整理できていないというのが私の正直な心境である。

II　自我心理学を基礎とした統合的な力動的精神療法の訓練：B先生（医師）

その後も私は重症境界例の治療を数人併行して継続していたが，すっかり自信を失い心理的にも混乱していたのでとにかく落ち着いて安定した治療を行えるようになりたいと思い境界例に詳しいB先生に指導を申し込んだ。B先生は開業精神療法家で後進のSVや教育分析を仕事の一部とされており快く引き受けてくださったので大変有難かった。また指導者のタイプ的にも好対照で，A先生が自ら輝きを放ち重要なことを言葉で教えてくださるタイプなのに対し，B先生は被指導者の長所を見つけて照らし返したり個性や独自の考えを引き出したりして輝けるようにしてくれる名人だと私は思っている。

B先生から受けた訓練は，集団精神療法のTグループ，少人数グループでの講義・症例検討，個人SVそして教育分析と多岐にわたり10年以上も学ばせていただいた。先述の事情から，まず最初に教育分析（対面法。週2回から開始しその後週1回に）を受け，4年で終結した後少し間をあけてから個人SVを4年間受けさせていただいた。なおその間ずっとグループ形式の各種訓練を併行して受けていたが紙幅の関係で教育分析と個人SVに関してのみ記述することにする。

教育分析は主に二つの面で私にとってかけがえのない体験だった。一つは精神分析に関する多くの疑問や誤解を体験を通して理解し直し修正する場として。たとえば，A先生には「分析家は謝らない（＝謝ることで患者さんのネガティヴな感情表出に蓋をしない）」と教えられたが，社会的な人間関係なら謝ってもらえるはずの場面で謝ってもらえないとしたら患者さんはそんな嫌な思いをする治療にお金を払ってまで来るだろうか？　と疑問だった。そしてB先生は普通に謝った。謝った後で私の気持ちをじっくり聞き肯定的に理解してくれた。逆にもし謝らずに気持ちを聞かれたら言えただろう

か？　否。むしろ非はこちらにあると思われている気がして諦めて沈黙しただろう。つまりB先生の教育分析は愛のある健康な対人関係の提供がベースにありその中に精神分析理論が統合されていて大変自然で肯定的だった。ゆえ，それまで受けた講義や訓練は理論優先で現実にそぐわないと思っていた私にとってはとても心地良かったし，自分の感覚がおかしいのではなくそれまでの訓練との相性が悪かっただけなのだと思いホッとした。そうして砂地が水を吸うように私はB先生のかかわり方を意識的にも無意識的にも吸収していった。

　また知識として知っていただけの精神分析概念を体験的に理解できたことも大きかった。たとえば転移は実際には非言語的に感じとらなければわからないものだということなどである。つまり治療者は言語のみならず非言語的コミュニケーションにも敏感でなければならないということを体験から理解できたのはとても貴重だったと思う。

　二つめは，教育分析により私自身，健康を回復し治療者としても人生としても幸福になれたことだ。前のSVから私は治療者として欠陥があると思い込んでいたのでB先生にそのことを聞いてみた。すると「ないです。そんなだったら重症境界例の治療なんかできてないよ」と一蹴された。そして最初の頃は「今ここで」の気持ちを集中的に聞かれたのが特徴的だった。気持ちを聞かれても考えばかり答えてしまう当時の私は，①超自我・自我理想として自分を律している思考と②抑圧され身体に表れていた感情とが繋がっていないという心理状態だった。おそらくそれが治療者として欠陥があると思っていた理由だったのだろう。B先生は繰り返し気持ちを聞き，続いて考えを聞いたが，ペースが速すぎるときは止めたり待ったりもしてくれた。そうして私のペースで感じ考え決定し行動し結果に責任を負うというプロセスを繰り返すうちに私は心理的に回復し，治療者としてもスムーズに機能できるようになっていったと自分

では理解している。この反復された生の体験は手続き記憶として身につき，私は患者さんに対しても同様のかかわりをするようになっていった（最初はかなり意識的に行ったが反復するうちに自然にできるようになっていった）。

　また私は教育分析中に個人開業し，終結時には結婚をした。そうして今も自分なりに社会貢献し幸せな人生を送っていられるのはB先生のお陰だと思い深く感謝している。

　次に個人SVを二症例（思春期と成人）に関し受けたのだが，この頃には私はSVを「知識としての精神分析理論と生の治療実践とを繋げて治療技術（手続き記憶）として定着させる場」と考えるようになっていた。脳科学的に言えばトップダウンプロセシング（知識に基づいて考える流れ）とボトムアッププロセシング（体験に基づいて感じ考える流れ）とを繋げる作業だ。SVの仕組みをそう理解したことで漠然とSVに過度な期待をしなくなったのは大きかったと思う（A先生のときにはまだ私は頭で理解したらすぐにできると勘違いしていたのでA先生はさぞかしげんなりしただろうと申しわけなく思う）。

　B先生の教育姿勢の特徴を二つの面から述べる。一つは患者さんの治療ニーズを最優先とし，正確な記述的診断・力動的診断を重視し治療方針に関しては精神療法のみならず薬物療法や社会生活面での援助についてもご指導くださったことだ。患者さんのニーズよりも治療者のニーズが優先されることは絶対になく，精神療法に関しても学派にこだわらずその治療にとって適切な理論や技法を選択できるよう統合的に指導してくださった。これは私のその後の治療実践の基礎となっている。

　二つめはB先生が実際に教える際のかかわり合いの特徴すなわち先生が教示するのではなく私が自分で考えて患者理解を深められるよう質問を繰り返すという教え方である。私が答えられなければ別の角度から質問してくれた。これは先述のA先生との関係性とは対照的だろ

う。そうして私はボトムアッププロセシングにより試行錯誤を繰り返し，知識としての理論と結びつけながら自分で考えて治療を組み立てられるようになっていった。

またB先生の肯定的な態度は一貫して変わらず，私の癖を指摘して直そうとする際も「あなたは〜だ」などの決めつける言い方をされたことは一度もなかった。お陰で私は一人の治療者として尊重され，逆に言えば失敗してもB先生のせいにすることなく完全に自分自身の責任で学び成長するというプロセスを踏むことができた。これもA先生のときとは対照的だったと思う。

またB先生は教えることを楽しんでおられるし常に余裕がありユーモラスだった。そして基本的に私のことを好いてくれていると感じられたので，私はB先生の前で自由だったし異論をはっきり述べることもできた。ゆえにB先生との関係性から私が受けたプラスの影響は計り知れず，また内容的にも豊かなものだったと思う。私は今なお至らない点の多い治療者だけれども，それでも意識しなくても患者さんの自発性を尊重し，決めつけず，喜んで異論を受け入れていられるのはB先生のお陰だと深く感謝している。なおB先生の指導からは私個人としては特にマイナスの影響は受けていないように思う。

III　ある短期精神療法の訓練：C先生（医師）

C先生は私より年下だが非常に聡明で優れた言語的コミュニケーション力をお持ちの方で，セミクローズドのグループ形式での指導を行っておられるのでここ数年参加させていただいている。長期療法に加えて症状とその周辺に焦点付けた短期療法もできるようになれば患者さんにとって有益なので是非習得したいと50歳近くなってから学び始めたのだ。

C先生のグループには明確なルールがある。最初にC先生の著書を読み講義を受けて基礎的オリエンテーションを身につけることが症例

検討グループへの参加条件だ。また症例検討グループでは症例発表者の治療に対し他の参加者は直接的に意見してはならず，代わりに自分の治療に役立てるための質問をするということになっている。そのため発表者の安全が保障されていて終始肯定的な雰囲気で進められるのが特徴だ。ゆえ参加していて嫌な気持ちになることが少ないのはこのグループの良い点だと思う。

その一方でこのグループでは逆転移を取り扱わないので治療者としての成長もスキル面に限定されるかもしれない。しかしながらこの短期精神療法を行い治療の焦点付けを意識するようになったことで，事実私は多くの患者さんを短期間で回復へと向かわせることができるようになった。ゆえ，私の治療スキルの一つとして数えられるようになるまで指導を受け続けたいと考えている。

IV　考察とまとめ

私のすべての指導者には共通点がある。それはすべての人を尊敬する姿勢，そしてある特定の理論よりも生身の人間としての患者さんの人生を優先させる考え方である。各先生の指導のお陰で，それらは私にとっても揺るぎない治療思想となったことに深く感謝している。

次に，すべての指導を総合してつくづく思うのは，精神療法の技術は手続き記憶だということである。文献を読むだけでなく，自分で感じ考え決定し行動し結果に責任を負うというプロセスを反復し，手続き記憶に落とし込めて初めて実践に応用できるのだ。そしてときが経てば患者さんも移り変わるので治療者も常に成長していかなければならず，実践的な学びのプロセスは終わりなき旅と言えるだろう。これは精神療法において患者さんに身につけてもらうこととも共通しているだろう。

そして最後に最も重要なことだが，「人と共に在る在り方」つまり手続き記憶としての関係性の在り方は精神療法実践においても教育実践においてもまさに中心的プロセスだということ

である。患者さんが自分自身の人生を生きられるようになる（愛着理論の用語で言えばメンタライズする自己を持つ）ためには，B先生が私に対してそうだったように，治療者はまず患者さんに対して肯定的であり続ける必要があると思う。ダイアナ・フォーシャは「理解されること，そして愛があり，思いやりがあり，調律してくれて，落ち着いている心（mind）とまごころ（heart）を持つ他者の中に存在しているという感覚を持つこと」を通してメンタライズする自己は現れると述べている。B先生が私を常に好いてくれていて余裕がありユーモラスだったことは私にとってとても安心な体験であり，すべての変化の基盤となっていたと思う。さらに，患者さんが自ら感じ考え決定し行動できるようになるには，治療者は患者さんのペースを尊重し，決めつけず，質問して自ら感じ考えられるように助ける必要がある。そうでなければ頭では患者さんを尊重しているつもりでも実際に尊重していることにはならないのだ。

今，私は最も影響を受けた指導者B先生から離れて愛着理論を探究したりC先生のご指導を受けたりして自由に活動している。しかし今もB先生との心の絆を安全基地として活動していることは間違いない。そしてそのような絆を生み，繋がりながら自由でいられる人間関係を育むことが今の私の治療実践の中核でもあると思っている。

文　献

Wallin DJ（2007）Attachment in Psychotherapy. New York, The Guilford Press.（津島豊美訳（2011）愛着と精神療法. 星和書店）

精神療法を学び活かす
▶ スーパーバイジー体験を振り返る中で考えること

Masayo Uji

宇治　雅代*

はじめに

　私が現在のスーパーバイザーに，個人スーパービジョンを受け始めるようになって10年近くになる。現在進行形でスーパービジョンを受けているため，この体験をうまく整理して書くことはできないかもしれないが，今，このテーマについて執筆することは，スーパービジョンを受けてきた期間，およびそれにさかのぼる数年間を私なりに振り返るよい機会であると思う。

I　スーパービジョンを受けるまでの背景

　私がスーパービジョンを受け始めたのは，大学院博士課程を卒業してしばらくした頃である。当時，私は，週に2日，熊本大学医学部付属病院の外来で，無給の非常勤医師として精神療法は細々と続け，生計を立てるために精神科病院で週3日程度非常勤医師として勤務していた頃だった。薬物療法主体の治療や社会資源の提供だけでは，精神疾患で困難を抱える人々の，本質的な健康回復をもたらさないと感じていたので，精神療法をしっかりと学びたいという思いはあった。時間のゆとりはあったものの，熊本では精神療法を学べる場もなく，他県で開催されている精神分析関連の研究会や学会に出かけて精神療法について学んでいた。

　私は，大学院博士課程に入学する2年前まで，遠方の病院に約3年間勤務していたが，その期間の最後の約8カ月間，女性の臨床心理士の先生にお願いして，週に1回，定期的に私が受け持つクライエントについて，一対一でご助言をいただいていた経験がある。その先生がご自身で開業されている面接室を使って開催されていたロールシャッハテストの講習会に参加させていただいた際に，力動的な視点で症例について考えるということに，強く興味を抱いた。その研修コースが終わる時期になり，私のクライエントの心の動きについてご助言をいただく機会をご提供いただけないだろうかとお願いした。当時は，精神・心理療法の領域で，スーパーバイジーがスーパーバイザーから一対一でスーパービジョンを受けるという教育技法が普通に存在することも知らなかったが，それが，私の初めての個人スーパービジョン体験だったと思う。残念ながら私の転勤により，僅か8カ月ほどで終了した。短期間であるが有意義であったその経験は，少なくとも現在のスーパーバイザーにご指導をお願いすることへの後押しとなっている。

　私が現在のスーパーバイザー［以下，"先生"と記載］と最初にお話しさせていただいたのは，スーパービジョンを受けるようになる4，5年

---

*熊本大学大学院生命科学研究部生命倫理学分野
〒860-8556　熊本市中央区本荘1-1-1

前に遡る。当時，熊本大学の医局におられた大先輩にあたる精神科医の先生が，多文化間精神医学会で，先生を紹介してくださったときである。先生は，学会の出張先でもジョギングを欠かさないし，日常的にスポーツジムに通っていらっしゃるということをうかがった。その先輩の先生が『先生の手のひらには硬い豆ができて，鉄のようになっているので触らせてもらいなさい』と私に勧めてくださるが，先生はご高名な先生であり，しかも初対面で触れていいものかどうか，心の中では葛藤を起こしつつも，触らせていただいたという経緯がある。

その次にお話しさせていただいたのは，福岡精神分析インスティチュートにおいて，先生がご講義をなさった際に，終了後に個別に質問をさせていただいたときである。初心者である私のレベルまで降りてくださり，丁寧な対応をしていただいた記憶がある。

三度目は熊本で学会が開催された際に，前述の先輩の先生の指示により，当時の研修医とともに先生を熊本空港までお迎えに行ったときである。熊本空港から熊本市内までの車の後部座席に先生と横並びで座り，大変，緊張した記憶がある。今回，この体験談を執筆するのにあたって，改めて気付いたことは，前述の熊本大学の大先輩の先生が，私が精神療法に興味があるのをご存知で，私が先生（現在のスーパーバイザー）とお話しできる機会をそれとなく作ってくださっていたのだということだ。熊本では精神療法の文化は乏しいが，それを学ぶことを後押ししてくださる先生もいらっしゃった。

それ以外にも，先生のご記憶にはないであろうが，先生が主催なさってこられた日韓合同の若手精神科医師の会に参加させていただいたときには先生の方からお声かけいただいたり，海外の学会に提出する抄録をチェックしていただいたりしていた記憶がある。また，月1回の先生のオフィスで開催される研究会に時間の許す限り参加していた。先生とは，出身大学も異なり，ましてやこれまで一度も先生のもとで臨床業務に携わらせていただいたこともなく，おそらく，スーパービジョンをお引き受けいただけないだろうと思っていたが，やはりお願いするのにあたってわずかな期待はしていた。「（クライエントに）よくなってもらいたいのね。」と私に確認された上で，「年明けから始めましょう。」とおっしゃってくださった。

II　スーパービジョンで学んだこと

先生から学んだことはあまりにも多い。それは，私以外の人間であっても先生からスーパービジョンを受ければ学べるであろうことと，私の置かれている立場や環境ゆえに先生から受けるスーパービジョンが特別な意味を持って私を救ってくれたこともある。後者については最後のところで述べることにして，まず前者について述べたい。

第一に，知識と技法である。最初はよく分からないご助言，ご指摘もしっかり聴き，取り入れていこうと思った。勧められた書籍は読むようにしている。症例を見ていただく中で，勧められた介入法は実践するようにしている。いただくご指摘，ご助言により，治療が進む道筋を見出すことを助けていただける。道筋の第一歩が，クライエントのパーソナリティの見立てをする作業である。それなしでは道のない樹海に迷い込んでしまう。スーパービジョンを受ける前には，パーソナリティの見立てをする術を持たなかったために，個別のクライエントに対してどの部分に焦点づけて，どう介入していくかということは，分からなかった，と言うよりも，そういう発想すらなかった。その他にも細かな介入技法をご提示いただける。やってみたら治療が新たな展開を見せ，そこで理解が深まることも経験してきた。

だが，そうはうまくいかないこともある。自分がクライエントと相対する中で体験していることと，それに対してのスーパーバイザーのコメントや介入についてのご助言が私の頭の中でぴったりと一致して理解できたときには，気持ち

に余裕をもって介入できるが，先生のコメントの意図するところを，私自身が十分に理解できていないことに気付かずに，もしくは先生のコメントを違ったニュアンスで理解してしまっているままで，いただいた助言通りに介入しても，クライエントを前にして，心の中はしどろもどろになりうろたえたりすることもある。ご助言を理解，活用するのにあたって，どういった部分で理解に困っているのかにつき伝えるこちらの能力も必要である。先生のコメントがよく理解できていないことを自分が認識できたときには，"なぜ…?" という質問を繰り返すこともある。小さいころの好奇心，そして聞いても理解できない何とも言えないもどかしさを再体験する。書籍を読めば分かることであれば読むし，それに関する知識であれば言葉を介して学ぶこともできるが，長年の，治療者として，そして教育者としての経験を積まないと分からないようなことがたくさんあるのではないかと思う。特に個別の事例に対しての理解や介入においては，そうした要素が大きいのではないかと思う。したがって，スーパーバイザーとスーパーバイジーの間の知識と経験の解離が大きければ大きいほど，スーパーバイジーがご助言をうまく理解したり使いこなしたりできないという現象が発生するのかもしれない。しかし，そのときに理解できなかったコメントも，後に別の機会や別のケースで類似のコメントをいただいた際に，腑に落ちていくこともある。紹介された書籍を読むこともこの理解を助けてくれることもある。以前，理解できなかったことが理解できるようになると嬉しいものである。最初からすべてを理解できるとは思わずに，ご助言で理解しづらかったことも心にひっかけておきつつ，治療することと学ぶことを継続し続けることは大事であると考える。

　第二に，自分自身を出すことを経験する機会をいただいていると思う。スーパービジョンは，よくも悪くも自分のあり方の傾向が浮かび上がる場でもある。自分自身の逆転移を悟られること

に対して私は防衛的な人間だと思うが，すでにばれてしまっていると思うので，今は自分の持ち得る資質の中で，率直に相談していくことがスーパービジョンの醍醐味であると感じる。クライエントの人生について考えるときに，クライエントと自分との共通点を見出すこともあり，自分を診ていただいているという側面もある。スーパービジョンは人生について学ぶ経験でもある。超自我が緩みすぎて，持参するレジュメの誤字脱字が多い。当然，これではいけないと思う気持ちもあるが，許していただけるであろうという甘えもある。

　第三に，私を指導していただく際の先生のあり方である。今でこそ，九州新幹線で通うことが可能であるが，スーパービジョンを受け始めた数年間は，在来線で通った。その頃は，よく人身事故や天候の影響で，運休，もしくは徐行運転となることがしばしばであった。ある日，行けそうにないということでキャンセルの連絡を入れた。大幅に遅れつつも到着したので，電話を入れると驚くべきことにまだ待ってくださっていた。またあるときには，完全に運休になってしまい，急遽，高速バスで行くことにした。道路はひどい渋滞で，天神から博多までは地下鉄の方が早いと思い，高速バスから降りて地下鉄に乗り換え，博多駅から汗だくになりながら全力疾走で走って走りぬいた。いつもは短いはずの距離もすごく長く感じられた。そのときも，大幅に遅れたが待っていてくださった。スーパービジョンを受けつつも，顔面から噴き出てくる汗をどうすることもできなかったのを思い出す。この2回の経験は，治療者としての自分を顧みる機会になった。もしクライエントからキャンセルを受ければ私はその後のそのクライエントのための時間，面接室にい続けることはしているだろうかと振り返ってみた場合，そうではなかった。

　また，これまでにいくつかの学会でスーパービジョンを受けている症例について発表する際には，可能な限り，発表会場に足を運んでくだ

さっている。父兄授業参観のような気分である。少しの照れと緊張感がある。ただ待つだけではなく，積極的に面倒を見ていただいている。先生のクライエントに向かう姿勢を通してもそれを感じる。それも私がクライエントに接する際に忘れがちな姿勢である。

私が一生懸命やることに関しては，先生は誠意をもって返してくださるし，先生がご覧になっていないところで私が諸活動：学生講義や精神療法，に積極的に取り組んでいるのをご存知になれば（逐一ご報告申し上げているわけではないが），それについても喜んでくれると信じることができる。精神療法の知識を伝授されるばかりでなく，それを体験する場をいただけたとも言える。

最後に，学ぶことの喜びの経験である。私は，個人的な趣味は別として，医師になって以降，精神分析という学問に出会う以前は，一生懸命に取り組めるものと出会えなかった。内科医を経て精神科医になり大学の医局に所属したが，そこでも生物学的なものの見方が主流で，統合失調症の人にもうつ病の人にも"無理をさせずに"，という雰囲気が，治療スタッフの中の主流の姿勢であった。精神・心理療法では，クライエントが自己を確立し，そして創造的に生きていくことを助けるものであり，その意味では，それとは対照的であり，希望を感じさせてくれる。クライエントの回復は私の喜びでもあるし，クライエントの姿勢を通してこちらも学ぶこともある。それらを発見させてくれたのがスーパービジョンであると思う。だが，先生に頼っているところが大きく，もしこのスーパービジョンがなければ，私はこうした喜びを体験し続けることができるだろうかと最近，考えてしまうことがある。

最後に，私の個人的な状況ゆえに，スーパービジョンを受けることで救われていることについて述べたい。これには二つある。まず一つ目は，先にも述べたように，これまで多くの精神・心理療法の研究会に参加してきた。精神療法の根付かない土地で精神科医をしてきたという劣等感や，精神科医として精神・心理療法の領域において，自分が初心者であるという気おくれから，そうした場面では発言や質問をしづらかった記憶がある。しかし先生と一対一であれば分からないことは尋ねれば丁寧に教えてくださる。それができるようになって，大勢が参加するような研究会で事例を提示するのも恐ろしくなくなるどころか，学びの喜びを体験できる場となっている。先生との一対一の学びの場で，学ぶことが楽しくなり，そして今度は集団で何かを共有する体験ができるようになったのかもしれない。

二つ目も，私の周りに精神療法の文化が乏しいことと関連しているが，ごく日常的に医局で精神療法やそれを適用しているクライエントについて語り合うという機会が得にくい事情がある。精神療法を実践するのには仲間の存在が大事だと言われるが，私にはそれがない。クライエントについて日々，仲間との間で語る機会を，週に１回のスーパービジョンが補っている。スーパービジョンを受けてきたこの数年間の間に私の周囲に大きな変化が生じ，私の立場も大きく変わらざるを得なかった。スーパービジョンを受け始めて間もなく，大学病院の医局に教員として戻ったが，わずか３年弱で上司が退職し，診療科は廃止されることが決定し，次々と医局の医師は辞めていき，最後は一人になり，そして今は大学の基礎系の分野にいる。診療科を持たず，アイデンティティも揺らぐ中，診療は外勤先や大学病院の内科外来を借りながら継続している。その中でも，先生から支えられることで，クライエントと向かい合う時間を大切にすることの喜びを体験し続けることができている。そして私は先生のスーパービジョンを受けることができる，物理的にも恵まれた環境に置かれていると思える。

Ⅲ　まとめ

私にとって，先生から学んだことがあまりに

も多いだけではなく，アイデンティティをも支えられる体験となった。さらには，学ぶ喜びを体験し，学んだことをクライエント理解につなげ，クライエントもまた生き生きするようになっていく過程に関与できることは，精神療法と出会わなければ，得ることができなかったであろう。スーパービジョンを受け始めた頃には，自分の生活の中で先生から学ぶことがここまで大きなウェイトを占めるようになるとは思わなかった。もしそれがなければ，ただ退屈な日々を送っていたかもしれない。スーパービジョンは，私の大学での教員としての教育業務，そして研究者としての研究業務にも生きているという点において，私の職業人生をより豊かにした。そして最後に，私の今後の課題は，先生から学んだ姿や知識を社会の中に還元できるようになることであると思う。

精神療法を学び生かす

Chisako Ota

太田　智佐子*

　私が心理臨床の仕事を始めたのは，臨床心理士という資格ができる少し前で，今ほど訓練システムが整っておらず，それぞれが現場で働きながら研修の場を模索していた時代であった。私自身は，本で読んだり授業で学んだりしたわずかな知識しか持たないまま公立教育相談室で心理臨床の仕事を始め，とにかく必死に子どもや保護者と向き合って面接やプレイセラピーを行っていたが，体当たりだけではどうにもならない力不足や治療構造を巡るクライエントとのせめぎ合いに日々悩んでいた。しかし，答えを本や文献に求めても得られず，どこからどう学んでいったらいいかさえわからない状態であった。その中で，出身大学で行われていた卒業生の事例研究会に参加するようになり，同時期にある研究所の研究生となり，その二つの場所で師となる先生たちや仲間たちと出会こうこととなった。ここで初心者の時代の研修を積み，臨床の基礎を築けたことは私にとって非常に幸運なことであった。

　これまで学んできた路を振り返ると，基礎を作る時代に加え，その後の職場でも師となる人や仲間たちに出会うことができ，それぞれから得たものを吸収して統合していく過程をたどってきたと思う。その学び方は，面と向かって指導を受けるというよりは，共にケースについて考える中で，あるいは仕事をする中で，それぞれの師の見立てや技法，臨床に対する姿勢を学び取っていくという職人に近い形であったように思う。それぞれの師は異なる理論や技法を持っていたが，それは私の中で不思議と矛盾せずに統合されていった。それは，それぞれの師の中に流れる臨床の基本的な姿勢が一致していたからだろうと思う。

　その基礎を作ってきた課程についてまずは振り返り，その後の職場での学びについても振り返って，学び生かしてきた過程について考えてみたい。

I　訓練の過程

1．心理療法の訓練

　公立教育相談所で子どものプレイセラピーを中心に仕事を始めたものの，子どもたちは初心者であろうがベテランであろうが関係なく必死な感情や葛藤をぶつけてくるため，枠を揺るがすような事態も生じ，わずかな知識しか持たない初心者の私はとにかく一生懸命に子どもたちに向き合うことしかできなかった。必死ではあったが，どう理解したらいいのかわからないことや，どうしたらいいのかわからないことばかりで，答えをどこに求めて良いのかもわからずもがき苦しんでいた。その様子を見かねたのか

＊明治大学心理臨床センター
　〒101-8301　千代田区神田駿河台1-1

先輩が誘ってくれ，出身大学で行われていた事例研究会に参加することになった。

その事例研究会は，臨床現場で働いている経験10年未満の若手10人前後で構成されたほぼクローズドなグループで，スーパーバイザーとして大学の教員である先生が参加しておられた。その先生は，私が卒業後に赴任されたため，学生時代は実際には指導を受けていないが，むしろ卒業後に臨床の中で悩み苦しむときに出会ったからこそ，その後ずっと師として影響を受け続けることになったのかもしれない。事例研究会への参加は7，8年ほど続き，そこが私の臨床を訓練の出発点となった。

研究会でのプレイセラピーや心理療法の事例検討は，先生に指導を受ける，教えられるという形ではなく，仲間が集まって自由に議論をし，その中に先達である先生も加わるという形で行われた。そのため，自分の葛藤や失敗を素直に打ち明けたり，わからないことを尋ねたりすることもできた。議論に参加する先生の言葉は，理論や技法を押しつけるのではなく，先生の見方や理解を話されたり，疑問を投げかけたりするという形であった。その議論や問いかけは，クライエントや自分の中でいったい何が起こっているのかを観察して考える力を育ててくれ，私の体験や葛藤に一つ一つ言葉を与えて明確なものにしてくれた。それは，指示的な指導ではなく，言葉を与えることによって自らが考えて答えを出していくというようなものであったと思う。特に，最初の頃は治療構造の意味を理解しないままのかなり無鉄砲なセラピーをしていた私にとって，それを叱ったり指導したりするのではなく，あくまでそこで何が起こっているのかを共に考えていくという先生の姿勢により，治療構造の意味や重要さに自ら気付いていくことができたことは大きい。また，議論や先生の言葉でよく理解できなかったところは，家に帰ってから本や文献を読んだりして理論的背景を自分で学んだりもした。体験に言葉を与えられ，またセラピーの中で体験し，それをまた議論し

たり理論を学ぶという作業の繰り返しは，知識と体験を融合させて心理臨床の基礎を身につけるプロセスとなった。このプロセスは，言葉を獲得し始めた子どもが興味関心を持っていろいろなことを身につけていく過程に似て，心理臨床という仕事の面白さを知り，わかる喜びを味わうことが大きな原動力となっていた。

この研究会は，クライエントに対して対等で真摯であり，常に何が起こっているのか，なぜ起きているのか理解しようと努め，クライエントの中に問題だけでなく資源を探して育て，否定せず主体性の育ちを待つという先生自身の臨床的な姿勢が基礎となっており，私も含めたメンバーはその中で育つことでそれを自らの臨床的な姿勢として自然に取り込んでいくことができた。そして，研究会に経験年数の近い先輩や仲間たちがいたことも大きく，互いの体験をも理解のプロセスに取り込めたことは，一人で学ぶよりも何倍にも理解の幅を広げてくれた。さらに，先生の姿勢が自然と取り込まれたグループ自体が初心者の治療者を支える大きな器となっていた。

また，臨床を始めた頃は，わからないことの答えを本や文献に求めても得られず，どこからどう学んでいったらいいかということもわからないといった状態であったが，研究会に参加してからは，体験を言葉にすることによって，何を学んでいったらよいのかがはっきりとして，理論を学ぶ講座に参加したり，本や文献を読んでも最初の頃にはまったくわからなかった内容が理解できるようになっていった。

2．心理検査の訓練

大学の事例研究会への参加と同時期に研究生となった研究所では，ロールシャッハ・テストの研究会が熱心に行われていた。私は基礎もよくわからぬまま研究会に参加してロールシャッハ・テストを学ぶことになったが，当初は先生や先輩たちの議論はもとより飛び交う言葉さえもチンプンカンプンという始末で，とにかくわ

からない言葉や議論を書き留め，家に帰ってから辞書や本を片手に必死に理解しようとした。特に，スーパーバイザー的な立場にある先生の言葉は，どの根拠からそこを解釈したのかまったくわからなかった。それを見かねたのか，先輩が初心者2，3人を集めて勉強会を開いてくれ，検査の施行法や，スコアリングや解釈について一つ一つ丁寧に教えてくれた。このとき，施行法について「なぜそうするのか」「そこで何を見ているのか」という意味をきちんと教わり，スコアリングについても「どのような体験や見方にどのスコアが与えられるのか」を教わり，ロールシャッハ・テストの面白さを知ったことは私にとって非常に大きなことだった。これは，当たり前のようだが，周りを見渡すと意味をきちんと教えられていない初心者が意外にも多く，技術だけを教えられるに留まると，スコアリング作業などの大変さだけが伝わって，研修途中にドロップアウトしてしまう人も少なからずいるように思う。

少しずつ自分で検査がとれるようになり，臨床の現場で検査を用いるようになってきたときには，スコアリングや解釈を先生や先輩に繰り返し見てもらった。この段階で，繰り返しフィードバックしてくれる相手がいなかったら，たぶん検査を自分のものにしていくのは難しかったのではないかと思う。現場に出てしまうと実際にはなかなか自分のとった検査や解釈について繰り返しフィードバックをもらうことは難しいのではないかと思うが，私は幸運にもそういう場を得ることができた。

その後，次第に自分自身が検査者，あるいは治療者として独り立ちしていく段階になったときには，研修の場としては研究会のもつウエイトが大きくなってきた。これは教わる段階から，ある意味で「見て盗む，聞いて盗む」段階に入ったといえる。研究会では，一つ一つの解釈はもちろん，検査に対する姿勢，解釈の視点，治療にどう用いていくかを，事例の解釈を巡るやりとりの中から聞き取り，理解していくことの

積み重ねをしていった。積み重ねができたのには，研究会のメンバー中で，検査や解釈に対するいくつかの大切な視点や考え方が共有されていたことが大きい。これは，先生の事例へのコメントを通して，メンバー皆が先生の検査や臨床に対する姿勢を身につけていったからではないかと思う。また，あるとき先生に質問すると「検査の解釈でわからないことがあってもすぐに人に聞いてはいけない。それをずっと心に留めながらクライエントとつきあいなさい。そうすればいつか見えてくることがある」と戒められたことがある。この言葉はずっと胸に残り，疑問はすぐに聞いたり解決しようとするのではなく，それを心に留めながらクライエントと面接を重ねたり，主治医と話し合っていく等の過程を通して，体験と理論を結びつけていくことにより本当の解釈が身についていくことを教わった。これもメンバーの中に共有されていた姿勢であり，私の臨床の姿勢の大きな基礎になっている。この研究会への参加は現在も続いており，私の大切なベースとなっている。

II 学びを応用し，伝えていくこと

1．職場での学び

上記の訓練により，少しずつ基礎ができてきた後は，臨床現場（職場）での訓練が大きなウエイトを占めるようになっていった。病院臨床，その後は教育相談所に勤務したが，さらに幸運なことに職場でも師となる人や優れた先輩，同僚に恵まれることになった。

病院臨床においては，職場での師となる医師を中心に勤務終了後に頻繁にケースカンファレンスや論文の抄読が行われていた。中堅のスタッフが多かったこともあり，日々の臨床で悩む中，みんな何かをつかもうという熱意にあふれた雰囲気がそこにはあり，医師や心理職という職種の垣根はもとより，ベテランや若手という垣根もあまりなく，ケースについては対等にディスカッションを交わしたり，役に立ちそうな文献を見つけては皆で読んで話し合ったりする

という雰囲気があった。これの雰囲気作っていたのは，師となる医師やベテランの心理職の臨床に対する対等で真摯な姿勢によるところが大きい。対等な議論の中でも，もちろん師の見立てやセラピーの解釈は抜きんでていて，それを聞くことによって学び，取り入れ，逆に力不足を痛感して勉強をしたりもした。また，対等であるということは，各々に責任が生じるということでもあり，若手だから，主治医がいるからという甘えは許されず，自分自身の考えをもたなければならないということでもあった。この雰囲気は，私を鍛え，経験年数が浅いということに甘えていた私の臨床に取り組む姿勢をかえてくれた。

その後，職場が教育相談所に移ると，これまであまり接してこなかった教育職のスタッフや学校現場の教員，保護者などとの対応に難しさを感じた。また，病院では当たり前だった理解や言葉が通じないことにも戸惑った。しかし，ここでこれまでの「見て盗む」という訓練が役に立ち，ベテランの心理職たちの動きをよくみたり，カンファレンスで考え方を聞いたり，一緒に研究チームを組んで研究をするうちに，学校現場や難しい保護者と関わる方法をつかんでいくことができ，これまで身につけた姿勢や技法を応用することにより，病院臨床だけでは得られなかった力も身につけることができた。

2．学びを形にしていくこと——現在の職場で

これまで，何人かの師と仰ぐ人に出会い，その基礎を元にいくつかの臨床現場で仕事をしながら学んできたが，この10年は最初に出会った先生の元で現在の職場である大学付属の心理相談室を開設から作ることとなった。10年を振り返ると，自分が学んできた臨床への姿勢を形にしてきたという感があり，先生の元であるいは先生と一緒に形にすることでさらに学ぶことができたと思っている。

大学付属の心理相談室は，地域からの心理相談を受けると同時に大学院生の臨床訓練を行う機関である。私の仕事は，専任の相談員として面接を行うことが主であるが，同時に大学院生たちを面接に陪席させたり，ペアを組んで親と子の面接を担当したりという教育的な仕事にもかかわっている。教育的な仕事について，最初の頃に先生に「あなたが教員でない立場であることに意味がある。教える人になってはいけない」と言われたことがある。言われた当初は教えなくてすんでよかったと暢気に構えていたが，実際には陪席者やペアを組む大学院生に関わらないわけにはいかない。関わるうちに，指導者あるいは評価者である教員としてではなく，クライエントについて話し合える対等な存在として経験を積んだ私がいることが臨床訓練にとって意味があるのだと気付くようになった。それはまさにこれまで私が先生に教えられてきたことであった。相談室には私以外にもベテランの相談員が先輩として存在し，また修了生を交えた事例検討会も月に1回行われることで先輩との交流も盛んであり，その雰囲気の中で大学院生たちは学んでいる。

また，現在の相談室は，さまざまな理論的背景を持つ教員や相談員で構成されている。事例を見るときに一つの見方や理論に偏ることなく，多角的な見方をし，お互いに必要であればさまざまな理論を取り入れるという臨床を重視する考え方に基づいている。もちろん自分のベースとなる理論をもった上であるが，この柔軟性をもった臨床感覚も私が先生から学んできたことである。訓練においては，インテイク面接を重視して見立ての力を養っていくこと，学生たちが面接を担当して体験の中で学んでいけること，教員も相談員も大学院生も対等にディスカッションできるカンファレンスの場を設けるなど，体験を通した臨床訓練を重視している。しかし，何よりも重視しているのは，訓練期間である2年間に体験を通して自分自身と向き合い，自分の弱点や苦手な部分（あるいは強みや長所）を見つめ，治療者としての主体性を獲得していく作業である。これは心理臨床の仕事をしていく

上で非常に重要なことだと考えている。大学院生たちがこれを成し遂げるには、それを支え抱える場として相談室や大学が機能していく必要があり、柔軟で壊れない構造を持たねばならない。そのためには、ケースを通して対等に真摯に向き合うだけではなく、ときには共に退行して遊んだり、批判し合ったりという自由な遊びの部分も重要である。これは、クライエントに対して真摯に向き合い、体験の中から自らが獲得していくことを何よりも重視し、柔軟に抱えていく場や仲間を重要とする、まさに私が学んできた先生の臨床に対する姿勢や考え方を体現したシステムである。先生と共にシステムを作りながら、またその課題への対処を話し合いながら、さらに私自身が学び直してきた10年であり、それはまだ続いている。

Ⅲ　まとめ——学び生かしてきたこと

現在の相談室が立ち上がった頃、教員たちと心理臨床の教育のあり方について話し合ったことがある。そのときに一致したのは、心理臨床の教育においては最初の5年間の体験が非常に重要だということである。今回、自分自身の体験をまとめてみて、私自身にとっても最初の5年間の訓練体験が心理臨床の基礎となっていることが再確認できた。心理療法と心理検査の基礎的な訓練を受け、事例を繰り返して検討してもらうことで体験を言葉に変えていき、それを基に自分で本を読んだり講座に出たりして理論的な部分は補完していった期間である。その期間に、対等性と柔軟性をもち、主体性を育てる師の存在があったこと、仲間や先輩との継続的なグループが存在したことが非常に重要なことである。対等性は、クライエントに対する対等な態度を育て、柔軟性はクライエントを抱え育てる器となる姿勢を育ててくれた。さらに大きかったのは心理療法や心理検査の面白さや神髄

を教えられたことであり、それは学びの原動力となり、辛いときも投げ出さずにすんだ。これらのほとんどは、言葉で教えられたものではなく、見て盗んできた職人的な学び方によるものだったと思う。さらに、臨床現場ではさまざまなニーズを持ったクライエントと出会うことになる。基礎ができあがった後は、臨床に必要なものを取り入れるために、さらにさまざまな先生の教えや理論を学んだが、基礎があることによってぶれることなくそれらを日常の臨床に応用していくことができた。

その後の職場で出会った師たちも含めて、私の中で各々の教えが矛盾せずに統合されたのには、これまでの師やグループの臨床的な姿勢の根本的なところが共通し、自分の中で矛盾しなかったからであろう。これまでそれを幸運に恵まれたと思ってきたが、もしかしたら合う・合わないというレベルで自ら選択していたのかもしれない。また、不思議と学んできたことに寄るマイナス面を感じたことがないが、それは師たちが一つの技法や自分の弟子であることに縛られることのない許容と自由さを持っており、いろいろ武者修行に行っては戻る者を受け入れ、師自身も持ち帰ったものを受け入れる器があったからだと思う。実際に最近では、最初に出会った師と職場での師という二人が立場を超えてコラボレーションした継続的な研究会が実現している。

最近の心理臨床の訓練はシステムも整い、訓練を受ける側もマニュアルを求める世代になりつつあり、私たちが訓練を受けた時代とは違い職人的な伝え方は難しくなっているのかもしれない。それでしか伝えられないものもあるのも事実であるが、それ以外の伝え方も模索しながら、自分自身も育てる人と対等に育っていきたいと考えている。

精神療法の学び方
▶ 精神療法の指導を受ける楽しみとその困難

Jumpei Takahashi

高橋　純平*

はじめに

　精神科医になって8年になる。これまでは先輩に教えを乞うばかりであったが，最近は後輩を指導する機会が増えてきた。実際に自分が診療を行う場面だけでなく，後輩を指導する場面で特に，これまで自分が指導を受けてきた精神療法家の先生たちの言葉が蘇ってくる。今まで自分が受けてきた精神療法の指導を振り返り，それがどのように日々の臨床の実践に生きているのか。また若手精神科医が精神療法を学ぼうとする際，どのような困難があるのかを述べてみたい。

I　精神分析を学ぶ

　数ある精神療法の中から，いったいどれを選んで，どう学べば良いのか。精神科医として大学病院の医局に入局した当時，それほど多くの選択肢はなかった。精神医学についても臨床心理学についてもほとんど知識のない研修医にできるのは，先輩のアドバイスに耳を傾けるくらいである。先輩から精神分析のセミナーを勧められ，2年間通った。セミナーは講義形式で

100名を超える参加者であったと思うが，毎回とてもエキサイティングであり，前列で食い入るように講義を聴いた（医学部の講義はつまらないのに，医師になってから通うセミナーが面白いのはどうしてだろう）。人のこころがどのように発達して，どのように動いていくのか。力動的に見るとはどういうことなのか。転移や投影はどのように現れるのか。治療構造にはどんな意味があるのか。精神療法とはそもそも何をしているのか。そんなごく基本的なことを学んだ。毎週の講義に登壇するのは錚々たる顔ぶれの精神分析家たちである。「精神療法ってこんなに面白いんだ。人の心ってこんなふうになっているんだ。それを治療できるなんて，精神科医になって本当に良かった！」と講義を聴いて感激した。平日の夜に行われるので帰宅すると毎回深夜になったが，帰りの道中は一人で知的高揚感から興奮冷めやらず，翌日には同僚に内容を喜々として話し伝えた（付き合ってくれた同僚には感謝したい）。

　しかし同時期に参加した同僚の中には早々にドロップアウトしてしまった者もいた。人によって合う・合わないはあるのだろう（どの精神療法の流派にもいえることだと思うが）。学問としては非常に面白く魅惑的であるが，その内容は観念的，理念的であることが多く，実際の精神科医の臨床にどのように役に立てたらいい

＊千葉市立青葉病院児童精神科・千葉大学大学院医学研究院認知行動生理学
　〒260-0852　千葉市中央区青葉町1273-2
　〒260-8670　千葉市中央区亥鼻1-8-1

のか，その具体的な手順などは明らかにならなかった。本来精神分析はワンマン・オフィスでのプライベート・プラクティスで，50分間のセッションを週に４回以上の頻度で続ける個人精神療法である。当時の自分が勤務していた大学病院の精神科とは環境も患者層も大きく異なり，そこで自分が受け持っている患者たちに，（広義のものであっても）精神分析的精神療法を行うことが適切だとはどうしても思えなかった。事実セミナーのある講師は「同じ職場で少なくとも３年勤務できる保障がないのであれば，セラピーは施行しない方が良い」と述べていた。近いうちに必ず異動することになる若い精神科医が，見よう見まねで（実際の治療場面は見てさえいないが）できる代物ではない。そう感じていた。

Ⅱ　認知行動療法を学ぶ

同じ時期に別の先輩から勧められ，認知行動療法を学び始めた。認知療法家のオフィスで開かれる少人数のセミナーに通い，テキストで勉強し，実践した。所属している医局が認知行動療法を積極的に導入していたため，スーパービジョンを受けることもできた。認知行動療法は圧倒的に分かりやすい（ように見える）。精神分析のような，難解な専門用語は少ない。理論はシンプルで，アセスメントのモデルも分かりやすく，介入の技法も具体的で，基本的な手順はマニュアル化されている。手法は寝椅子で自由連想を行うような非日常的なものではなく，ソクラテス式質問法のような日常会話の延長線上にあるもので，初学者も手がつけやすい（ように見える）。「認知・行動・感情・身体症状」が個人の中でシステミックに影響し合い，その悪循環のために症状が遷延しているという考え方は，精神医学のモデルにも適応しやすい。今でも自分の基本的なアセスメントの拠り所となっている。「これなら自分にもできるんじゃないか」「まずやってみよう」という気になる。何よりも，患者と一緒に手を動かすのがいい。

ツールであるシートに自分の考えを書き込んでいくなど，リアルな作業があるため取り掛かりやすい。自分が実際に臨床で初めて施行した構造化された精神療法も，入院中のうつ病患者に対する認知行動療法であった。今振り返ると認知行動療法と呼ぶには恥じ入るほどの内容であったが，偶然にも患者は劇的な改善を見せた。

ビギナーズラックに味をしめて他のケースでも使おうと試みたが，うまく導入できるケースは少なかった。認知行動療法は「カウンセラーとクライアントがチームを形成し，信頼関係を通じて実証的見地から協同作業を行う」協同的実証主義を原則としているが，そもそもこの協働作業を行うチームを組むことができるようなケースはさして一般の診療でも困らず，一方治療で難渋しているケースはすべからくこのチームの形成が困難だった。

Ⅲ　家族療法を学ぶ

しばらくの大学病院での研修の後，市中病院の児童精神科で勤務するようになった。そこでは，自ら「私はこういうことで困っているんです」と述べる患者はほとんどいなかった。患者はほぼ全例，親に「連れられてこられた」子どもである。不登校，拒食，心身症。「小児科では異常がないと言われました」「何度言っても言うことを聞きません」「どうにかしてください」という親からの依頼があり，当の子どもは診察室で黙りこくるか，走り回って遊ぶだけである。このようなケースに対して個人精神療法だけでは限界があると感じ，家族療法を学び始めた。上述した精神分析のセミナーのつながりで知った家族療法のセミナーで勉強を始め，グループのスーパービジョンに通うようになった。当の患者の治療意欲は曖昧だが，子どもが患者の場合（成人でもそうだが）その家族と接する機会が必ずあり，彼らは表面的にはどう見えようとも，本質的には（ほとんど）みな患者を心配している。それを治療に生かすべきなのではないか，そう考えた。

— 235 —

家族療法は認知行動療法のようにマニュアルがあるわけではない。内容は雑多で輪郭は曖昧であり，どこから手を付けていいか分かりにくいが，その分窓口が広くどんなケースでも応用することができる。Identified Person（患者と見なされた人）に治療意欲が乏しいように見えたとしても，たとえ彼／彼女が来院しなかったとしても，介入していくことができる。「狭義のカウンセリング」が適応とならないケースは沢山あるが，「広義の家族療法」が適応にならないケースはまずない。事実グループスーパービジョンではさまざまな領域の専門家が多種多様なケースを提示していたが，スーパーバイザーはどのケースにも分かりやすく具体的な介入方法を指示していた。家族療法独自の戦略のみならず，ときに精神分析的な視点を導入し，認知療法的なツールを利用し，行動療法的な指示を出し，森田療法的なアドバイスを行い，場合によってはソーシャルワークまで行う。その自由自在なスタイルは膨大な知識に支えられていることを，スーパーバイザーのオフィスにある多種多様な蔵書から知った。

Ⅳ　EMDR を学ぶ

相手によって自由自在にスタイルを変えるとしても，さまざまな強敵に臆せず立ち向かうためにはやはり強力な武器を一つは持っていた方が良いのではないか。当時，発達障害を持つ児童のケース，また被虐待児のケースを診療していて，トラウマがその不適応に大きく関与していることを知り，EMDR のセミナーに参加して資格を取得した。学会が開くセミナーを受講し，臨床で実際に EMDR を施行し，その後でまたセミナーを受講し，そこで認定されてから初めてセラピーを行う許可が得られる。セラピーの使用について，それほど明確に規定している精神療法は経験したことがなかった。短期集中であること，セミナー中に一部の手技を参加者同士で試行すること，後期のセミナーまでに臨床でケースを持つことが必須であるなど，セ

ラピーの手順・方法論だけでなく，教育システムが明確に構造化されていて，これまで参加したどのセミナーよりも凝集性が高く，一定の水準を維持するための策が周到に講じられていた。眼球運動ばかりが注目されがちだが，精神分析や催眠，認知療法（特にスキーマ療法）に通じる部分が散見され，それらがうまく統一されていた。トラウマや解離に関する理論は精緻で分かりやすく，それらについての知見がとても深くなった。人がどのように PTSD に陥り，どのように回復していくのか。たとえ EMDR の手技を行わなかったとしても，その理論は有用であった。

しかし初学者が EMDR を行うのに適しているとされるシンプルな PTSD のケースは臨床では少なく，むしろトラウマの治療を行う際に必須である「患者の安全を確保すること」自体が困難なケースが多かった。また 1 回のセッションで長い時間がかかるのも辛いところだ。そして患者が回復しなければ，その治療には終わりがない。期限なくセラピーを続けるのは，勤務の任期がある者には難しい。果たして精神科医が構造化されたセラピーを持つというのは土台無理なのだろうか。やはり精神療法などやらないほうが安全なのだろうかと，そう思った。

Ⅴ　ロールシャッハテストを学ぶ

そんな折，ある精神療法家がケース検討会でロールシャッハテストのデータを使って解釈していく様を見て虜になった。今までは心理検査をオーダーしてもわけの分からない報告書が心理士から返ってくるだけで，それの何が有用なのかまったく分からなかった。一遍しっかり勉強してみようと思い立ち，セミナーに通い始めた。これは今まで参加したセミナーの中で一番大変だった。とにかく覚えなければならない量が膨大である。反応のコーディング方法を覚えるだけでも頭がパンクしてしまうが，出てくるデータ一つ一つに，どういった意味があるのか。それはどんな研究から明らかにされたものなの

かを学習していかなければならない。100時間近くのセミナーを受けて，ようやく一通りの基本を学んだ。その後に訓練をかねて非患者・患者例合わせて約50例にテストを施行し，フィードバックを行い，指導を受けた。これはとても手間がかかったが，楽しい経験だった。ヘルマン・ロールシャッハが始めたゲームが由来になっているのだから，検査といえども面白みがある。いつも患者に病気のことばかりを聞いている身にとって，「これ（インクの染み）は何に見えますか？」と病気とは関係のないことを聞くのは純粋に楽しかった。また心理検査は連続するセラピーとは違い，一つの検査の施行は基本的に1回で終わる。施行後，1回は時間を取ってフィードバックを行うが，それだけでなく治療の折に触れて心理検査のデータに立ち返り，そこで新たな気付きを得て，患者と共有し，治療を進めていく糧にする。これは一般の精神科診療の中に組み込みやすいツールとなった。

しかしロールシャッハテストの結果をどうやって治療に生かすかということを学ぶうちに，次第にそれだけを知っていても不十分なのではないか，知能検査や他の心理検査についても深く学ぶ必要があるのではないかと感じてきた。ロールシャッハテストを実際に施行して学んだことの一つは，「実際に自分がやってみないと，本当の意味では分からない」ということだ。これは他のさまざまな精神療法についても同じではないだろうか。世の中には星の数ほど心理検査や精神療法がある。そのすべてに精通することは無理だろう。さて，これからどうしていけばいいのか……。

Ⅵ　セラピーの陪席から学ぶ

いつまでも気の向くままにふらふらと勉強をしていてもしょうがないのではないか。何か一本に専門を決めるべきではないか。しかし精神科医が構造化されたセラピーを継続的に行うことは困難だ。だからといって通常の外来診療で「精神分析的」精神療法や，「認知行動療法的」

精神療法をした（ような気になっている）だけでは，いつまでたっても治療の腕は上がらないのではないか。そこである精神療法家に頼み込んで，セラピーに陪席させてもらうことにした。たとえ自分で継続的に構造化されたセラピーができなくとも，隣でその実際を見て，聞いて，空気を感じたら，何か変わるのではないか。そう考えて，図々しくも無理なお願いをした。寛大にも許可してくれた患者とセラピストには本当に感謝したい。実際，セラピーの陪席から学ぶ情報量は圧倒的であった。そこで実際に見て，聞いて，感じたことは，そのまま自分の血肉となった。通常の外来診療の中でさえ明らかに自分の面接方法が変わったのが分かったし，患者とその家族の反応も変わった。

面接に陪席していると，研修医時代の外科研修を思い出す。最初は隣で先輩の手技を見て学び，次からは「やってみろ」とバトンを渡される。そこで手が動かないと，「今まで何を見てたんだ？」と叱責される。逆に言えば，見てないことは研修医にもできない。精神療法と手術は似ている。どちらもバーチャルな理論ではなく，リアルな行為なのだ。論文やテキスト，カンファレンスや学会でも少しは学ぶことができるかもしれない。しかしそれだけでは情報量があまりにも少なすぎる。執刀する前，術野に覆布をかぶせる際に布のどこを持ってどのように広げたら清潔にできるのか。そんな些末な手技さえ，先輩の動作を実際に見て，自分が手を動かして初めて身についた。精神療法は主に「会話」という，手術よりも日常の行為に近い手段を用いることが多いが，どのタイミングで何を聞き，何を語るか，どう反応するか。実際に現物を見ないことには学ぶことは難しい。それを精神療法家のセラピーに陪席して学んだ。

Ⅶ　臨床に生かす

一つだけ事例を提示したい。患者は社交不安と不登校のために入院となった14歳の女児である。元来内気で大人しい性格であり，小学校

高学年頃から対人緊張が強まる場面で頻回にトイレにいくようになった。友人との交流は問題なかったが，中学校の入学式の途中に尿意をどうしても我慢できずトイレのために中座した。そこで同級生の注目を引いたことが記憶に強烈に焼き付き，以後広場恐怖，視線恐怖が顕著になって長い期間不登校の状態であった。

入院後，不安症状と回避行動をターゲットに認知行動療法を施行した。認知・行動・感情・身体症状の悪循環モデルでアセスメントを行い，行動実験を行い，不安階層表を作成して，暴露を行った。しかし教室やバスの中では，「トイレに行きたくなってしまうのではないか」，そしてトイレに中座してしまうと「他の人に迷惑をかけてしまうのではないか」，そのことで他人から注目されて「嫌われてしまうのではないか」という自動思考が強固であり，暴露はなかなか進まなかった。

若い駆け出しの精神科医と心理士が患者と認知行動療法を行い，彼女たちに私と患者の両親，担当看護師が加わって家族面接を行った。時間をかけて母にジョイニングを行うと，患者の発症と前後して父が単身赴任になったこと，また母自身が更年期障害を持ちながらフルタイムの仕事をこなしていたため，疲労が溜まっていた様子が語られた。患者の「他の人に迷惑をかけているのではないか」という認知を辿っていくと，「私が母を疲れさせているのではないか」と，母との関係でも同様の認知が出現していることが確認された。そのことを家族面接で取り上げると，母は「あなた，そんなことを考えていたの？」と驚き，実際には母の疲労は患者が心配するほどのものではないことが確認された。それを目の前で聞いた患者もまた，素直に驚いていた。

そこでロールシャッハテストを含む心理検査の結果をフィードバックした。知的な能力は標準だが，心の周りに張り巡らされた壁は高く（L=2.25），他人からも本人が見えにくいが，本人も周りが見えにくくなっていること。真面目で規範が身についているが（P=6），他人に対する見方はときに誤っている可能性があること

（XA% =0.62，WDA% =0.68，Ma：Mp=0：3）をデータと，今ここでのやり取りを通して伝えた。すると今まで抱えていた「他人に迷惑に思われているに違いない」という認知は徐々に揺らぎ，行動も少しずつ拡大するようになった。

担当の女性看護師には本人がまだ心理的発達の途上であることを説明し，思春期の危機にはモデルとなる女性のスタッフが大きな力になることを伝え，個別に接する時間を作って本人の成長を促すように依頼した。患者がこれまでに経験した，周囲の注目を引いてしまった失敗体験はトラウマのように本人の記憶に強く焼き付いていたため，PTSD の理論を援用して心理教育を行った。

1年におよぶ入院治療を経て，友人とも交流し，学校の授業にも参加できるまでになった。長い入院治療の中では異なる職種のスタッフだけでなく，両親，学校教諭が協力して関わり，何が奏効したのかは分からないが，もし自分が上述した精神療法の指導を受けてこなかったとしたら，きっとまた違った治療の経過になっていたのではないかと思う。

Ⅷ　精神療法の指導を受けるマイナス面・プラス面

上述した事例で共に治療を行った後輩が先日，こんなことを話していた。「最近，また認知行動療法を勉強しなおしているんです。最初は『認知なんて変わんねえじゃねえかよ！』って思っていたんですけど（笑）」。これは精神療法を学ぼうとしている若手精神科医の気持ちをよく表していると思う。構造化された継続的なセッションを持つことが困難な精神科医にとって，精神療法のトレーニングというのは，好奇心と失望の連続だと思う。「ああ，これ面白そう！役に立ちそう！」→「やっぱりだめじゃん」の繰り返しである。指導を受けた直後は治療が下手になる。以前，毎週木曜日に精神療法の勉強会があり，金曜日が自分の外来診療日だった。新しい知見を学んで「この考え方は素晴らしい！自分の診療に使うしかない！」と，意気揚々と

して挑んだ翌日の外来は，無残な結果になることが常であった。慣れないことをしようとするから，治療がぎこちなくなり，時間もかかってしまう。患者の顔にも？マークが浮かんで，こちらは一層焦ることになる。新しい介入が取り立てて効果を示すわけでもない。疲れ切って一日の外来診療が終わってからそのことを先輩に話すと，「ははは，頑張れ」と優しく笑われた。そんなことを続けているうちに最近，やっとこれまで学んだことがスムーズに生かせることが（時折）出てくるようになった。自然に身体が動くことがある。また後輩を指導するときには時間的にも心理的にも余裕があるため，学んだ知識をより意識的に生かしやすい。そこで改めて「ああ，こんなことも教えてもらったなー」と，精神療法家の先生たちの顔とその言葉を思い出すことになった。

おわりに

若手精神科医にとって精神療法を学ぶという行為は，先の見えない暗闇の中を時々見える灯りを頼りに手探りで進んでいくようなものだと思う。精神医学や薬物療法については，その研修も実践も環境が整っている。しかし精神療法はそうではない。「好奇心→勉強→感動→実践→失望」の連続だ。そんな中，また好奇心が復活して精神療法の訓練を受け続けようと思うのは，治療が成功して良くなっていった患者たちと，魅力的に知的好奇心を掻き立ててくれた精神療法家たちの姿が記憶に残っているからだと，振り返ってそう思う。

文　献

松木邦裕（2015）精神分析―その目的．精神療法増刊第2号；58-62

伊藤絵美（2005）認知療法・認知行動療法カウンセリング初級ワークブック．星和書店．

日本家族研究・家族療法学会編（2013）家族療法テキストブック．金剛出版．

包括システムによる日本ロールシャッハ学会編（2005）ロールシャッハとエクスナー．金剛出版．

ソーシャルワークの学びと自己育成の旅路

Fumiko Banzai
Hiromi Ogino

萬歳　芙美子[*1]，荻野　ひろみ[*2]

はじめに —— 学びと伝承の背景について

著者らは1970年代に，それぞれ精神科と障害児療育の領域でソーシャルワーカーとしての仕事を得て実践をしてきた。当時は，福祉従事者の資格制度はなく，「社会福祉士及び介護福祉士法」が公布されたのは1987年5月21日である。職場の同僚には，心理学や医学の他，法学などを学んできた人も多くいた。地域の病院や社会福祉施設で相談の仕事をしていた人には，大学などで社会福祉を学んだ者もいたが，まったくの異分野からの転職者も少なくなかった。

実践現場では，教育の場で学び得なかったさまざまな課題や困難に直面し，それへの対処は，個人的な努力と，事例についての先輩や同僚などとの話し合いや，職場内での勉強会に頼るしかなく，実践の成果や結果についてはほとんど実践者の個人的な責任として引き受けていた。ここに，時代が要請する対人援助の専門性のブラッシュアップと，業務遂行における組織的な指導と責任体制の明確化という二つの課題をみることができる。ソーシャルワーカーの年齢が若いということは現任教育が必要な理由の一つ

ではあるが，対人援助の専門性は知識の量や鮮度だけの問題ではなく，実践経験を通して汎化や修正を重ねて専門家として成長するのであるから，援助者個人の傾向，特性，限界も配慮しておかねばならないことである。

職場内での先輩らの指導や助言は，経験主義的な傾向と，留学や大学教育等で習得した事柄の伝達という印象が強かった。職場の外では，企業や行政の講堂やホールを会場にした規模の大きな公開講座があった。いずれも援助者を対象化して知識を提供し，技法と方法論的な選択肢を追加するような性質ものであった。業務の実践基盤が曖昧なまま実践せざるを得ない経験の浅いソーシャルワーカーのニーズを充足するのは，社会的にも組織的にも重要な課題であった。

I　自己規定と自律性の学び
—— 学ぶことの動機と意義

ソーシャルワーカーが学ぶのは何のためか，何を充たすことなのか。このことを考えるときに，その後の自分の学びの姿勢を大きく変えることになった講座との出会いを思い出す。講師から「受講した理由は何か？」と初めて問われたとき，あるいは，講座のタイトルにもなっている専門用語についてのイメージカラーやその理由を問われたときの戸惑いがよみがえってくる。受講理由を問われても，「もっと学びたい

[*1] ルーテル学院大学大学院
〒181-0015　三鷹市大沢3-10-20
[*2] 文教町クリニック
〒411-0033　三島市文教町2-1-29

から」としか言いようがなく，その返答自体が受講者の浅はかさを露呈するように思われて苦痛に感じたものである。まして，専門用語の説明を求められると，受講者自身が権威的な解答を期待しているという固定観念の座りが悪くなり，受講者による曖昧な規定から講座がスタートすることに違和感を覚えたものである。そうした感覚は，受講者参加型，かつ講師との双方向性で展開される講座の構成要素や，そのフィードバックを何度か体験する中で，「受講姿勢が問われている」という理解に変化していった。

仕事に就いてからしばらくは，習った通りにやったけれども，言われた通りにしてみたけれども，クライエントの反応は少し違うとか，予測通りにいかないときにはどのように対処したらよいのか，あるいはクライエントが示した謝意はうわべだけかもしれない，といった煩悶は尽きることがなかった。自分なりにこの懐疑と格闘する中で，受講者として受講理由を規定するという体験を繰り返し，あるとき，「これまで，何とかやってきたではないか」とか「自分で目標や目的を言語化することにより責任が生じて，それを果たそうと努力することになる」，「自分が責任を果たせる範囲内で言語化しよう」と気付くようになった。これは，因果論的な発想からシステム論的な発想への移行の兆しとも言えるもので，価値の転換を示す一里塚であった。そして自己信頼が確実に動き出すのを実感した。

フランクルは『意味への意志』の中で，どうして実存的空虚が生じるのかの説明として，人間は何をなすべきかを本能から告げられることはないし，また現代では，何をなすべきかを伝統から告げられることもないし，「人間はもはや，自分が何を本当に意志しているのかを知らないように思われることもしばしばである」と述べている。そして，他人がなすことだけを意志しようとすることにより画一主義に，あるいは他人が意志することだけをなそうとすることにより全体主義に至るかのいずれかになる，と

いう指摘している。さらに第三の結果として，社会因性神経症と関連付けている。実存的空虚とは，受講者の実践における無意味感と言い換えてもよいだろう。

専門職としての自己規定の重要性については，講師の指導の下で学習したボーエン理論の学習を通して確認することができた。人には，それぞれの家族の中で培われた分化レベルがあり，それが対人援助の場にも顔を出すと言う。対人援助の実践ではクライエントの自律性に相応した情動的関与が求められる。専門職としては，巻き込みと巻き込まれ状況に早期に気付くことで，可能な限り情動の自律性を保持した，いずれにも偏らない情動的な距離や中立性への対処が求められることになる。研修会や講座の受講を通して受講者の自律性を涵養することは知識や技術以前に重要なことだと理解したのは，知識や技術の習得よりも遥かに遅れたように思われる。

ソーシャルワーカーが情動的な自律性を維持してクライエントの分化レベルに沿うことにより，相互作用が促進され，過剰関与あるいは過少関与のリスクは軽減される。自律性の維持は自分を規制するために外的プレッシャーに依存することからの解放であり，それらに対して主体的な説明責任を果たすことを可能にする。たとえば，専門職の倫理基準である「自己決定の尊重」は，単にクライエントが決めることだからとソーシャルワーカーとしての判断を譲歩したり問いかけを諦めたりすることではない。ソーシャルワーカーがクライエントの選択と判断や行動に疑問を持ち，十分に理解できないとき，自身の立脚点や見解を明確にして，クライエントを理解しようとする姿勢で対話を重ねれば，クライエントは自分の選択に自信を得るプロセスをたどることになるだろう。専門職の倫理は単に言葉による規制ではなく，もっと深みのある対人関係として実行できるのである。これを可能にするのは，経験豊富なベテランから指示された技術ではなく，援助を実践する者の自律

— 241 —

性と，それを基盤にした知識と技術である。

研修を受講する動機の明確化により自己規定を繰り返し，ソーシャルワーカーとしての自律性を育成するところに学びのスケールと手応えを実感してきた。「自律した指導者が自律した専門家を育てる」，「自律した専門家はクライエントの自律を支援することができる」，「自己規定による専門家としての自律こそが他機関・他職種との協働を可能にする」といった専門職の自覚に裏付けられた実践へと繋がるものだった。

Ⅱ 対人援助ための実践ツールの学びとその意義

1960年代，ケースワークの理論家の一人であるH.パールマンが「ケースワークは死んだ」という論文を発表している。これは力動精神医学の影響を受けた精神医学的ソーシャルワークが精神療法化していき，本来援助を必要としている人々のニーズに対応できなくなっているというケースワークへの警鐘だった。この論文には，「あなたはマラリアを感染させる蚊を追跡しなければならないとして，マラリアにかかっている人の前を通り過ぎますか」，「困っている人たちは，人々を一人ずつ世話する，人の小さな痛みを楽にしようとする，彼らは自分自身をどのように見てどのように感じているのかを知る，そして別のより満足いくやり方で行動できるように彼らの生活に影響を与える，そんなケースワーカーを必要としているのです」（Perlman, 1967）という対人援助の根幹を担うケースワークの本質的価値の実現を求める記述が続いていたのだが，時代はクライエントの内面や家族との相互作用に焦点を置いたケースワーク援助論から，自然や社会的環境要因も含む包括的な相互作用を視野に置く「人と環境の相互作用」の接面に介入するソーシャルワーク援助論へとパラダイムの転換を求めていた。しかし臨床現場での理論と実践の乖離は深刻だった。ケースワーク業務に自負心をもっていた者は，クライエントの言葉や身振りに表現されたものを五感で受け止め，クライエントの生活のコンテクストに目を凝らし，言語，非言語で明示されるクライエントのニーズに応える実践を黙々とこなしていたが，理論的指針を持たない業務は方向性を見失い専門家としての自覚や自信に揺らぎを感じていた。

筆者らが「ソーシャルワークを学ぶ」の講座と出会ったのは1980年代後半だった。システム論を基盤とする**「三次元の立体的アプローチ」**と業務のバックアップ機能を重視した「スーパービジョン」による研修は，ミクロからメゾ，マクロに広がるソーシャルワークの実践領域を提示し，ミクロな個別援助にこだわっていたケースワーカーをソーシャルワーカーへと導く意識改革を促していった。

「三次元の立体的アプローチ」は，人の内面世界と環境世界を包含する個別的な日常の生活領域に着手して，クライエントの主訴からニーズを見出し，社会資源を活用した成果を志向する帰納的なアプローチをとっている。そこにはソーシャルワークが「人と環境の相互作用」に焦点を当て，その接面に介入する専門家として業務展開するうえで必要なツールが用意されていた。

クライエントの背景やコンテクストを読み，理解するには，援助者は理論やツールを媒介にして客観性を維持する必要がある。この対人援助の手段的ツールを三つに分けて，一つ目は援助技術，二つ目は「人と家族を理解するための方法論」，三つめは面接技術とする（福山和女他，2015）。援助者が実践を振り返り点検するときに，専門職のツールを三つに分類する知識に基づいて実践内容を区分すると，用いた援助技術と理論と面接技術の関係と課題が明確になり，それらの工夫や修正を検討しやすくなる。この三つの道具箱は初めから分かれて用意されているのではない。ソーシャルワーカーに意識的に弁えて使用することを求めている，「きちんと整理し，手入れをしていますか」と。

ソーシャルワークを学ぶ講座で出会った多く

のツールは，実践を発展させる刺激となった。ソーシャルワークの資格も教育もあいまいな時代には，心理臨床とどう違うの？　と悩み続けた。このような疑問に対して専門的な業務行動とは何かという意識化を促進したのは，ソーシャルワーカーがしていると思われる七つの業務行動からなる**FKスケール**である。日常業務のほんの５分ないし10分間ほどの言動を，直接援助，サポート，スーパービジョン，業務管理・労務管理，ネットワーキング，コンサルテーション，宣伝・普及に分類して，すべての言動に専門職行動としての意味を見出すトレーニングは，専門職としての意識化を促進するものだった。

　人と環境の相互作用を視野に置くパラダイムの転換を実践に活用するのは，現場のソーシャルワーカーにとって高いハードルであった。**保健・医療・福祉システムズ**の図はこの転換に対応して，対人援助業務の影響要因を，クライエント・家族，組織，担当者，上司，同僚，実習生・ボランティア，専門情報，制度・社会資源，養成校・専門職団体，地域文化の10のサブシステムで構成している。実践で直面する情報が，どのような要因の相互作用によりもたらされているのかを，視覚的に捉えることを可能にする。この学習を通して，さまざまなシステムを背景とした実践領域の位置付けを明確にし，10の要素すべては実践の「しがらみ」でもあり，独自性でもあることを確認することができる。

　ソーシャルワーカーがクライエントとの相互作用を通して援助の背景やコンテクストを読み解く専門性を駆動するプロセスは，観察，理解，分析・評価，応用，理論化に分類されている。**「専門家指導マニュアルの諸項目」**は，これを横軸にして，上記の10サブシステムを縦軸にとった相互作用をグリッド化したものであり，通称**FKグリッド**として実習指導やスーパービジョンのツールとして活用している。また**6側面からの人の理解**，ヒュームの哲学論を引いた「印象的」知覚と「観念的」知覚による自己覚知の分類，援助者の課題取り組みの10過程を

示した「三次元の立体アプローチ」（通称FKモデル），どのツールも複雑な現象を解体して視覚化と言語化を促進し，実践の成果レベルを保証，実践力を向上させるものである。これらのツールを繰り返し使用することで，実践の知識や技術に対する認識が明示的になり，専門性の強化に繋がったといえる。

Ⅲ　人の理解の学び ——三次元立体アプローチの実践展開

　三次元立体アプローチは，ソーシャルワーク実践における人の包括的理解を目指し，人の尊厳の保持を志向している。実践の準備段階で，情報レベルを点，点と線，断面，立体へと積み上げて包括的理解に至る取り組みのプロセスを辿り，それに基づいてプランニングする枠組みを提供している。もちろん，実践の振り返りや点検にも有効である。FKモデルの10ステップを辿って練られる援助計画の概要を記してみる。

第一ステップ：事例内容の提示

　点と点線情報レベルで理解されている事例の概要。緊急性の有無，取り組み課題の目的と目標の想定。（例：インテーク面接予約時の情報：中学２年の女子，不登校。両親，特別支援学級に在籍する小学５年の弟，認知症の母方祖母の５人家族。他の家族問題の支援要請はないので，娘の学校復帰を目標に，思春期少女の発達課題に焦点を絞った支援を計画する）

第二ステップ：事例を担当する意志と意欲の確認

　自分の力量，所属機関の機能に照らし合わせ，担当する（担当したくない）理由を明確にする。（例：不登校は家族が抱える諸問題を背景にして出現したものかもしれない。家族や学校との接点を持ちながらニーズに応える支援がしたい。本人や家族が心的葛藤を軽減する薬物療法や心理療法を強く望んでいる可能性も高い。インテーク面接の役割だけで終了したい）

第三ステップ：追加情報の確認

　今後の取り組みにあたって不足している情報を確認，インテークの準備を行う。

第四ステップ：**問題状況や取り組み課題を列挙**

　インテーク面接後，観察事項を含む断面情報を6側面に分類，情報の立体化を図る。

　社会的側面：対人関係・社会活動の様子

　物理的側面：物質的問題・経済状態・住環境

　心理的側面：喜怒哀楽の様子

　精神的側面：精神障害・精神症状・ストレス等メンタルヘルスの様子

　身体的側面：疾病・障害・食欲等身体で表出されることすべて

　霊的側面：死生観・価値観・信念・宗教観

第五ステップ：**5年後の予測**

　クライエント・家族が背負う限界の想定。もし現時点で支援が入らなかったとしたら，どのような事態が想定できるか。

第六ステップ：**ストレングスのアセスメント**

　第四ステップで列挙した問題状況や課題について，クライエント・家族による意味づけと取り組みとを時間軸に沿って検証。クライエント・家族の独自性とストレングスを確認する。

第七ステップ：**維持強化面としての優先順位**

　第六ステップで確認できたストレングスで，今後も継続する可能性が高い行動を2つ選択し，維持強化点として優先順位をつける。（例：①娘には主張する力がある，②家族は何時も一体となって家族課題と取り組む）。

第八ステップ：**具体的な対策**

　維持強化点として選択したものを基に具体的な対策を立てる。（例：①自己を主張することができる娘の個体性を尊重，②家族が互いを思いやりながら一緒に家族課題と取り組んできた過程を維持強化する，家族の力を使った家族療法的アプローチでの取り組みを提案する）

第九ステップ：**点線面情報による対策との比較**

　点線面情報レベルでの仮建てアセスメント，そこで想定していた支援計画との類似点，相違点を点検し，立体理解に基づいたプランニングとなっているかを確認する。

第十ステップ：**フィードバック**（支援計画の評価）

　この支援計画はスーパービジョンの場で確認と評価を得て，支援計画を組織的な承認のもとで展開される。

Ⅳ　学びの深化と伝承

　わが国へのソーシャルワークの導入に際しては，技法に焦点を置き，その背景の歴史の理解や根幹にある理論の導入とのギャップの存在が指摘されている。その結果，日本における実践はアメリカの模倣の域を出ないとも言われてきた。日本独自のソーシャルワーク理論の構築が待望される中，現場の実践者としては，価値・知識・技術の三位一体の原点に立ち帰り，実践者自身の独自性を考える必要を感じている。具体的には，実践事例のプロセスレコードを検討して，理論と技術の関連性を明らかにし，それにより導かれた成果を評価することである。

　筆者は，日本にソーシャルワークを導入，展開した一人であるデッソーの面接記録を「専門家指導マニュアルの諸項目」を用いて分析し，理論と技術の関連性を明らかにした。デッソーは初回面接を通訳付きで英語で行い，英文で記録を残し，記録に基づいて次回以降の担当者を選定して所内でスーパービジョンを実施していた。デッソーの複数ケース記録を繰り返し分析する過程で，デッソーが観察したものは何か，それをどのように理解し，分析・評価して，面接を進める技術に反映しているのかを体感しながら，面接のすすめ方や相互作用を「初回面接の構成要素」としてまとめた（萬歳，2015）。

　初回面接は，問題の明確化，生物，心理，社会的アセスメント，関係形成，目標の選定と焦点化，契約の5要素から構成されている。業務の実践記録をこの5要素から分析・評価することにより，5要素の相互の関連性を見ることができる。問題の明確化とアセスメントの妥当性，問題の明確化と援助関係の展開の意図，目標の選定と焦点化における援助関係の確認と必要な配慮，問題の明確化と目標の選定と焦点化の整合性，契約と援助関係の明確化などは，今後掘り下げて考えていきたい課題である。

今，援助者としてのいくらかの自律性と，いくつかのツールを手中にしている。一人のソーシャルワーカーが自分の業務の状況を理解し，専門性をさらに成長させるために，次に必要なものは，セルフ・スーパービジョンの実践である。セルフ・スーパービジョンを体系的に活用することで，自己覚知したものにどのように対処していくかを，より能動的に業務点検することができるだろう。

今回の執筆で，学びの過程や内容と改めて向かい合った。その膨大な量と質の高さに驚愕している。しかし自己規定と専門家としての自律を強く意識付けるこの学びの独自性故に，自力で独自に歩んで来たという自意識の肥大を招くことになり，伝承の責任に気付くのがあまりにも遅かった。本論が学んできたことを社会的に還元し，伝承の一端を担う責務を果たすことになればと願っている。

文　献

萬歳芙美子（2015）初回面接に基づくスーパービジョンの構造と意義. ルーテル学院大学大学院付属包括的臨床死生学研究所　合同研究報告会抄録集. ルーテル学院大学.

福山和女責任編集（2002）保健医療ソーシャルワーク実習　実習生とスーパーバイザーのための基礎. 川島書店. 巻末「専門家指導マニュアルの諸項目」（2008 年版『新医療ソーシャルワーク実習』巻末「実習生指導の枠組み」）.

福山和女編著（2015）ソーシャルワークのスーパービジョン　人の理解の探求, pp.199-200, pp.220-229. ミネルヴァ書房.

福山和女・對馬節子著（1993）講師養成講座　養成法の理論と実際. 社会福祉法人静岡県社会福祉協議会　静岡県社会福祉人材センター.

フランクル・V.E. 著, 山田邦男監訳（2002）意味への意志, pp.7-8. 春秋社.

岩間伸之・白沢政和・福山和女編著, 福山和女・萬歳芙美子共著（2015）第 7 章ソーシャルワークの方法 I―3 家族支援, ソーシャルワークの理論と方法 I, pp.214-220. ミネルヴァ書房.

マイケル・E. カー・マレー・ボーエン著, 藤縄昭・福山和女監訳（2002）家族評価　ボーエンによる家族探究の旅, pp120-124. 金剛出版.

日本社会福祉学会関東部会・ルーテル学院大学・福山研究室編, 福山和女著（2005）人や家族の尊厳―Cubical Perspective Approach, 社会福祉学評論, 第 5 号（通巻 7 号）. pp.1-10.

日本社会福祉士会・日本医療社会事業協会編；福山和女著（2004）ソーシャルワークは日本にどのように根づいたか, 保健医療ソーシャルワーク実践 1, pp.84-86. 中央法規.

Perlman HH (1967) "Casework Is Dead", Social casework, 48 (1), p.22.

好評既刊

Ψ金剛出版 〒112-0005 東京都文京区水道1-5-16　Tel. 03-3815-6661　Fax. 03-3818-6848
e-mail eigyo@kongoshuppan.co.jp　URL http://kongoshuppan.co.jp/

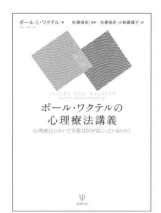

ポール・ワクテルの心理療法講義
心理療法において実際は何が起こっているのか？

［著］ポール・ワクテル
［監訳］杉原保史　［訳］杉原保史　小林眞理子

心理療法について論じた本は多くあるが，そのセッションをありのままに記述した本は稀にしか存在しない。ポール・ワクテル自身による3セッションの逐語録を詳細な解説とともに収録した本書は，ワクテルがリードしてきた統合的心理療法をケースで学べる理論書であり，「心理療法において実際は何が起こっているのか？」をケースに即して検証する臨床実践書でもある。統合的心理療法をリードしてきたワクテルが自らのセッションを披露した，一歩上を行く心理臨床をマスターするための必読書。　　　　本体5,200円＋税

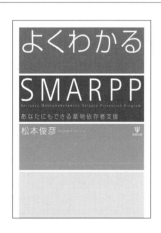

よくわかるSMARPP
あなたにもできる薬物依存者支援

［著］松本俊彦

覚せい剤取締法違反によって刑務所に服役する人の数は年々増加しており，その再犯率の高さも指摘されている。薬物依存症の治療は「貯金することができない」性質のものであり，出所後そして保護観察終了後にも，地域で継続されなければほとんど意味がない。米国マトリックス・モデルを基に〈SMARPP〉を開発した著者が，新しい薬物依存症治療プログラムとしてのスマープの実際をわかりやすく説く。さらに薬物依存症治療の最前線として，現状と法的問題，当事者と家族への援助まで，物質使用障害理解のためのさまざまな課題を明らかにする。　　　　本体1,800円＋税

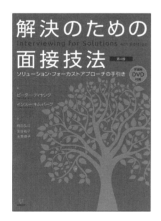

解決のための面接技法［第4版］
ソリューション・フォーカストアプローチの手引き

［著］ピーター・ディヤング　インスー・キム・バーグ
［訳］桐田弘江　住谷祐子　玉真慎子

特徴的な質問と基盤となる技法を網羅した解決構築アプローチの最も信頼できるテキスト，待望の第4版。面接場面の理解を助けるDVD付。絶望的な状況であっても，クライエントとその人間関係がすでにつくり出している解決を発見し，その実現に向けた解決構築の面接で重要なのは，面接者が希望を志向し続ける姿勢の維持であり，そのためのコアとなる技能が存在する。本書は，解決の構築に向けて繰り返し学習できるよう構成された最良の実践書である。　　　　本体6,000円＋税

座談会

精神療法を教え伝える，そして学び生かす

精神療法を教え伝える，そして学び生かす

Shin-ichi Nakamura,
Nobuo Aida,
Kenji Kitanishi,
Kazuhiko Saito,
Noriko Hiraki

司会：中村　伸一[*1]，
相田　信男[*2]，北西　憲二[*3]，
齊藤万比古[*4]，平木　典子[*5]

中村（司会）　今日は皆様，本当にお忙しい中，私の企画に付き合っていただきまして恐縮しております。

　この特別企画の趣旨は，皆様に原稿を依頼したとおりなのですが，まずは精神療法もしくは心理療法を実践なさっている方が，どのようにその方法を学習してきたのかということを知りたかったんです。やはり，精神療法は本で読んでできるものではないというのは自明のことですから，「誰か」に指導を受けて実践できるようになっていると思うんです。

　じゃあ指導をしている人自身は，どのように，指導者になったのか，これも知りたかったんですね。いままでにであった多くの精神療法家との何気ない会話の中に，「○○先生」に指導を受けて，大きく影響を受けた体験や，その師と仰ぐ先生に対して強い忠誠心をいまだに持っている方もいれば，その後，複数の指導者に出会い，ちがった視点を持ちながら，それらをご自分なりに実践に生かしてい

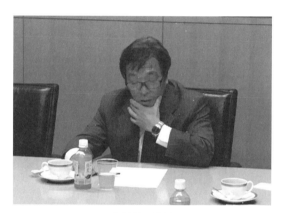

中村伸一先生

る方もいらっしゃる。これは必ずしも一人の指導者からではなく，その指導者をとりまくグループでの事例検討やスーパービジョンというかたちで指導を受けつつ，かつ緊密なグループの中での活発な討論から学ばれた方もいるでしょう。打ち解けた雑談では，指導者のマイナス面もこっそり教えてくれたりする。多くは笑い話になんですが，僕は結構貴重な発言だと思って聞いています。それは前指導者とその方との健全な距離感が，時間をかけて醸成してきた証拠になるからだと思うからです。

　ちょっと突飛かもしれませんが，日本語には「先生」と「先輩」という如何とも英語に訳しにくい言葉があります。この二つのことばも英語圏の人で，ある程度日本になじみ私と親しくなると「sensei」や「senpai」を英

[*1] 中村心理療法研究室
〒113-0033　文京区本郷 4-12-16-617
[*2] 特定医療法人群馬会 群馬病院
〒370-3516　高崎市稲荷台町 136
[*3] 森田療法研究所／北西クリニック
〒150-0031　渋谷区桜丘町 20-12-202
[*4] 愛育研究所児童福祉・精神保健研究部／同研究所愛育相談所
〒106-8580　港区西麻布 5-6-8
[*5] 統合的心理療法研究所
〒102-0074　千代田区九段南 2-3-27 あや九段ビル 2F

語でのやりとりのメールに書いてきます。摩訶不思議な感じがしますが，英語にはない表現だからでしょうし，「上下関係を重んじていますよ」ということをつたえる便利なメッセージだからかと思います。とりわけsenpaiは，今や英語になっています。思うに「先生」には「師」や「師匠」というニュアンスも含まれますね。「先輩」には同門での年功序列のニュアンスがあります。

こういうのって海外では珍しい関係かもしれません。主治医を「先生」とよぶのも自然なことのようですが，海外ではないでしょう。これらすべて日本のタテ社会の象徴的表現だと思うのです。つまり「対等」ではないんですね。そもそも臨床経験を何年も積み，それなりにご自分の治療論あるいは治療理念をもった指導者と，まだ駆け出しだったりする治療者が対等であるはずがありません。でも経験知識は差があっても，臨床に関する対話は対等に自由になされるべきであるというのが，実は僕のひそかな理想なんです。

今日は4人の指導的立場にある先生方にご参集いただきました。四人四様のご経験をお持ちかと存じますが，私の独断でそれぞれの専門領域のちがう指導者を選ばせていただきました。相田先生は，日本の精神分析や精神分析療法のリーダーであられ，また集団療法に極めて造詣の深い先生です。また病院臨床が長く，病院全体の人的治療的資源をシステミックにとらえることもなさっています。北西先生とは「精神療法」誌の編集委員会でご一緒させていただいていつも刺激を受けている先生です。森田療法の第一人者であられ，その普及にもエネルギーを注いでいらっしゃいます。学派を超えた討論も好んでなされるという意味では「とらわれ」のない先生でその好奇心にはいつも敬服しております。齊藤先生とはもう30年以上のおつきあいで，お互い忙しくてじっくり話す機会も少なくなりましたが，私は，千葉大学での野澤栄司先生

のところの事例検討会で知り合って以来，仲よくしてもらっています。先生のプレイセラピーにはいつも感服しています。それと自ずとですが，子どもを中心とした家族関係に興味を持たれご自身が私の家族療法の講座に参加されたり，その後も引き続き若手の方に講座を勧めていただき感謝しております。平木先生のことはつい「先輩」といいたくなるのですが，皆様ご存知のように，日本おけるカウンセラーの草分け的存在でして，その後も多くの精神療法に関心を持たれ続け，それらを家族療法の考え方を基盤にして『統合的介入法（臨床心理学をまなぶ4）』（東京大学出版会，2010）として著されています。すごく良い本です。なぜかというと臨床における「当たり前のこと」が，整理されて書かれているからです。ぜひご一読をお勧めします。

企画の趣旨への感想

中村　本題に入りたいと思います。4人の先生方は，僕のこの企画に率直にいってどんなインパクトといいますが，感想を持たれたのでしょうか？　まずはそのことをお一人ずつからお話しいただければと思います。その後に，もう少し，そこから先の突っ込んだというか，ご自分のご経験等をお聞かせいただきたいと思います。その後はフリートークにしたいと思います。

相田　若い順かなと思います。

中村　アイウエオ順で。

相田　小学校のときからアイウエオ順ではいつも一番で，およそ得したことはありませんが……。率直に言って，最初に感じたのは大した企画，大した思いつきだなと思いました。

中村　どう，大したものですか。

相田　今まであまりなかったというのは，仰るとおりですし，何となく知っているようなことだけど，なかったなという感じで。

次に感じたのは，私はそんな年寄りじゃないのに，ということですね（笑）。

何か，そんな歴史の一端を語るような，そ

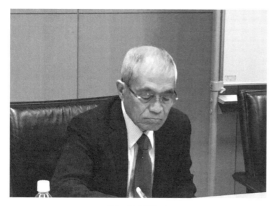
相田信男先生

んな年寄りじゃないのにみたいな感じ。自覚がないだけなのかもしれませんけど。

　それから私の場合は，これは連想ですが，この企画は本当は狩野先生がやるべき仕事だっただろうと思いまして。亡き狩野の代わりにだなという感じを持ちました。

　そのくらいが最初の感じです。私にとっては，結局，喪失体験を振り返るというか，そういう企画でありました。

　でも，その意味では，企画された「誰に教わり，どうたどってきたか」というテーマ自体，当然，喪失体験がくっついてくるもの，「先生」が亡くなっているかどうかは別にして，プロセスとして喪失というものは並行してあるものだろうなというふうには，後になって落ち着いて考えてみても，もっともなことだと思いました。

中村　何で今まで，こういう企画がなかったのでしょう？　他の先生方にも聞きたいなと思うのですけれども。

相田　結構危ない話もあるかと。

中村　それはあるんだ。

相田　つまりどこまで言ったらいいかなというのが，あるかもしれません。

中村　結構，教育，訓練，あるいは修行（？）を受けた人が書きづらいのでしょうか？　だからそれは，そういう指導者の名前を伏せて書いてください，とあえて言ったのですが。

お一人だけ，「それでは書けません」と言ってこられた。それも分かるのですね。ですから，それはそれで「いいですよ」と答えたのですが，なかなか，「天に向かってツバを」みたいなことになるかなと思ったりして。

　では，次に，北西先生のご感想は。

北西　これを最初に見て思ったのは，「あ，そうか。僕は特定の師匠について精神療法を学ぶことはなかったな」ということ。それが一番最初の印象。それはまた後で，なぜ，そういうことなのかってお話ししたいと思うんですけども。

　私は森田療法のちょうど転換期に生きた人間でして，そういう意味では，その前の先生方に対する，やや反発みたいなものがあったのですね。それはどういう反発かというと，ある時期までは，森田から直接治療を受けた，Ex-Patient Therapist といわれている方々が，一つの森田療法家のモデルみたいな風潮があって，それらの皆さんが強烈なカリスマと個性を持っていたんですね。

　ですから，そこから育った人たちも，いかにも「ミニ〇〇」というような感じでした。これはどういうことかなと感じていました。私はあまりそれに対して，なじみもしなかった。第1回の森田療法学会（1983年）が，私が出たときには，慈恵医大の古い臨床講堂で行われました。最初に入ったときにスライドが見えて，中国の満州か何かが出てきて，そこでの戦争神経症の話なんかがあって，戦前の話をしているわけです。おられる先生方も，お年寄りが圧倒的に多かったのですね。

　この精神療法は，いったいどうなるんだろうということもありました。私が学会で発言したことに対して，「きみの言っていることは『森田』じゃない」とか，「『森田』はそんなことは言っていない」とか言われるのです。中村先生がこの企画書に書いた精神療法における師弟関係が森田療法の世界では歴然と存在していました。そういうことで，そこが強

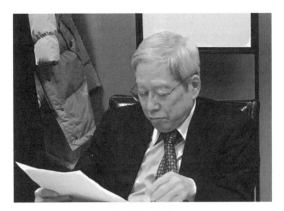
北西憲二先生

烈に連想された。だから非常に面白い企画を，中村先生が立てたなと思いました。

そこから違う森田療法の道を探そうということが，自分で学んでいこう，それから教えようというところにつながっていくのです。まずはそういうことが一つ思い出されました。

それから，今度は他学派の人たちと出会ったり，話したり，いろいろな学会に属して，さまざまな経験をして，それを自分なりに取り入れていきました。そして仲間と一緒に森田療法を教えていくシステムをつくっていったという経験がありますので，そういう話も後でできたらなと思います。

そういう意味では森田療法の，ちょうど端境期を私は生きて，面白い経験もできたし，これをどういうふうに言葉にしていったらいいのかなと思っていました。こういう企画を私にも振ってもらったおかげで，考えることができた。それはとてもよかった。ある意味で，精神療法家としての人生を，もう一回見直す企画でもあるわけです。そういう点でもこのようなことを考えることは面白かったし，そういうことも話ができるといいなと思っています。

中村　それでは，齊藤先生，お願いします。

齊藤　この企画は，お手紙をいただいたときに引き受けられるのかと，こんなテーマで書けるのかなと困惑したのが，最初の本当に正直な感想ですね。ただ，断る理由が浮かばない，中村先生の顔が浮かんだので引き受けるしかないなと覚悟をしました。

そんなところで迷いながら，でも，やっぱり書いてみようかなと思って書き始めてみると，私はごく自然に野澤栄司先生の名前を原稿で何度も挙げているのですね。

先輩から「厳しい」「厳しい」と言われてきた先生ですけれど，何か私がいいときに出会ったのか，かなり穏やかになっていたんです。その穏やかさを含めて，あまり指導をめぐる葛藤がなかったのです。

中村　厳しかったんですか。

齊藤　それは厳しかったですよ。先輩たちは「おまえら，怒られてる，怒鳴られてるだろう」と言うけれど，私は「いや，全然，怒鳴られてませんけど」という感じだったんです。何がその変化をつくったかは知りません。

ただ，野澤先生のスーパービジョンは集団でやっているものが多く，ごく少数の精神分析そのものを習いたいという人にだけ，たぶん個人スーパービジョンをやっていて，私は子どもの精神療法のほうを選んだので，だいたい集団スーパービジョンだったのです。

中村　途中で加わったんです，僕。

齊藤　精神療法研究会のほうですよね。

中村　懐かしいですね。

齊藤　そういう中で，やはりコメントは厳しいし，彼の解説というのも，私にはとても思いつかないようなことを言うんですが，しかし，スーパーバイジーたちの失敗や何かは指摘しながら，ニヤニヤ笑って許しているという感じが，すごく一貫していて，それが「人が変わった」と先輩たちが言う理由なんだと思います。

そういう指導を受けながら，ある程度，自分が自立してきたときに，やっぱりポイント，ポイントで，野澤先生の言った言葉というのが自分の内面に生きていると感じることが，いくつもあるんです。彼の言葉で生きている言葉は絞り込む言葉じゃなくて，開いていく言葉だったような感じがするんです。自分がもし若い

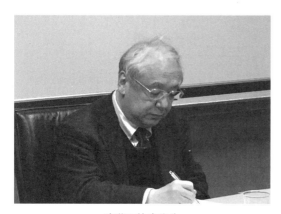
齊藤万比古先生

人たちに，精神療法について多少ともみてあげるとしたら，そういう言葉が大事なんだろうなと思ったという点でもとても印象的であったため，彼の名前を本文で何度も出しました。

もう一つ，今回の文章を書いてもいいかなと思ったのは，あるいは，もしかしたら書かなきゃいけないという義務感を感じたのは，こんな系統的な指導を受けたことのない私に，子どもの入院療法とか，思春期の入院治療とか，そういったあたりを「教えてほしい」という人間がポツポツと現れるようになってきて，そのことの責任は，やはりあるだろうと思うわけで，まあそんな気持ちから書いてみたわけです。

そうしたら，やっぱり自分が若い人たちに伝えているものって，そんなにたくさんはないなと実感しました。私が言っている内容は，そんなにたくさんの文脈を若い人たちに教えているわけじゃないなっていうのが見えてきたんです。今回の文章を書くことを通じて，それでいいのかもしれないと，ちょっと開き直ることができたという気持ちになっています。それは企画者である中村先生のおかげだと，今思っております。

そんなわけで，自分自身は本当に，ある意味，折衷的で，野澤先生から教わった力動的なものの考え方，彼が訳したブロスの文章を通して思春期を学べたこと，そして後に中村先生にファミリーセラピーを2年間教えていただいたこと，それらが私にとってはすごく大きいわけです。それらが融合することで，私が自信を持って折衷的であると言える根拠を与えているんです。

折衷的であるということが，ある面，現実的なのかもしれないなと，ちょっと開き直りながら思えるようになったのも，今回の企画を引き受けてよかったことかなという気持ちがしています。

中村　それでは，折衷から統合へ（笑）。

平木　それこそ私の最初の印象は，先生方，大ベテランの精神療法家でいらっしゃって，その道を歩んでいらっしゃる。「どうして私が選ばれたんだろう」って感じです。折衷も統合も，言葉を使えば非常にかっこいい言葉ですけど。

ちょっとだけ私の経歴をお話しすると，私はあえて言うと精神療法をやってきましたが，最初，この道にはカウンセリングから入っています。分かりやすく言えばアメリカのスクールカウンセラーの養成の課程に1960年代に入りました。アメリカでは猛烈な勢いで，スクールカウンセラーを養成していた頃です。

アメリカカウンセリング学会は1952年ぐらいからカウンセラー教育訓練を始めていましたので，60年代はすでに，修士課程の訓練をしていました。私は日本の大学で学生カウンセリングをするつもりで帰国しました。

ところが，日本に「カウンセラー」という名の付く人はほんの3～4人しかいない時代でしたから，先ほど先生が「喪失」とおっしゃったときに，私も師を失った感じでした。

自分の師の偉大さを，常に感じながら，2万人もの学生がいる大学でカウンセラーが一人しかいないとなると，結局，緊急度の高い統合失調症，うつ，神経症などの症状をもつ学生に会うことになりました。

そんなクライアントに医者と連携して，どう支援していくかが私の課題になったのです。ところが，日本にはクライアント・センタードの先生しかいませんでした。

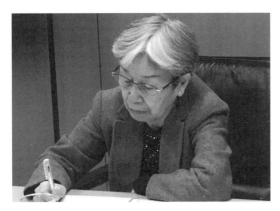
平木典子先生

　私の指導教授は特色ある教育観をもった人だったのです。たとえば、「大学がどうしてカウンセリングなど親代わりをしなくてはならないんだ。大学教育でそこまで学生の面倒を見ることはない」と教員たちが言うと、「小学校で集団教育を始めたときから、教師はみんな親代わりをしてきたのだ」といったことを言う先生でした。クライアント・センタードの先生とはまるで違う先生で。

　たとえば、大学に入った学生たちは、高校までに、自分らしい生き方をしたらいいとか、自分を成長させるにはどうしたらいいかということをどの学校でも学んできていない。大学では、学生をその方向で育てるのだ、といったことを言う先生だったのです。

　そんな大きな教育理念を持っていた人だったので、たとえばロジャースが、クライアント・センタードを主張すると、「指示的ではいけないというけれど、ウンウンとうなずいたりすることは指示ではないのか？」といった論争をする先生でした。

中村　すばらしいですね。

平木　そうなんです。そんな先生と最初に出会っていますので、日本のロジャース中心の世界に帰ってきて、すごい違和感でした。

　日本では自分一人で、自分の師を探す作業から始めて、途中で、精神療法の勉強をしながら、大学の相談所の非常勤の二人の精神科のお医者さまと具体的なクライアントや投薬のことについて話し、精神療法を実践の中で学んでいったのです。

　そうこうしているうちに、青年と家族にとって青年期が大きな葛藤の場であること、簡単に言うと、青年の自立を家族が邪魔しているというか、家族が青年の自立についていけてないということに関心をもち、アメリカにもう一度、家族療法の勉強に行ったのです。

　あと、短くしますが、家族療法の訓練では、ライブ・スーパービジョンでもあり、チーム・アプローチだし、パラダイムの転換を得て、すごく助かりました。生（なま）のセラピーの場でお互いに学び合い啓発し合う。自分が、どんな言葉をどんな意味を込めて、どんなふうに表現すれば家族が細かいところでいろいろやりとりをしながら変化するのか。それを学べたのが、私にとっては本当に救いでした。

　私は家族に学んだし、チームに学んだので、心理療法の統合を追究している先生たちが、「〇〇派でなければならない」ということを打ち破っていかれるプロセスに学んだと思っています。どのセラピストも師は何人かいらっしゃいますが、その中で自分が生きるということ、自分が自分らしくカウンセラーになるということ、クライアントが自分らしくなるということは、すべて並行して進むのだと、ずっと思ってきました。

　だから自己流なんですよ。「折衷」といえば、かっこいいけど、周りに学びたい人がいるので、自分の研究所でも「じゃあ、一緒にやろう」ってやっているんです。だから、この席にはふさわしくない人だと思います。もしかして、一人で苦悶している人のためにはなるかな？

森田療法の歴史

中村　すでにいろいろ踏み込んだお話も聞かせていただいているのですが、日ごろ、教える側としてどんなことをやっていらっしゃるのか、できれば具体的に聞かせていただけますか。

その辺はどうですか。どなたかからでも，順番はあまり気にしないでという感じですが。

　先生は森田療法のセミナーを継続していらっしゃいますよね。

北西　そうなんですね。その歴史をちょっと，しゃべらせていただきたいとは思うんですが。

　先ほど，ちょうど森田療法の端境期と言いました。入院から外来へ森田療法が転換せざるを得なかった時期で，また時代的な要請もそうなっていたのですけど，そのときに，ちょうど私が年代的にそこに立ち会うようなことになったのです。

　先ほど「特定の師はいない」と言いましたが，むしろ，いろいろな方と出会って精神療法を勉強した時期でした。そこで感じた一番の問題は，森田療法の入院のシステムは非常に効果があることは確かですが，それについて，どういうことが起こっているのかという説明が不十分でした。我々はその時点で，少なくとも私が森田療法を学ぼうとした時点では，森田療法のトレーニングを行う言葉は持っていなかったですね。

　だから，その言葉をどう獲得していくのかということが，私やもっと若い同僚たちとの共通の危機意識でした。近藤喬一先生（当時町田市民病院）を中心に研究会が立ち上がって，藤田千尋先生（当時常盤台神経科），阿部亨先生（当時高良興生院），という先生方と一緒に勉強をしながら，ワイワイやったけれども，なかなかこれというものが見つからない。自分で考え，自己鍛錬もしていかなければいけないというところもありました。その先生方に誘われ，集団精神療法のほうにも入っていき，そこで全然違う文化に出会い，「集団を，こう理解するんだ」ということを，また自分なりに分かってくるわけです。そうすると森田療法は，作業と集団の組み合わせ，つまり社会的な生活は，このような視点から理解でき，ここから介入できるんだということが少しずつ分かってきました。

　それから，もう一つ大きかったのは，精神分析的精神療法のグループ，皆川邦直さん（当時東京都精神医学総合研究所）たちと一緒に共同研究をしたことです。それをやったときにも，森田療法には言葉がないなと思うわけです。分析は，ある意味では言葉が過剰にあり過ぎる。私に言わせると多過ぎるという感じもあったのです。それにしても，お互いに症例を出すと，分析は専門の用語で説明して，私たちはなかなかそこをうまく説明できない。そこをどうしていったらいいんだろうということが一番大きな問題で，このような経験をしながら，これではどうもいけないということで，森田療法における治療のプロセスとか介入ということを考えました。

　それから，大学を離れ，自分で専門の森田療法の外来のクリニックを立ち上げました。今度はクライアントといい関係を維持して，自分が考える森田療法がめざす変化を，どうしたらこの方々に経験してもらえるのかということをやっているうちに，すごく鍛えられました。このような経験を通して初めて，いろいろなことを教えていけるんじゃないかということにたどり着いた。

　そのときに私は，ちょうど日本集団精神療法学会が研修会を立ち上げたときの事務局をやったものですから，どのように研修を立ち上げたらいいのかとか，どういう問題があるのかという，裏方的なことも少し分かっていたし，イメージもつかめていました。そこでこのような「森田療法セミナー」をつくっていこうと考えたのです。

　ただし，私は教える上で一番重要だなと思ったのは，森田の時代の入院の経験，つまり「森田がこう言った」というところから一度外れてみよう。もっと僕たちは自由にならなきゃいけないんじゃないのかと。ですから，私は自分たちのやっていることを分析の皆川さんたちにどう伝えていくのか，考えていきました。また，集団精神療法学会の経験も非

常に大きかった。いろいろな学会や学派の人たちと触れ合いながら，より自由な発想で臨床にもう一回立ち返ってみようと考えました。そして私たちが考えている「森田療法」という枠組みを，できるだけ根っこのところから取らえ直して，それを教えていこう。森田療法を教えるにあたって，できるだけ自由な雰囲気を大切にしていきましょうというのが一番重要とも考えました。

中村 セミナーもいつもご案内をいただいて，「行きたいな」と思っているのですが，なかなか。系統的によくできたプログラムだなと思って感心しています。

北西 ありがとうございます。あれを立ち上げたのは十何年前です。最初は，本当に人が来てくれるのかなと心配しました。でも，こういう会で森田療法の話を聞きたかったと意外に好評でした。つまり，今までは入院中心で，体験中心で，こういうかたちでの説明というのがなかったのです。

中村 森田療法って，どうやったら学べるんですかっていう，素朴な疑問が，昔から僕もあって。起源というか，自分が何らかの神経症的な苦痛があって，森田先生から直に治療を受けている，入院かどうか分からないんですけど，入院するのですか。

北西 だいたい入院の経験をした人たちが多いですよね。

中村 そういう人たちが森田療法家になったと。

北西 そうそう。

中村 とすると，フロイトが弟子を分析をして，それでお墨付きをもらって，「わしはフロイトの弟子だ」みたいな，それと似た構造が森田療法の起源にあるというのは初めて聞いて，「森田先生はこう言った」「いや，言った」「言わない」みたいな，そういうシニアの人たちの議論に，北西先生が「これってどうなのかな？」と思われたというのは，今の森田療法の流れを大きく，先生が首をかしげられたことで動いたのかなと，思います。

北西 その当時は森田学派の人たちは，やはり分析のことをものすごく意識していたんですよ。森田自身もそうでした。逆に分析の人たちも森田のことをすごく意識していたんですね。やっぱり日本のオリジナルな精神療法ですから。分析から見ると森田療法はどう見えるか。たとえば「甘え」という土居先生の考えも，森田のいう「神経質」の治療の経験から生まれました。

分析における教育分析が，自分が患者となって入院森田療法を受けることに匹敵する，というような伝説もあったくらいですから。しかし，私はそれに対して，ある種の反発とか，抵抗感を覚えて，「いや，違うものを探していこう」と考えたのです。

教育分析について

中村 そこが結構，今日の議論になるかと思います。自分が何か悩みでも障害でもいいのですが，症状でもいいのですが，それを精神療法で治してもらった，あるいはそれに付き合ってもらったという経験があるほうがいいのか，どうなのか。どうしても教育分析をちゃんと受けないと，分析者としては，一応，制度上は一人前とは言わないみたいな，そういうのがいいのかどうか。「いい悪い」というのは変な言い方だけど，その功罪みたいな，そういうこともお話しいただければと思うのですけど，これから先も。

土居先生は，確か教育分析を受けたからといって，治療がうまくなるわけじゃないとかおっしゃっていましたよね。

相田 突然，そこから始まるのかという感じですけれども。土居先生は，どうもそういうことをおっしゃっていたみたい。多くの人がそういうことを言っていますね。土居先生は教育分析，訓練分析にあまり賛成じゃなかったとか。それは分析が失敗したからだとか，いろんなことをおっしゃっていますけれども。

私自身は，訓練分析者は土居先生ですけど，

— 255 —

訓練分析を受けに行くというよりは、今の話のように、私は困っていたのですね。もうかなり精神療法の訓練も受けた後だけれども、何か困っていたのですね。困っていて、たまたま聞いたら、何か枠があいているとかいうことがあって、じゃあ、今行かないとチャンスを逃すんじゃないかみたいなことがあって、それでちょっと怖いなと思いながら、うかがいました。顔からして怖いですよね。

その前にちょっと、単発のスーパービジョンを精神分析協会の中で受けたことがあって、結構怖いスーパービジョンだったという印象があったのです。それでびくびくしながら行ったら、「君は、ちゃんと治療を受けろ」と言われて、「保険証、持ってこい」と言われたんです。昼間、保険証を持っていく時間にうかがえないので、「夜、自宅へ行かせていただけませんか」とお願いしたら「それはおまえね、患者というものをばかにしているんじゃないか」と言われて。

中村 最初からけんか腰ですね。

相田 そうそう最初から。とても懐かしい気持ちでお話しますけど、途中からですかね、「変なやつだな」とかおっしゃって、「訓練分析でもいい」って。最初はだから「おまえ、治療を受けろ」「おまえ、デプレッションだろう」と言われて、「抗うつ剤を飲むなんて、ばかなことをしなくてよかった」と褒められた（笑）。そういう始まり方でした。でも私にとって大事な意味をもっている出会いだったのは確かです。

北西先生は森田療法との歴史の関係でお話になっているんですけど、「Ⅰ」の原稿本文にも書くことですけど、私も、やっぱり背景にある、この社会の歴史とずいぶん関係していると思うんです。それは私が選んだことじゃなくて、たまたまその時代だったということですけど。

たぶん、1967年が国家試験ボイコットだと思うんです、インターン闘争の。

平木 はい、はい。

相田 そうですね。

平木 はい。大学闘争の始まりの年です。

相田 それで69年に金沢学会があって、いわゆる改革、学会の改革というものが起きた後、私は71年に医者になります。慶應の医局に入ったら、それは何か、私はあまりはっきりいろいろなものを考えて精神科に行ったわけじゃなくて、「何しよう」ということもあったわけじゃなくて、何かズルズルっと、「精神科、行ってみるかな」みたいにして。「精神療法」ということも、言葉ぐらいは聞いたことがあるかもしれないけれども、特別何かそれをやろうと思って行ったというわけではないんです。

71年に医者になったときに、医局は、いわゆる医局解体闘争。慶應の場合はそんなに激しくなかったですけど、それなりの歴史はあったようで、その直後でしたから、小此木先生がお暇だったのですね。なぜかと言うと、そうした運動により、週にいくつかあったはずの研究会の時間というのも休止状態で、それでお暇だった。

我々フレッシュマンに、薬理とか脳波とか、いろいろなクルズス（小講義）があるんですけど、精神療法だけは週に2回あったんです、ほかのところの倍ある。その一部が、結局、実はグループ・スーパービジョンで始まったのです。私はスーパービジョンという言葉、狩野先生もそうだったですが、スーパービジョンという言葉を知らずにスーパービジョンを受けていたという具合でした。その後に、スーパービジョンの別刷りを読まされて、「あれ、スーパービジョンって言うのか？」みたいな。そういう意味では非常に恵まれていました。

師弟関係のこと

相田 それから、今回、中村先生が企画書に書かれた師弟関係のことなんですけどね、これは想像も入ってるんですが、おそらく旧来の徒弟制度的な医局の——でも徒弟制度って、研修としてはある質を保っていただろうと思うんですね。その徒弟制度的な感じを脱却し

て，その一方で学会闘争だとか，改革だとかって言われている時代のことを見据えながら，おそらく小此木先生は，どうやって民主的にこれからの教育，研修をやっていくかという実験を始められたのではないかと思います。「実験」というのは私のつくった言葉ですが。

そうした試みに手をつけられたところに，我々が教室に入っていったと思います。その意味では非常に民主的でした。対等であることを目指して，非常に民主的な，そのことをともかく大事にするということだったのですね。そのような格好で初期研修――今で言う初期研修，そのころはそういう言葉はありませんでしたけど――初期研修が始まっていったと思います。

やがて，実はその10年後に精神分析セミナーが組織されるのですが，これは結局，小此木先生の，それまでの大学縦割りの教育研修では，精神療法ないしは精神分析的な世界の教育研修はできない。だから大学の枠を取っ払った「超大学」でないと，それができないというお考えで，あのセミナーができていくんです。

そういう意味では，平等で，超大学でという思想が，おそらく最初の時期からずっとあったものだったのだろうな，そういう中で教育を受けてきたんだなと思います。中心はスーパービジョンで，ときどき「読め」と言われて本を読んだり，「これを訳してこい」と言われたり，学会発表の論文を見ていただいたり，そのように最初の教育を受けてきたと思います。

北西 我々にとって，分析セミナーというのも大きかったですね。本当にうらやましい，あのようなシステムがあって，と思いました。

相田 そうですね。

北西 あの当時は，小此木先生というのはすごかったから。いろいろなものをお書きになって。

相田 そうです。それでスーパーマンだったですね。

北西 そういう点でも，我々は「これから森田療法はどうやって生き延びるんだよ」という危機感を，感じていました。

相田 分析セミナーが立ち上がったのは1979年なんですね。ちょうど金沢学会の10年後なんですね。そういう時期だったから。

その中で，我々が講師をやらされたりしていましたからね。私たちはものすごい早熟の世代でした。

講師をするといっても，そのことだけ知っていて，ほかのことは知らない。対象関係論のことだけ言っているというか，フェアベーンのことだけ言っているみたいな，そんなふうでした。

中村 でも人に教えると，自分の知らないことが分かりますよね。

相田 分かる。どんどん分かります。

北西 僕らもセミナーをやって一番びっくりしたのは，実は森田療法の適用になる人がいろいろなところにいる。心療内科，歯科，皮膚科，そういうところを受診する人たちの少なからずの例が，実は森田神経質，森田療法の対象だったりするわけです。そのような人たちに森田療法を行うと，とてもよくなるという報告を受講生がもってきてくれる。私たちの理解を伝えると，「あ，そうなんです」という話になって。あの経験はものすごく大きかったですね。

中村 僕の偏見かとは思うんですけど，精神分析，日本のね，アメリカもそうかもしれないけど，徒弟とは言わないけれども，ある種の派閥といいますかね，そういうもの。昔の精神分析学会なんか出ていると，「○○先生のヒエラルキー」みたいなものがあって，いつも，あれ，僕はすごく楽しくて。「東のなんとか」と「西のなんとか」の対戦で，最初は歩兵が出てきてやって，それがだんだん，ちょっとその次が出てきて，最後に大将戦で，学会が非常に盛会，盛り上がる。いつも楽しみで，騎馬戦を見ているみたいだったのですけど，今はあまりないですものね。

相田　今はあまりないですね。

中村　残念ですね。

相田　ですから，私が今申し上げたぐらいの期間のときは，慶應大学と福岡大学がよくぶつかっていました。それでも仲がいい学会でしたよね。小此木先生と西園先生は非常に仲良く，実は，あの学会中も，早朝のお二人だけのミーティングがあるみたいで。いわゆる学会運営に関してとか，そういうようなことについては，朝のミーティングでよくお話しになっていたようです。小此木先生からうかがえるのはそのミーティングをすごく楽しみにしているご様子でしたし。

　ずっと最近になって感じるのですが，私は，西園先生にずいぶんかわいがっていただいた。ことに，小此木先生が亡くなって以後，ずっと西園先生にかわいがっていただいている，そういうような感じですから。かつての学会での大論争は実はゲームをやっていたのかもしれません。

中村　僕，それ，面白いと思って。下坂（幸三）先生が，「いやあ，分析はね，けんか大好きなんだよね。中村君，子どもじみてるだろ？」とか言って。

相田　下坂先生も「けんか」がお好きでしたよね。

中村　大好きでした。分析の先生って，昔は結構，丁々発止，いろいろやっていましたね。すごかったですね。

「グループ」について

相田　今振り返ると私は一貫して，精神科病院にいたんですけど，途中で一度，大学の精神科へ2年ばかり行くことがありますけど，ずっと精神科病院だったのです。その意味では，ある種，オーソドックスな個人精神療法を学ぶこと，あるいはその臨床をやることと精神科病院にいることは，うまく合わない，溶け合わないところがあったのですね。それをずっと抱えながら15年ぐらいやっていました。

　それで，自分の歴史で言うと，そこに訓練分析が入ったり，おそらく，その合わなさの中で，自分でもちょっと具合悪くなったり。具合悪くなった辺りに，訓練分析に入っている。

　そして，結局，いったん精神科病院を辞めるんですけど，精神科病院って，私にとってはすごくいいグループだったんです。しかしそのころは，「グループ」という観点は持っていませんでした。辞めて，つまり失くしてみて，次のグループを求めるようなところから，実はグループ療法に接近していったと思います。それは時期的にもちょうど国際集団精神療法学会の第1回環太平洋会議というのが開かれた時期にぶつかっていました。次には，先ほど北西先生もお話しになりましたが，当時北西先生が事務局長だった日本集団精神療法学会主催第1回研修会の私は聴講生というか参加者でした。

　ですので，私の集団精神療法への関わり方というのは，精神科医としては15年以上もたってからですから，うんと遅れてグループの中に入っていった。ただし，そこで入ったグループ療法の世界というグループは，私にとってものすごくいいもので，そこから私は一気にグループ療法のほうに傾倒していって，このグループがなければならないみたいな具合になっていったと思います。

北西　そのときに，研修立ち上げの中心だった鈴木純一先生の言ったことが，一番印象に残っています。「これは相互研修だ」と。つまり，誰かが誰かを一方的に教えるんじゃないんだと。グループにおいては特にそうで，お互いに学び合えるということがなければ，うまくいかないんだと。それは私も大切だと思っていました。私たちが森田療法セミナーを始める時も，やはり，この相互研修の精神でいこうと……。

　それから，できるだけ自由で，オープンなグループにしよう。これらは，精神療法を教える上でも重要なキーワードであると思っています。

スーパーバイザーに似てくるということ

北西　もう一つ，皆さん，個人スーパービジョンあるいは教育分析を受けた方にお聞きしたいのですが，私の身近な人にもいるのですが，受けると，いかにもその人に「おまえ，憑依されてるよ」というくらい，言動が似てきたりというようなことが見受けられます。

　そこから，どう抜けていって，そしてそれをどう自分のものにしていくんだろうなと，その後のプロセスというのが見えないのです。

　さっき言った，入院を経験して，EX-Patient Therapist になった先生方は私が見ていると，やや硬いんです。自分の経験に基づいて，経験絶対主義みたいになっていて，自分と自分の教わったものの経験はこれで，それ以外のことについては，「そうかよ」という感じで，受け付けないようなところが見えていました。だから，それが私は「嫌だな」と思っていました。できるだけ若い人には，いろんなところで勉強してくるように勧めました。

　それで，いろいろなことを吸収して，それを森田療法の実践に持ち帰って，そこから一緒に新しい次をつくろうよと，そういうスタンスでやってきました。だから，そこがどうなのかなというのは，こういう座談会で聞いてみたいと思っていました。

相田　私もスーパーバイザーと似た姿があったときがあるのかもしれないけれども，スーパーバイザーの側の問題というか，やり方というか，それもかなり大きいんじゃないかなと思います。

　私は，今申し上げたように，最初のスーパーバイザー，それはスーパーバイザーとも知らずにスーパーバイザーだったのは小此木先生ですけど，小此木先生，実は最初はグループ・スーパービジョンだったのです。ただ，グループ・スーパービジョンといっても，一人50分取っていただいていたので，非常にぜいたくなグループ・スーパービジョン，3人で。

その一人は狩野先生なんですけど，狩野先生も私も，学ぶ上での仲間の大事さというのをすごく強調しているんですよね，後になって。とにかく自分たちのことを言ってはいるのだけれども，その経験からしても，このことを学ぶのは仲間がすごく大事なんだって言っているわけです。私は同じことを言うやつがいて，喜んでいたんですね。「あいつも同じことを言ってる」って，本当に仲間が大事だと。

　ところが，この幾日か前に気がついたんですけど，それは小此木先生がつくられた文化なのではないか，と。彼はその意味で，グループワーカーだったんだと思うんですよね。おそらく同年代の，同じものを目指している者同士だったら，競争もあるだろうし，羨望ゆえの闘いもあるはずです。そこのところを，言うなれば，あまり激しくぶつからないように，一つのグループとして育てたところが，やっぱり小此木先生の力は大きかったんじゃないかなと思うのです。そういう意味では，仲間として育てていただいたということもあって，小此木への同一化した態度というのは，おそらく我々はそんなに強くなかったんじゃないかなと思います。

　その後，私は衣笠隆幸先生のスーパービジョンを受け，家族療法で渋澤田鶴子さんのスーパービジョンと中村先生のスーパービジョンを受け，そしてグループで鈴木純一先生のスーパービジョンを受けたのですが，その人たちはあまり，小此木先生も含め，ご自分への同一化を求めるような人々ではなかったということもあると思います。

中村　同一化の対象にならなかった。

相田　いやいや，スーパーバイザーから私に同一化しろというメッセージはなかったと思います。

　もう一つ思い出すのは，小此木先生のところで神経性食欲不振症のケースを，初めてサイコロジストの先輩たちばかりの研究会で，報告するように言われた。で，話していったのですね。自分のケースを人前で，しかもス

ーパーバイザー以外の人前で話す体験そのものが，そのとき初めてでした。

　いろいろな質問があって，私としては今まで考えてもみなかったようなことを聞く人が出てくる。それに答えて，研究会の時間が終わったら，小此木先生は私をよばれて，「君はあれだね。僕に指導を受けたっていうことをひと言も言わずに，まるで自分が考えたように言うね」と。

　私，それを褒められたと思ったのです。だから，まねするとかなんかではなく，自分が取り込みたいものを平気で取り込んで，おそらく取り込みたくないものは取り込まないということを，平気で勝手にやっていたというところもあり，北西先生が言われたように，どうやって離れるかという点があるけれども，私は最初から勝手にやっているというか。それからもちろん，それが許されたということだと思いますけれども。

　そういう意味で，いままでの関係の中で，「おまえは駄目だ」と叱られたことはほとんどないです。

バイザーとバイジーの関係性

中村　バイザーの問題もあるけど，バイジーの問題もあるということですよね，そうするとね。自由自在に抜けられる人もいるし，抜けられなくて，そこにとどまっちゃう人もいるということ。不安でずっとしがみつく人もいるしね。

平木　ただ，グループという話を聞いて，私は先ほどはお伝えしなかったんですけど，実は自分のスーパーバイザーはTグループだと思っているのです。15〜16年，Tグループに出ていて，Tグループのトレーナーを10年以上やっていたときに，スーパーバイザーからいろいろ，ケースのことについて具体的に，指導を受けることもさりながら，Tグループの中で他のトレーナーやメンバーから言われることが一番響きました。

　「あなたの言っていることは私には通じない」，

「それはよく分かる」，「それは変だ」と言う人がいれば，「変じゃない」と言う人がいる。グループって，そういうことが自由に出てくる場ですよね。私はクライアントに会っているときもこんなことが起きているのだろうと思いました。目の前の人に通じる言葉をどう語れるかというのは，スーパーバイザーだけが訓練するわけじゃないと思っていました。

　そこにいる人一人ひとりと通じ合えないと話にならないというのが土台です。そういう意味では，山田和夫先生をご存じですか。精神科のお医者さまで，青年期が専門だった大学の顧問医のひと言があります。私が「医者には絶対に合わない」と言っていた統合失調症の可能性がある学生を先生にリファーしたときのことです。

　山田先生は学生と私が一緒に座って説明をした後，「そうか，それは大変だね」。「上からずっとのぞかれているんじゃ，夜も寝れないだろう」，「そんな生活をしていたら，そのうち，ノイローゼになるよ。その前に僕に話しにきなさい」とおっしゃったのです。

　「すごい！　そうか。こういうふうに通じる言葉をこの先生は語っているんだ」と思いました。「治そう」とするのではなく，足もとには及ばずとも，ミルトン・エリクソンのように，その人がその気になるような，その人に通じる言葉が語れる人になることが課題です。

中村　いろいろ話が出ていますが，野澤先生の事例検討会にも参加させていたわけですが，齊藤先生は，野澤先生を厳しい先生と思っていらした。僕は全く反対にとても優しいおじいちゃま先生という印象です。まあ，外様だったから親切にしてくれたのかなと。身内には厳しくて，外には優しいかもしれないけど。

　ところで齊藤先生はその後，いろいろと実践と勉強をたゆまなくなって来たのだろうと想像しますが，プレイセラピーとか子どもの治療について，具体的に特定の先生にずっと教わってきたというわけではなくて，自分

で臨床を重ねてきて，それで今でも若手を指導していらっしゃるでしょう。そのときの指導の仕方というか，どのように自分の指導法を確立したのですか。

子どもの治療について

齊藤 原稿にも書いたんですけど，やっぱり子どもの治療といっても，言語が中心になるやりとりをある程度できる中学生以降の治療と，言語よりも遊びとしてのアクションや表現のほうがずっと共感し合えるような，小学生までの幼児期からの年代の治療とは，精神療法の雰囲気もだいぶ違うし，やり方も違うので，結果，自分ではそれぞれ別の領域としてやってきたつもりなんです。

どちらかというと，遊びを通じたプレイセラピーのほうが自由でのびやかなところがあるので，そっちのほうが好きでやってきたのですが，実際には，これは職場が変わったごく早期の比較的暇な時期以外は，医者はほとんどできない治療です。そのため心理の先生と共同作業で取り組むことが多くなります。

私自身は野澤先生の研修の中で，最初は「四の五の言わずに，とにかく子どもと遊べ」と言われ，数人の子どもたちのプレイセラピーを手探りで行ったわけです。その中で，遊びののびやかさというか，遊びそのものが持つ，しなやかで，何かイメージが膨らんでいく感じがうまくかみ合うと，子どもはダイナミックに変化する可能性があるということを経験させてもらいました。

ご存じのとおり，子どもの「プレイセラピー」という言葉はアクスラインたちロジャース派のものだと思うのですが，日本ではプレイセラピーという用語に児童分析的な立場からの遊びを使った治療も含めて呼んでいます。ユング派の箱庭療法も子どもで行う場合には「プレイセラピー」と呼んでいます。

そうすると，個々の遊びをめぐる解釈というのは，学派によって非常に多様にありうるわけです。いろいろな観点を直接コメントしてもらったり，スーパーバイズしてもらったり，あるいは本で読んだりしながら，プレイセラピーのトレイニーは一つずつ試行錯誤して理解していくわけですが，スーパーバイザーのあまりにも名人芸や，あまりにも象徴的な解釈というのは，トレイニーにとって驚きはあっても，共有し合えないものです。

遊びについて，スーパーバイザーが治療者とそのイメージを共有していくときというのは，その遊びが持っている象徴性を，現実から遊離しない範囲で共有し合う，そういうふうにやっていると，トレイニーである治療者も，あまりにも思ってもみないことを言われたという感じにならないで済むので，できるだけその範囲でコメントをするように私は留意しています。もちろん，あまりにも見事に遊びの象徴的な意味を見逃している場合には，それは指摘しますが。

私が行っているスーパービジョンでは，遊びがどのように展開してきたかということを，時系列を通して話していただきます。これをときどき繰り返していくというのが，案外，治療的な効果を発揮するように感じています。遊びをコメントさせてもらっている心理士にしろ，若い医者にしろ，スーパーバイジーの先生方はときどき，やってくれるものだなと感嘆させられることがよくあります。プレイセラピーのスーパービジョンは，バイザーとバイジーの間で互いに教えられることがよくあると思っています。昔，もっと私も若いときには，「こんなことも読めないの！」と叱るようなこともあったのですが，その頃より互いに教えられると感じる現在の方がバイジーの反応は良いように感じます。

中村 野澤先生のプレイセラピーに対するコメントも，わりに硬かった印象なんですよね。だけど，プレイセラピー自体が，先生がおっしゃったようにのびやか自由になっていると，野澤先生もとても喜んでいらっしゃったのを今あり

ありと思い出しました。「これはいい治療をやっている」という感じで微笑んでいらした。それは先生も伝承していて、やはり子どもがのびやかになるためには、こちらものびやかに一緒に遊ぶ。先生のプレイセラピーは本当に、どっちが遊んでいるのか分からないみたいな。

齊藤　よく、そう言われました。

中村　やはり、それじゃなきゃ駄目なんだなと思って。セラピストを指導するにあたって、その辺が大事だと思われているのかなと思って。

齊藤　そういう意味で言うと、子どものプレイセラピーをちょっと力動的な観点から見ると、ある面、大人の治療よりずっと見えやすい印象があります。見えやすいと、つい、それに夢中になってしまい、その遊びの力動的解釈、特に発達論に基づく力動的な解釈を伝えることに夢中になってしまいます。そうなったとき、それはもう遊びじゃなくなっちゃいますよね。

　しかも、力動的な理解から見ていると遊びは phallic から anal、oral という各発達段階の内容を持った活動が次々と出てきますよね。しかもそれは1セッションの中に複数が重層的に現れてくるので、これを機械的に公式に当てはめてとらえていると、その1セッションの遊びの意味合いが見えなくなってしまいます。その感覚を若い人たちにぜひ分かってほしいし、その重層性も分かってほしいというのは、今プレイセラピーのスーパービジョンで気をつけているところですかね。

プレイセラピーの方法について

北西　プレイセラピーをもう少し分かりやすく説明していただくとありがたいのですが。具体的にはどんなところで、どのようにやられているのか、先生のスーパービジョンの仕方についてですが……。

齊藤　プレイセラピーという言葉自体は非常に曖昧に使われているので、ありとあらゆるところで行われているのですが、やっている治療者たちの多くは、自分が、「これ、ほんとにプレイセラピーをやっているのか」という、自信が必ずしもない状況で日本の遊戯療法というのは、ずっとやってきたのですね。

　今は学会もあるようですが、やはり今でもプレイセラピーというのは、子どもの治療としては最も取り扱いやすく、かつ原則がない、枠が曖昧という世界です。私が関わるのは、一つは自分の勤務する愛育相談所の中で、クリニックから依頼される形で、心理士たちがやっているプレイセラピーを全部スーパーバイズさせてもらっています。

　それから、もう一つ、明治大学の弘中（正美）先生という先生がいらっしゃるのですが。

中村　今回もご執筆をお願いしています。

齊藤　その弘中先生と一緒に、4〜5年前からプレイセラピー研究会というのを始めています。年に2回から3回、そこでは明大系だけじゃなくて、研究会に集まってくる、心理士や医師が、各現場、たとえば児童相談所とか、病院やクリニックなどで実施しているプレイケースについてコメントさせていただいています。弘中先生と二人で、彼はユング派ですから、私とはまったく別のことに注目するわけですね。まったく別の観点を二人で言って議論している、それが面白いと言ってもらっている会です。

　そんなようなところでやっているのが、私のプレイセラピーのスーパーバイズをする機会は、そういうところですかね。

北西　「今ここで」の経験が重要でしょうね。そこに理屈なり解釈があまり入り過ぎると、たとえば森田療法での作業も同じで、やはり、そこにそのまま入り込んでいくような経験が一番重要で、それをセラピストが脇で見ている。そこに先生がおっしゃったように言葉が入り過ぎる、過剰に多すぎると、逆にプレイの持つのびやかさとか、作業の持つ創造性のようなものが薄れるのではないか思ったのです。そこで「なるほどな」と、今先生の話を聞いていたのですけれども。

説明責任を果たすということ

中村 僕と坂野（雄二）先生と弘中先生とで集まって千葉で研究会をやっていたころに，弘中先生がプレイのケースを出す。箱庭だったり，いろいろするんだけど，よくなるわけですよね。そうすると，「で，よくなりました」と言うと，今度は坂野さんが，「それじゃあね，説明に何もなっていない。人に説明できないような指導者はね，指導者としてなっていない」と，すごいことを言って。確かに説明ができないということは，やはり指導するのは難しいだろうと，確かに思うんだけど，確か弘中さんは，いいわけをほとんどせずに「いや，僕にも分かんないところはある」みたいなことを言って。そこで，また，坂野さんがブチ切れて，「自分が分かんないような治療をするんじゃない」と。こんなことを自由に批判し合える仲なので今でも「宿敵三人組」（笑）ともいえるような仲良しなんですよ。

齊藤 プレイセラピーのいいところは，そういうことを言う弘中先生と，力動的に変化を説明する私とがコメント し合うことで，何となく，こっちで言っていることは単に流れを目に見えるようにしているだけで，やはり治しているのは弘中先生のほうの力かもしれないなと思いながら討論しあっている，それが私にとっても楽しい学びになっています。

中村 それで今回の特集もそうだけれども，「あの先生だからできるのだ」というのはね，やっぱりちょっと。弘中先生を悪く言うわけじゃないんだけど，指導者としてどうかなというふうにね。「あの先生だからできる」って，たとえば僕も言われることがままあるんだけど，それは非常に不愉快ですね。そのときにこちらは説明責任を果たしてないんだなと。

齊藤 スーパービジョンをやっていて，本当にいろいろな臨床家のプレイを見るのですけど，やっぱり才能のピカピカしている人も，そうでない人もいるわけですが，そのあまり光っていない人が着実なプレイセラピストに育っていってくれること，それこそスーパーバイザーの仕事だと思っています。

中村 究極の坂野発言は，「ちゃんと，誰でもが同じマニュアルに沿って，ある決められた症状をアプローチすれば治るということがなければ，精神療法の科学性なんて何もないし，大半の精神療法はそれがない」とか言うんだけど。確かに，それは極論だけど，確かにそう。指導者たるもの，やっぱりある程度，治療に対する説明責任とか，スーパービジョンに対する説明とか，バイジーにとって分かりやすいコメントとか，そういうものはすごく必要だと思うんですけどね。

科学性の先に見えるもの

北西 必要だけど，過ぎたるは及ばざるがごとしですね。「誰がやっても」という，いまはやりな言葉じゃないですか，いろいろな技法で。

中村 CBTとか？

北西 あえて言いませんが。それはCBTだって，誰でも，あのマニュアルに沿ってやったら同じ結果を出すなんて，あり得ない。そのあり得なさを彼らが認め始めたとき，あれは精神療法技法になるのだと私は思っていますけどね。

相田 どの技法もマニュアル化して科学性を求めるのだけど，おそらく最後に効いているのは，そのパーソンというところが精神療法なんじゃないかなと。やっぱりそれは中村先生だからできるんだというのを，不愉快に思うことはないんじゃないですか。

中村 たぶん，クライアントとの信頼関係がしっかりないところにマニュアルを持ち込んでも何も成立しないので，まずは関係性をつくる技術を教えるのが，基本中の基本だと思うんですよね。そこら辺について教えていて，そう思うんですけど，なかなかそこを本当に手を差し伸べて教えるには，かなりの緻密というか……，ほんと細かく。

平木 緻密さは要ですね。その人が持っている何か，「ともしびのようなもの」，その人らしさみたいなのが，その人らしいの言葉として出てきたときに，相手にきちんと伝わる瞬間があるのではないかと探っています。

それは行動でもそうだと思うし，それをスーパーバイジーの中から引き出したいという感じをもっています。

関係性のつくり方

相田 平木先生，先ほどグループの話をされましたよね。私はグループの中で，同じトレーニー仲間で，AさんがBさんに働きかけているのを見ていて，「ああやるのか」って知って，その影響がずいぶん大きかったと思うんです。

平木 大きいですよね。

相田 だから，それこそ，まねしたり，盗んだりもしました，そこから勝手に盗んだから，そのとおりにはならないのだけれども，それはやっぱりずいぶん役立ちました。

結局，トレーニング・グループにいって，中村先生が言われる関係のつくり方をめぐって，あちこちで「私自身」という事例を検討させてもらった，「他の人々」という事例もたくさん見させてもらいました。

中村 ご存じだと思いますが，ランバートのデータが，今いろいろ疑義が挟まれているけれども，あそこで治療者とクライアントの関係性が大事なんだと。理論部分が15％ぐらいですね。関係性が30％ぐらいあって，理論と関係を合わせると何とか40％に届くか届かないかぐらいだけれども，治療外の要因のほうがはるかに多い。これが事実だとすると，関係性をつくる技術というのは，スーパーバイザーの指導でバイジーが身につけてもらう基本中の基本だと思うんですよ。責任だと思うんですよね。

そのためには治療者が自分自身ことを自覚しているということも大切かもしれません。

僕なんかは family-of-origin supervision（原家族スーパービジョン）といって，自分の家族，たとえば僕の場合は両親にセッションに来てもらって，自分たちが家族療法体験を受けるというのをやったんですね。そこで自分の家族の歴史的な認識，現在の家族関係や家族内における自分の問題点にある程度気づかされた。それは，要するに臨床の中での逆転移の問題に気づくきっかけになりました。やはり逆転移に気がつくというのは，良好な関係性をつくる上で非常に重要だろうと思うのですね。

そういう意味で，治療者自身が自分の家族を知っている，自分の家族の癖を知っている，あるいは治療者自身がどういう逆転移を生じやすいかを知っている。克服できるかは別として，知っていると知らないでは，えらい違いがある。その辺は指導するときも，「この子は，ちょっとこういう癖がある」と思ったら，僕は結構チクチクというか，やるし，実際に family-of-origin supervision をセラピストになるために受けに来る人たちも結構いるので，その後の治療を見せてもらうと，少し前進したりすることもある。そういうことはあるかなと思います。

「回復」について

北西 皆さんのおっしゃるとおりだと思うんだけど，他方で私たちは病理は見えるけれども，回復は見えづらいと，いつも思うのです。だから，その回復を学び取っていく。相互研修もそうだし，患者さんとのインタラクションもそうだし，回復をどうしたら邪魔しないで引き出すのかという視点が，スーパービジョンで重要でしょうし，治療でも重要だし，もっと回復について，私たちは知らなきゃいけないんじゃないのかなと思うのです。

病理は見やすいし，ついつい病理のことは言いたくなるのです。「これが正解」とその人の病理を伝えたようになるけど，それが実

になるかどうかというのも，考える必要があります。さっきのランバートの話につながるのですが。

中村 その辺は，下坂先生，絶妙だったね。明らかにね，人から見るとね，すごく臆病な感じのセラピストがいたとすると，「そう，きみの慎重さがいいね」と。「みんなきみのようなセラピストだったら，うまくいくのにね」と。臆病をうまく使う方法とか，要するにマイナス，他人からみて「あれじゃ駄目だよな」と思うところをポジティブに言って，そこをちゃんと生かすんですよね。で，その人はちゃんとそのように弱点と思えたところを見事に生かしたセラピストになっちゃうので，あれはやっぱり，スーパーバイザーとしての手腕はすごかったなと思って。

北西 森田療法では，マイナスのものの根っこにプラスがあると理解するわけです。つまり，この二つは，不可分なものとみるのです。この視点は，私が一番最近のスーパービジョンで気をつけているところです。

だから，患者が弱点だと思ったときに，実はそこにその人の長所だとか力があるんだよという感覚は，私は大切だと思う。教育という点でも。

齊藤 そういう話の連続になるかどうか分かりませんが，子どもの治療において，大人の治療も同じかもしれませんが，やはり治療者が，経験が少なければ少ないほど，過度に野心的になったり，大きな結果を獲得しようとして頑張る。それが，でも結果的に言うと，患者にとって迷惑ですし，若いトレーニーにとっても，結果としては，たとえば精神療法の技法に絶望することにつながっていったりする。そういうのをときどき見かけるものですから，最近，少し気をつけているのは，とにかく人間は絵に描いたように変化なんかしませんと伝えるよう心がけています。精神療法が目指すのは，ほんのちょっぴりの変化をもたらすことで，そのほんのちょっぴりの変化があれ

ば，人間は今までとちょっと違うように生きられ，人はそれで十分幸せになれるのかもしれないっていうところを目指しましょうと言うようにしています。

とにかく治療者自身の過度の野心に気づいてもらって，それはあまり，あなたのためにも患者のためにもなっていないということをわかってもらおうと努めます。スーパービジョンには必ずそういう局面があるような気がします。

相田 私は訓練分析を受け，目に見えた変化は，外から見たらありませんでした，たぶん。これは私のアナリストも大して期待してなかった。だいたい，「おまえ，期待するな」というようなメッセージというか，注意，解釈をし続けた。ただ，私は，実はものすごく変わったんです。もう1回申し上げるけど，外からは何も変わってないんです。でも，私はものすごくましになったんです。ましになった。

あれ，あのままだったら，とんでもない医者になっていたと思うんですね。「まし」になった。そういうふうな体験なんじゃないかなと思うんですね。齊藤先生がおっしゃるように，外から見て，そんなに変化しなくても，でも本人はすごく「まし」に。

平木 その「まし」という言葉に大きな意味があるわけでしょう，先生。

相田 はい。どうしようもなかったんですから。抗うつ剤を飲まなかったのがよかったと言われたけど。

土居先生とミニューチン先生

中村 そういう意味で，土居先生とのイニシャルのコンタクトのエピソードとか，それって，今，ふっと思って重なるのが，ミニューチンがそうですね。それはひどいものです。最初のショック療法で。訓練生がミニューチンに理解して受け入れてもらうと自分の面接のビデオを差し出すと，「おまえの面接なんか，見たくない」みたいな，「おまえ，いったい

誰よ！　おまえ，何しに来たの！」と，そういうことをガーンと言い放ってビデオ・カセットを放り投げられたという僕の友人もいます。ショックで駄目になったやつもいるけれども，それでこう，ブレイン・ストーミングされて，それではっと自分に気がついて，その中で自分が生かせる自分を見つける教育というのは，ミニューチンはものすごくうまいですね。それでいて決してバイジーの個性をつぶさないですね。

平木　うまいですね。あの人自身がものすごい自由で，ありのままですものね。

北西　それは人を見てやるんでしょう？　バーンとやるのは。

中村　いや，ほとんどの人との出会いがしらに。

北西　それじゃあ半分ぐらいは，もう行かないよね，そういうことはないの？

中村　いや，でも。くらいついていきますよ，みんなね。

平木　魅力的な先生ですものね。

中村　その魅力を知っているからね。投げられてもいいんだ。「蹴り上げて，なでる」と，彼は表現しています。まず「蹴り」が入るのですね。

北西　まずは蹴りが入るんだ。

中村　まず蹴りが入って，それからなでるというやり方を。だから，ミニューチンから訓練を受け治療者として大成した人はみんな強いですね。

北西　そこで鍛えらえて（笑）。

中村　やはり，彼は相当な家族のケースを見て来たので，ショック療法も自然と覚えたのでしょう。彼の生い立ちとも関係しています。

相田　土居先生との出会いも，そんな感じでした（笑）。

北西　土居先生のスーパービジョンについて，私は，ほかの先輩の先生から聞いたのですけど，受ける前から胃がチクチクチクチク痛くて，受けた後に，1週間ぐらいはデプレッシブになると，言ってました。

平木　そうなんですか。

北西　それだけすごかったということでしょうね。

平木　そんな怖い先生のところに行くだけの魅力があるんですね。

北西　私はとてもそういうところには……。

中村　先生は，いわゆる「土居ゼミ」ではないですものね。

相田　私ね，土居ゼミに，うんと若いとき，本当にまだ1年生ぐらいのときに何度か行ったことがあるんですね。それは他人のケースだから，面白かったですよ。土居先生が「もういい，分かった。理屈は分かった。それで患者はよくなったのか？」って。

中村　そう言うでしょうね。

スーパービジョンから学ぶこと

平木　そういう投げかけの言葉でハッとすること，たくさんありますものね。何を言われているのか，よく分からないんだけど，何か，これ，すごいぞと思うことって，ありますね。
　　佐治先生がときどきそうでしたね。「それで？」「どうなったわけ？」って言って，黙っちゃうんですよ。でも，そういう中でも土居先生なんかのすごさって，芯がおありになって，同時に公平ですよね。

相田　公平です。

平木　あの公平さというのは，すごい。やはりスーパービジョンの大切な要素だと思う。

中村　僕も1回だけ，「出せ」と言うからケースを出して，土居先生に，公開のね，精神分析のグループの前でスーパービジョンを受けたんだけど，おどおどしてたんだけど，非常に優しく，それを読み取ったんだと思うんだ。「なかなかやるじゃないか」とか言われて。何か，わけがわからないけど，急に自信ができてうれしかったです。
　　でも，土居先生ともいろいろ，いろんなこともあったけど，やっぱりすごいセラピストですよね。責任感がとても強いですね，あの先生。患者さんに対する責任を持つというの

がね，すごいなと思って。

　だから，患者さん，非常に依存しますものね。その辺は，鈴木純一先生がちょっぴり批判しているでしょう。「土居患者」ってのがいると。だいたい患者さんたちも似てくるんだけど，スーパーバイジーも似てくる。

北西　治療的関係も，あの当時は密な関係が多かったようですが，でも今は，そういう関係が希薄になったようです。それがいい悪いは別として，違うかたちのスーパービジョンとか，精神療法の伝承の仕方をこれから考えていかないとまずいような気もします。特に若い人たちは，あのような仕方をしたら，「精神療法，いやだよ」という話になってしまう，次はどうしたらそういう人たちを精神療法という業界の枠に入ってもらえるのか，重要な問題だと思うんです。

中村　そういう意味では，昔は「○○に△△あり」みたいな，カリスマ性のある人が随所にいて，学派にも，地方にもいて，そこに行けば学べるみたいなのがあったけど，今どきは，昔ほどそこらこちらにいなくなりましたよね。

相田　精神分析学会は，学会の中の認定規則に，グループ・スーパービジョンを認めないということをはっきりさせているんです。個人スーパービジョンしか認めない。

　それは，やはりそれをつくった時代に，グループ・スーパービジョンというのは何か水割りな感じというか，スーパーバイザーの数も少なく，バイジーのほうが多く，手数が足りないので，仕方なくグループで，まとめてやってしまうという感じがあったので，それを外すということが論議されました。それは規則の立ち上げ時代にいましたので，理解しているんですけど。

　ただですね，その後，たとえばグループ・スーパービジョンで大変きちんとした仕事をしておられる高橋哲郎先生などが，グループ・スーパービジョンのよさを強調していたのですね。それから，今ちょっと話に出たような，

グループの中で学ぶことってすごく大きいと思うので，今後のスーパービジョンということでは，グループ・スーパービジョンの有効な使い方というか，グループ・スーパービジョンの持っているメリットを生かす，そういう構造なりセッティングなりが必要かなと思います。

スーパービジョンの規模について

中村　それで，たとえば「グループ」といった場合に規模が問題になると思うんですね。30人のグループにバイザーが一人だったら，それはグループ・スーパービジョンとは言えないでしょうね。

相田　そうですね。

中村　先生のグループというのはどのぐらいの人数を想定していますか？　高橋先生はどのくらいを，10人ぐらいですかね。

相田　いや，10人もいないんじゃないですか，おそらく。

中村　僕は10人限定，もしくはそれ以内にしているんですね，グループの場合は。

相田　そう。あるサイズで，クローズドメンバーで。

中村　その方が継続性があり，グループ・プロセスが熟成します。

相田　ということだと思いますけど。

中村　平木先生のところはどうなさっているんですか。

平木　私の研究所では，今はグループ・スーパービジョンというよりは，グループではケースカンファレンス，実践訓練のほとんどはライブです。家族のケースを別の部屋で見ていて，インターセッションとって，必ず一度，インターセッションで前半を振り返って，後半はどうするかをスーパーバイザーとセラピストと一緒に話し合って，セラピストが後半，そのインターセッションのスーパービジョンの結果を自分なりに伝える。そしてセッション後に振り返ります。

中村　ミラノスタイルというか。

平木　形式はミラノ的ですね。ただ，近年ナラティブになっていると思う。「あなただったら，そこでどう言いたいか」とか，「あなたの言葉だったら，どんな言葉で，あなたの伝えたいことが伝えられるか」ということに焦点を当て，その人らしい，その人が伝わる，相手に伝えやすい言葉をどう探し出すかを，ライブスーパービジョンでは試みています。

　認知が変わるときは，言葉の力によりますね。伝わる言葉がぴたっときたときです。それをセラピストなりに，本人の言葉で，しかも，家族に合う言葉で語れるかというのが肝のように思います。ライブだったら，それがよりできるので，実践訓練はライブですることにしています。

中村　齊藤先生のところは？

齊藤　ライブは，チームによるグループ・スーパービジョンです。外部の臨床心理士やカウンセラーがたとえばプレイセラピー研究会でのグループ・スーパービジョンを申し込む場合は，グループでスーパービジョンをしています。

精神療法を折衷させること

中村　さて，そろそろ，1時間半と言われたのですが，何かほかに付け加えておきたいこととかありますか。アメリカの教育がまるまるいいとは思っていませんが，二人の学派の違う指導者に，同じケースを，違うオリエンテーションでのスーパービジョンを受けるというのがあるじゃないですか。日本って，あまりそれを定式化しないですよね。あれ，どう思いますか。僕はやったほうがいいと思うんだけど。

平木　私は統合なので，臨床実践の初期は汎用性のあるスーパービジョンを誰もがやってもいいと思っています。基本があって，どうすればスーパーバイジーはその人らしくセラピストになるかという問題ですので，それに学

派が，ああでもない，こうでもないと対立するだけでは，意味がない。言葉が違ったり，自分がやりたいことと相手がやりたいことが違ったりしているだけで話し合いや理解の余地はたくさんあると思っています。

北西　確かに，それをやったらとても面白いと思います。森田と分析の研究会をやっていたときに，分析を皆川さんに学んでいた森田学派の若手が入院森田療法のケースカンファレンスで面白いことを言っていました。私の言っていることと皆川さんの言っていることの根っこのところはあまり変わらない。ただし，表現の仕方と見る視点が違うと言うのです。そういうところが，私はあるんだろうと思う。

　そうすると，精神療法の共通項が根っこで，枝葉が学派の理解だとすると，その辺もディスカッションしておくと，精神療法の魅力が，私は広がるような気がするんですよね。

中村　あと，僕は開業ですから，それこそ統合じゃなく折衷せざるを得ないというか，何でも引き受け，何でも治さなければいけないので，いろんな技法を使うわけですよね。そのルーツをたどれば全然違う学派に分かれるんだけど，使えるものは使っちゃうという感覚でやっているうちに，それがまあ，自己流に，角がそげてなじんでくると，治療効果がでるっていうかな。受け入れられるクライアントの幅や，重症・軽症含め，かなりやれるので。開業というのは，そういうものですね。

　「分析で開業してます」って，分析の適用ケースしかみませんというのもあるけれども，だけど普通の開業，精神療法での開業というのは，本当に折衷というか，そういうふうになっちゃいます。

平木　私は開業と，企業や大学などの臨床は，何でも相談から精神医療までやらなければならないわけですから，「○○派でしかやりません」というのは特別な場です。

中村　あと，マスターセラピストの，アドバンストな面接を見ることが結構あるんだけど，

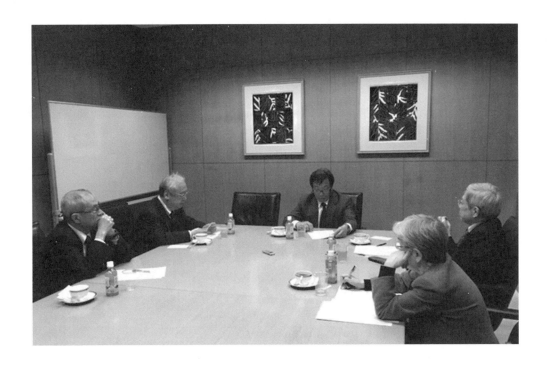

学派が全然違うんだけど、やっていることはまったく同じっていうのがたくさんある。
平木　ありますね。
中村　だから何派なのか当てるのはむずかしいですね。
北西　僕は「外来森田療法」を標榜して開業していますが、難しい人になればなるほど、その学派のにおいを消さなきゃいけないというところがあって、それで折衷的になるわけです。グループ力動的、あるいは分析的理解が、治療場面でそのものを使わなくても、自分を安定的にさせたり、懐を深くしたりするので、折衷的、複合的視点は重要だと思います。
　多様な視点を学ぶということが精神療法家にとっては重要で、患者のために必要なことだろうと思います。
中村　自分のケースを見せて説明するときに、「先生は分析ですか」とか、「先生、ロジャリアンですか」とか。「いや、行動派ですか」とか、聞かれるんだけど。自分でも、分かんないことがある。でも、やっぱり説明するときには、「何でそうしたんですか」聞かれたときに、そのときに初めて、元はといえば自分はここから借りてきているなと気づく。いろいろな引き出しのうちの、ここから借りましたよみたいな感じとか、そういうことって結構あって。ありますよね、先生。
平木　はい。説明責任は、果たさなくてはならないと思います。ただ、「これ」でなければならないということはない。むしろ、目の前のクライアントにぴったりした言葉かけができるかと思っているところはあります。
中村　でも、説明責任を果たさないかっこよさみたいな、日本的なね、「そんなことも、きみ、分からんのか」みたいな。「修行し直してこい」みたいな、そういうのって、今の若い人、ついてくるのかしらと思うんだけど。昔だったらついていたけど、今の若い人たちは、ある程度、説明責任を果たすのはこちらの義務だと思うんですけどね。
　さて、説明責任で終わってしまいましたが、先生方、今日は本当にありがとうございました。

編集委員

| 大野　裕 | 北西憲二 | 下山晴彦 | 中村伸一 | 林　直樹 |
| 原田誠一 | 福山和女 | 妙木浩之 | 山崎晃資 | 山中康裕 |

編集同人

青木省三	飯森眞喜雄	市川　潤	一丸藤太郎	伊藤哲寛	伊藤良子
岩崎徹也	植木啓文	牛島定信	大森健一	笠原　嘉	加藤　敏
亀口憲治	北山　修	衣笠隆幸	木村　敏	久保千春	久保木富房
小谷英文	小林　和	近藤喬一	斎藤久美子	坂口信貴	坂野雄二
佐々木雄司	鈴木純一	洲脇　寛	高橋　徹	高江洲義英	滝川一廣
滝口俊子	鑪幹八郎	田畑　治	堤　啓	徳田良仁	中井久夫
中久喜雅文	中村　敬	楢林理一郎	西園昌久	西村良二	野田文隆
馬場謙一	東山紘久	平木典子	弘中正美	広瀬徹也	前田ケイ
松浪克文	村瀬嘉代子	村田豊久	村山正治	山内俊雄	山上敏子
吉松和哉	渡辺久子				

(五十音順)

編集室から

　精神療法の習得は，まさに「ならいごと」であるという認識が基本になくてはならない。これとばかりは本を読んでの座学では習得できない。かつては森田療法や内観療法が，創設者に師事して「ならいごと」としての習得を積んだ。一方，来談者中心療法，精神分析療法，集団療法，ユング派の心理療法，行動療法，認知療法，家族療法などの欧米由来の心理療法は，我々の一つ前くらいの世代の人々が，渡航するなどして「ならいごと」として学び伝えて来た。精神療法について書かれた書物をいくら読んでも，「ならいごと」としての精神療法の習得の足元にも及ばないのは自明のことのように思われるが，しかしながら，わが国の精神療法の黎明期には，何とか原著を手に入れて学習し，推測しながら「精神療法なるもの」を自らの臨床の中に取り入れてきた先達も少なからずいた。最終的に，彼らの編み出した精神療法は，わが国の文化に見合った和洋折衷の風合いを持ち，現在でも学ぶところが多い。西欧の精神療法の直輸入的実践は，現在の都心に暮らすクライアントに対してさえまだなじまない部分がある。

　現在では，海外で「ならいごと」を習得しようと多くの精神療法家を志す人々が渡航する。昔ほどことば（会話）にも不自由がなくなって，直に「ならいごと」を習得して帰国する人も増えた。世界がグローバル化したとはいえ，直輸入してみての「違和感」を通じて根底にある文化差に敏感であることが，今後もわが国の精神療法家に期待されるだろう。もしかして文化差により敏感であることで，「甘え」の概念だけでなく，わが国独自の精神療法が新たに生まれ世界に発信できる日が来るかもしれないなどと，本特集を読ませていただいたあと空想したりしている。

(Sh.N)

精神療法 増刊第3号 2016
2016年6月5日発行

発行所　株式会社 **金剛出版**
発行人　立石正信

〒 112-0005　東京都文京区水道 1-5-16　升本ビル
Tel. 03-3815-6661　Fax. 03-3818-6848
振替口座　00120-6-34848
e-mail　kongo@kongoshuppan.co.jp
URL　http://kongoshuppan.co.jp/

定価(本体 2,800 円＋税) 年間購読料 14,800 円＋税 (増刊含／送料不要)
購読ご希望の方は電話・葉書にてお申し込み下さい。
全国の書店からも注文できます。

表紙レイアウト　臼井新太郎装釘室／表紙装画　コバヤシヨシノリ／印刷・製本　音羽印刷